系統看護学講座

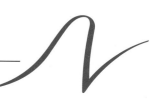

別巻

リハビリテーション看護

山本　恵子	九州看護福祉大学教授	山内　英樹	東京情報大学准教授
原　三紀子	東邦大学教授	原沢のぞみ	東邦大学准教授
髙村　祐子	茨城県立医療大学教授	牛之濱久代	九州看護福祉大学教授
荒木　暁子	東邦大学教授	大橋　知子	九州看護福祉大学講師
北原　崇靖	九州看護福祉大学助教	粕谷　陽子	国立障害者リハビリテーションセンター病院看護師長
小泉　雅子	東京女子医科大学准教授		
嚴　桂子	九州看護福祉大学助教	小山友里江	北里大学教授
佐野かおり	前大阪医科薬科大学講師	六角　僚子	お多福もの忘れクリニック顧問
岩川　彰子	鶴巻温泉病院回復期リハビリテーション病棟科長	矢ヶ崎　香	慶應義塾大学教授
		松岡　千代	甲南女子大学教授
佐藤由紀子	東邦大学講師	平田　美紀	前神奈川リハビリテーション病院診療管理部長
寺本千鶴子	東邦大学助教		
桑原　亮	東邦大学助教		

医学書院

系統看護学講座　別巻　リハビリテーション看護

発　　　行	1983 年10月15日	第 1 版第 1 刷
	1988 年 2 月 1 日	第 1 版第 5 刷
	1989 年 1 月 6 日	第 2 版第 1 刷
	1993 年 2 月 1 日	第 2 版第 6 刷
	1994 年 1 月 6 日	第 3 版第 1 刷
	1997 年 2 月 1 日	第 3 版第 5 刷
	1998 年 1 月 6 日	第 4 版第 1 刷
	2003 年 2 月 1 日	第 4 版第 9 刷
	2004 年 3 月15日	第 5 版第 1 刷
	2014 年 2 月 1 日	第 5 版第16刷
	2015 年 2 月 1 日	第 6 版第 1 刷
	2022 年 2 月 1 日	第 6 版第 8 刷
	2023 年 2 月15日	第 7 版第 1 刷Ⓒ
	2024 年 2 月 1 日	第 7 版第 2 刷

著者代表　原　三紀子

発 行 者　株式会社　医学書院
　　　　　代表取締役　金原　俊
　　　　　〒113-8719　東京都文京区本郷 1-28-23
　　　　　電話　03-3817-5600（社内案内）
　　　　　　　　03-3817-5657（販売部）

印刷・製本　アイワード

はしがき

●改訂の背景

　現代医学の進歩は目ざましく，新たな治療法の開発・普及や，医療体制の整備が進んだことで，多くの病む人々に恩恵をもたらしてきた。一方で，完全な回復にはいたらず，慢性化した病気や障害をもちながら人生を歩まなければならない人たちが増加していることも見逃せない事実である。また近年，わが国の高齢化はますます加速し，加齢による障害が，もとよりある疾患・障害と重複的・複合的にからみ合う場合も少なくない。このような状況を受けて，2014（平成 26）年度の診療報酬改定においては，急性期病棟での ADL（日常生活活動）維持向上体制に加算がなされ，また，地域包括ケアシステムの構築に向けて地域包括ケア病棟が新設されるなど，健康増進の段階から急性期・回復期・生活期，そして在宅への移行を通した切れ目のないリハビリテーションの提供の連続性が求められている。そのためには多職種による協働が不可欠であるが，なかでも看護師は，障害をもつ対象者の生活の視点からきめ細かく障害をとらえ，疾患の治療・回復とともに障害の改善，または重度化の予防をはかるうえで中核的な役割を果たす。

　本書は，1983 年に初版を発行して以来，障害をもつ人への看護にかかわる知識・技術について，生活環境をとりまく諸制度などの最新情報を織りまぜながら改訂を重ねてきた。障害をもちながら，その人らしく生きることを援助するというリハビリテーション看護の実践は，上記のような社会の趨勢をふまえると一層重要なものになっていると言えるだろう。

●改訂内容

　第 7 版では，新たな執筆陣のもとで全面的に内容を刷新し，リハビリテーション看護の専門性がより伝わるように構成をまとめ直した。とくに，人の営みの基本である生活行動に着目し，それが障害されることであらわれる影響について，国際生活機能分類（ICF）の枠組みに基づき解説を加えたことは大きな変更点である。そのほか，地域リハビリテーション看護などの近年ニーズが高まっているテーマや，リハビリテーション看護を展開するために必要な理論・概念といったさまざまな内容についてふれているが，全体を貫くのは，障害をもつ人の QOL を高める，すなわち生命 life をまもり，生活 life を再構築し，その人を生涯 life にわたって支援するというリハビリテーション看護の理念である。

　本書が読者の皆さんの学習をたすけ，さらにはリハビリテーション看護の発展と普及に役だつことを心から願っている。

2022 年 12 月

著者ら

目次

リハビリテーション看護の対象

荒木暁子

リハビリテーション看護に関連する法制度

北原崇靖

ステージ別リハビリテーション看護

原三紀子・山本恵子

第6章　リハビリテーション看護を展開するための基盤

原三紀子・小泉雅子・嚴桂子・佐野かおり・岩川彰子

第 **7** 章

生活者としての対象を支える
リハビリテーション看護

佐藤由紀子・寺本千鶴子・桑原亮・山内英樹・原三紀子・原沢のぞみ・
牛之濱久代・大橋知子・粕谷陽子・山本恵子・小山友里江

第8章　これからのリハビリテーション看護

六角僚子・矢ヶ崎香・松岡千代・平田美紀

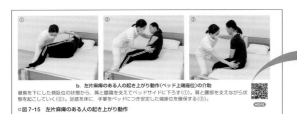

b. 左片麻痺のある人の起き上がり動作（ベッド上端座位）の介助
健側を下にした側臥位の状態から，肩と膝窩を支えてベッドサイドに下ろす（①）。肩と腰部を支えながら状態を起こしていく（②）。足底を床に，手掌をベッドにつき安定した端座位を確保する（③）。

◎図 7-15　左片麻痺のある人の起き上がり動作

● 環境整備　車椅子への移乗の訓練に先だって，環境整備を行う必要がある。片麻痺などがある場合は，対象者の健側のベッドサイドに車椅子を設置できるように，また，ベッドに対して 30～45 度の角度で車椅子を設置でき

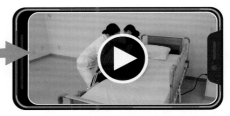

本文中または，巻末の動画一覧の
ＱＲコードから動画を視聴するこ
とができます

序 章

リハビリテーション看護を
学ぶにあたって

1　リハビリテーションと看護

　リハビリテーションという言葉は，「リハビリをする」「リハが必要である」などと略して用いられるほど広く知られたものである。しかし，「リハビリテーション看護」となると，「看護師もリハビリをするの？」と疑問をいだく人も少なくない。では，リハビリテーションと看護にはどのようなつながりがあるのだろうか。

　リハビリテーションは，単に治療や訓練などによる機能改善のアプローチだけをさすのではなく，全人間的復権を意味している。全人間的復権，つまり障害をもつ人がその人らしく生きる権利を回復するためには，「保健師助産師看護師法」に規定される看護師の業務である「療養上の世話」と「診療の補助」の両方が欠かせない。

　たとえば救急医療において看護師は，患者への声かけ，体位変換による 褥瘡予防，モニタリング管理などを行い重篤化予防と回復の促進に努めているが，このような看護は，病気やけがにより低下した機能をなるべく早期にもとの状態に近づけようとする取り組みであり，すなわちリハビリテーションの実践に通じている。また，急性期を脱したあとの回復期においては，生活に必要な基本動作の獲得と残存機能の維持を支援し，さらに退院後も障害をもちながらの生活を継続できるように看護は続いていく。

　このように，すべての対象者，そしてすべての段階において，看護にはリハビリテーションの視点が備わっているといえる。安全の確保，環境調整，身体機能の改善，セルフケアの促進，心理的援助といった看護師の日々の援助が，対象者の能力を最大限にいかし，望む生活を実現するためのリハビリテーションの活動にもなっているのである。

2　ICF の視点

　成人が交通事故により半身不随となったとき，最初はどこにも出かけられないと閉じこもっていても，車椅子に乗ることで好きなところに行けるようになるだろう。このように，なんらかの支援があれば障害をもつ人の思いをかなえることが可能である。つまり，残存機能や代替手段を活用し，必要なサービスを受けることで，生活の再構築を実現することができるのである。

　障害をもつ人の望む生活に近づけるためには，その人を生活者としてとらえる必要がある。そのために本書では，機能障害の解説にあたり，生活機能（心身機能・身体構造，活動・参加）と背景因子（環境因子，個人因子）からなる国際生活機能分類（ICF，●29ページ）の枠組みに基づくアセスメントの必要性を強調している。

　ICF の視点をもつことは，障害をもつ人を生活者としてとらえると同時に，個別性を尊重することにもなる。なぜなら，疾患や障害（ICF の枠組みでは心身機能・身体構造にあたる）には共通するものが多いが，活動や参加，背

景因子には，その人の個別性が非常に強くあらわれるからである。たとえば日常生活のなかで行っていること，職場や家庭内での役割，地域への参加のあり方といった活動・参加の状況は人によってさまざまである。また，その人のおかれている環境(家屋や居住地域，家族関係など)は，当然ながら人により異なるものであるし，個人因子は個性ともいうべきものであり，これも1人ひとり異なるのはいうまでもない。

　これらをアセスメントすることで，たとえ同じ病気や機能障害であっても，活動・参加の面では異なる個別性をもった生活者として，障害をもつ人をとらえることができる。ICFの枠組みでアセスメントを行うことで，自然と支援のあり方も個別的なものとなり，本人に寄り添ったケアにつなげることができるだろう。

③　本書の活用の仕方

　本書では，リハビリテーション看護の理念から実践までを網羅している(◯図1)。障害をもつ人の望む生活を再構築していくにあたり，個別性が高いがゆえに多様な取り組みを必要とするリハビリテーション看護を学んでほしい。

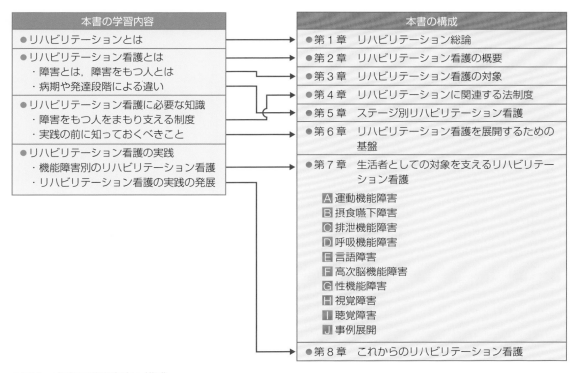

◯図1　本書の学習内容と構成

第 1 章

リハビリテーション総論

A　リハビリテーションの概念

1　リハビリテーションが意味するもの

　リハビリテーション rehabilitation の語源は，*rehabilis* というラテン語だとされている。「再び」を意味する接頭辞 *re-* と，「適した」「ふさわしい」という意味の *habilis* からなり，さらに「すること」を意味する接尾辞の *-ation* がついて，「再び適した状態にすること」をあらわしている。

　現在の医療や介護の場で日常的に用いられているリハビリテーションという言葉には，狭義と広義の2つの意味がある。狭義には，障害された機能の治療や訓練といった医学的リハビリテーションによるアプローチを示し，広義には，身体機能の回復だけに焦点をあてるのではなく，障害をもつ人が人間らしく生きる権利を回復すること，すなわち**全人間的復権**を意味している。

　人間らしく生きる権利を回復することとは，障害をもつ以前の生活に戻ることではない。リハビリテーションの目的は，生活の再構築，つまり，障害をもちながらもその人らしい生活を取り戻していくことであり，それは新しい人生の創造でもある。その人らしい生活を取り戻すためには，障害の特性だけではなく，対象となるその人の身体・心理・社会的側面といった全人間的な観点からの理解が必要となる。

2　リハビリテーションの歴史的変遷

　歴史をたどると，中世ヨーロッパにおいてリハビリテーションという言葉は，地位・資格・身分などの回復や，破門の取り消し，名誉の再獲得といった意味で用いられていた。

　著名な例としては，「ジャンヌ=ダルクのリハビリテーション」がある。フランスの百年戦争で英雄とされたジャンヌ=ダルク（1412-1431）は，宗教裁判で破門となり，異端者とみなされ火刑に処されたが，死後の再審により破門が取り消されて名誉が回復された。この名誉の回復にいたった再審は「リハビリテーション裁判」や「ジャンヌ=ダルクのリハビリテーション」とよばれている。また，「天文学の父」とよばれるガリレオ=ガリレイ（1564-1642）は，1633年の宗教裁判で地動説を異端として禁じられたが，ガ

リレオの死後に裁判の見直しが行われ，350年以上が経過した1992年に取り消された。これは「ガリレオのリハビリテーション」とよばれている。このような名誉の回復に加え，さらに近代になると，冤罪が晴れることや犯罪者の更生に対してもリハビリテーションという言葉が使われるようになった。

　リハビリテーションという言葉が障害をもつ人に対する医療や福祉の場で使われるようになったのは20世紀に入ってからである。欧米諸国では，第一次世界大戦による傷病兵の社会復帰に向けた取り組みをリハビリテーションとよんだ。これはおもに経済的な自立を目標とした職業的リハビリテーションとしての意味合いが強く，病院や施設での庇護された生活（税金消費者）から，再度仕事につける生活（納税者）を目ざすものであった。

　さらに，第二次世界大戦から戦後にかけては，機能回復を促すための医学的リハビリテーションも重視されるようになった。1942年の全米リハビリテーション評議会では，リハビリテーションを，障害者を彼（彼女）のなしうる最大の身体的，精神的，社会的，職業的，経済的な能力を有するまで回復させることとしていることからも，当時は身体・精神の機能回復による社会復帰・職場復帰・経済的自立に重点がおかれていたことがわかる。

　一方，1960年代に提唱されたノーマライゼーション（⏵74ページ）の思想や自立生活運動❶Independent Living Movement（IL運動）の展開により，障害のとらえ方やリハビリテーションの考え方に変化が生じた。それまでリハビリテーションで重視されてきた機能回復や，それを前提とした社会復帰・職場復帰・経済的自立は，重度障害をもつ人にとっては困難であり，そのため病院や施設に隔離・保護され社会的な孤立を余儀なくされていた。しかし，ノーマライゼーションやIL運動を通じて，障害があり機能回復が望めなくても，必要な援助を受けながら，主体的にみずからの生活や生き方を選択するという，自己決定権やその人らしく生きる権利に目が向けられるようになり，それこそが本当の自立であるという考え方が広まっていった。

　障害者の権利や自己決定を重視する機運が高まるなか，1975年には国連が「障害者の権利宣言」を採択し，さらに1981年には国際障害者年を定めたことで，一般社会の障害者に対する認識・態度をかえようとする運動が盛んに行われた。このような動きはリハビリテーションの考え方にも影響を及ぼした。

　2006年に国連で採択された「障害者の権利に関する条約」（障害者権利条約）の第26条には，リハビリテーションについて「障害者が，最大限の自立並びに十分な身体的，精神的，社会的及び職業的な能力を達成し，及び維持し，並びに生活のあらゆる側面への完全な包容及び参加を達成し，及び維持することを可能とするための効果的かつ適当な措置（障害者相互による支援を通じたものを含む。）」[1]とあり，現在のリハビリテーションの基本的な考え方が示されている。

□ NOTE
❶自立生活運動
　重度の障害をもつ人たちが，障害をもつ人の自己決定権や主体的な自立生活を保証することを訴えた社会運動である。

1）外務省：障害者の権利に関する条約．2022-06-17（https://www.mofa.go.jp/mofaj/gaiko/jinkenindex_shogaisha.html）（参照2022-12-13）．

3　WHO によるリハビリテーションの定義の変遷

　ここまで述べてきたように，リハビリテーションの概念は，さまざまな歴史的背景，社会思想などの影響を受けて変化してきた。ここでは，時代の変化に伴う世界保健機関（WHO）のリハビリテーションの定義の変遷をみていく。

●**WHO の 1969 年の定義**　WHO は，1969 年にリハビリテーションを「障害がある場合，機能的能力が可能な限り最高水準に達するように，個人を訓練あるいは再教育するため，医学的，社会的，教育的，職業的手段を合わせ，かつ調整して用いることである」[1]と定義した。前述した全米リハビリテーション評議会による定義に近く，個人の回復・自立に関する手段が強調されている。

●**WHO の 1981 年の定義**　1981 年は国際障害者年が定められた年であり，WHO の定義にも，その目標である「完全と平等」の理念が反映されている。すなわち，「リハビリテーションとは，能力障害あるいは社会的不利をもたらすような状態の影響を軽減し，障害者の社会的統合を達成することを目ざすためのあらゆる手段を含むものである。リハビリテーションは，障害者を訓練してその環境に適応させるだけでなく，障害者の直接的な環境や社会全体に介入して，社会的統合を容易にすることを目的とする。障害者自身，その家族や生活している地域社会も，リハビリテーションに関連する諸サービスの計画と実施にかかわらなければならない」[2]と定義した。

●**WHO の 2017 年の定義**　2017 年，WHO は「リハビリテーション2030：行動の呼びかけ Rehabilitation 2030 : A Call for Action」と題する会議を開催し，持続可能な開発目標 Sustainable Development Goals（SDGs）❶達成のためのリハビリテーションの今後の方向性と指針を定めた。その報告書のなかで，リハビリテーションは「環境と相互作用する健康状態にある個人の機能を最適化し，障害を軽減するためにデザインされた一連の介入である」[3]と定義され，さらに健康状態とは，「疾患（急性または慢性），障害，傷害または外傷のことである。また，健康状態には，妊娠，老化，ストレス，先天性異常，または遺伝的素因などのほかの状況も含まれることがある」[3]としている。

　このように WHO の定義の変遷をみると，1969 年では機能回復や個人へのアプローチが中心的になっていたが，1981 年の定義では障害をもつ個人だけではなく，その家族や地域社会が含まれ，リハビリテーションに関係するサービスの計画と実施に主体的に関与する必要性が強調されるようになっている。さらに 2017 年になると，障害に限らずあらゆる人を対象に，その

NOTE
❶ SDGs
　2015 年に国連が採択した「持続可能な開発のための 2030 アジェンダ」に記されている，2030 年までに持続可能でよりよい世界を目ざすための国際目標である。

1）WHO : WHO Expert Committee on Medical Rehabilitation: second report (World Health Organization technical report series; no. 419). p.6, WHO, 1969.
2）WHO : Disability prevention and rehabilitation : report of the WHO Expert Committee on Disability Prevention and Rehabilitation (World Health Organization technical report series ; no. 668). p.9, WHO, 1981.
3）WHO : Rehabilitation 2030 : a call for action - meeting report. 2020-11-03 (https://www.who.int/publications/i/item/9789240007208) (参照 2022-12-14).

人がもつ力を最大限に引き出す包括的なアプローチであることが提示されている。

B　リハビリテーションの領域

　全人間的復権としてのリハビリテーションは，障害をもちながらもその人らしい生活を送ることを目ざすものであるが，医学領域における取り組みだけでは達成することがむずかしく，さまざまな領域の協力が必要となる。多くの領域の専門職が連携してアプローチすることで，障害の発生から社会への統合までのプロセスがスムーズとなる。このような総合的な取り組みを**総合リハビリテーション**（トータルリハビリテーション）という。総合リハビリテーションの基盤には，大きく医学・教育・社会・職業の4つの領域がある❶。

NOTE
❶近年は，ピアサポートやリハビリテーション工学なども総合リハビリテーションに含まれるようになっている。

1　医学的リハビリテーション

　医学的リハビリテーションは，医師，看護師，薬剤師，栄養士，理学療法士（PT），作業療法士（OT），言語聴覚士（ST），義肢装具士，医療ソーシャルワーカー（MSW）などの医療職者が，多職種チームとしてはたらきかけ，残存機能の拡大や阻害要因の除去などをはかるものである。治療・訓練だけでなく，障害を防ぐための健康の保持・増進や生活習慣の改善，医療施設から退院したあとの自宅の環境調整なども医学的リハビリテーションに含まれる。そのため，医学的リハビリテーションが提供される場は，病院や診療所などの医療施設，介護施設，在宅など多岐にわたる。病期や障害の程度によって実施される場がかわっていくため，医学的リハビリテーションにおいてはシームレスな継続が重要となる。

2　教育的リハビリテーション

　教育的リハビリテーションは，障害をもつ子どもを対象に，運動機能，行動，認知，情緒，言語などといった各発達的側面への教育的援助および職業指導を行い，それらを通じて自立や社会参加への主体的な取り組みを支援することである。障害をもつ幼児・児童または生徒に対する教育を**特別支援教育**といい，実施される場はおもに特別支援学校❷や特別支援学級❸だが，障害があるからといって必ずしもそれらに通学するわけではなく，一般学級に通学することもある。インクルーシブ教育（◯63ページ）の重要性も認識されはじめており，障害のある子どもと障害のない子どもが一緒に教育を受ける機会も少しずつ増えている。
　また近年は，教育的リハビリテーションに障害者の高等教育や社会教育，生涯教育も含まれるようになってきている。

NOTE
❷特別支援学校
　視覚障害者，聴覚障害者，知的障害者，肢体不自由者などを対象に教育を行う学校である。おもに盲・聾・養護学校をさす。
❸特別支援学級
　おもに小・中学校において特別な支援を必要とする生徒を対象に教育を行う学級である。

3　社会的リハビリテーション

　社会的リハビリテーションとは，障害をもつ人の社会生活における困難の解決をはかることである。社会環境の整備や社会資源の有効活用を支援し，社会で生きていくための生活力の向上を目的としている。社会的リハビリテーションは，その地域における支援のニーズを把握し支援体制を整備することでもあるため，地域リハビリテーション（◯292ページ）とも関連が深い。

4　職業的リハビリテーション

　職業的リハビリテーションとは，障害をもつ人の職業能力を正しく評価し，職業選択のためのカウンセリングや，就職に必要な技能獲得のための訓練，適切な職場への就職，就職後のフォローアップ，また企業の受け入れや環境整備などを支援することである。国際労働機関 International Labour Organization（ILO）は，職業的リハビリテーションの目的を「障害者が適当な職業に就き，これを継続し及びその職業において向上することを可能にし，それにより障害者の社会における統合又は再統合の促進を図ることにある」[1]としている。

C　チームアプローチとしてのリハビリテーション

1　リハビリテーションにおけるチーム医療

1　チーム医療の意義

●**チーム医療とはなにか**　すべての医療はチームワークによってなりたっている。さまざまな職種が役割を分担し，チームとして医療にあたることをチーム医療という。チーム医療は，「患者にとって望ましい医療を実現するために，医療従事者がお互いに対等の立場から連携して活動すること」[2]であり，単に同じ組織に多数の職種がいるというだけではチーム医療とはいえない。一般的な病院におけるチーム構成は医師，看護師，理学療法士（PT），作業療法士（OT），言語聴覚士（ST），薬剤師，診療放射線技師，臨床検査技師，管理栄養士，歯科衛生士，臨床工学士，事務職員などであるが，リハビリテーションにおいてはさらに多くの専門職が医療チームとしてかかわり，

1）国際労働機関：1983年の職業リハビリテーション及び雇用（障害者）条約（第159号）．1983-06-20（https://www.ilo.org/tokyo/standards/list-of-conventions/WCMS_238077/lang--ja/index.htm）（参照 2022-12-16）．
2）細田美和子：「チーム医療」とは何か．日本看護協会出版会，pp.1-10，2012．

ときには福祉職や行政職ともチームを組む必要がある。また，近年では患者をチームの一員とみなす考え方も浸透しつつある。

　高齢化や慢性疾患の増加により，医療問題は複雑な生活課題をはらんだものへと変化し，それに伴って，療養の場も病院などの医療施設から地域へと拡大している。地域包括ケアシステム（●293ページ）が推進され，さまざまな職種がその専門性を発揮し，緊密に連携して課題に対処する多職種によるチーム医療が必要とされている。

●**チームの類似語**　チームに類似した用語として，コミュニティとネットワークがある。これらの用語は，人が集まっていることを示すという点で共通しているが，それぞれ異なる意味をもっている。

　コミュニティ（共同体）とは，居住地域を同じくし，政治・経済・風俗などにおいて利害をともにする集団のことをいう。転じて，国際的な集団やインターネット上の集まりなどもコミュニティとよばれることがある。

　一方，ネットワークは，人と人がつながって情報や資産を互いに共有し合う状態のことをさす。近年は，ソーシャルネットワーキングサービス social networking service（SNS）が発達し，インターネット上でのつながりが強まっている。

　このように，コミュニティは人の集まり，ネットワークは人のつながり，チームは人の結束といった違いがあるといえる。

●**医療チームの例**　厚生労働省の「チーム医療の推進について」では，院内横断的な取り組みを行う医療チームの例として，栄養サポートチーム，感染制御チーム，緩和ケアチーム，口腔ケアチーム，呼吸サポートチーム，摂食・嚥下チーム，褥瘡対策チーム，周手術期管理チームの8チームが紹介されている[1]。また，「チーム医療推進協議会」では，活躍しているおもな医療チームとして，リハビリテーションチームをはじめとする，褥瘡管理チーム，緩和ケアチーム，糖尿病チーム，栄養サポートチーム，医療安全管理チームなどの11のチームが紹介されている[2]。

2　チーム医療の効果と課題

●**チーム医療の効果**　チーム医療の効果として，次の3つがあげられる[1]。
（1）疾病の早期発見・回復促進・重症化予防などの医療・生活の質の向上
（2）医療の効率性の向上による医療者の負担の軽減
（3）医療の標準化・組織化を通じた医療安全の向上

　また，チーム医療を推進し，これらの効果を発揮するためには，次の4点を基本としつつ，関係者がそれぞれの立場で継続的に取り組むことが重要であるとされている[1]。
（1）各医療者の専門性の向上（専門性志向）
（2）各医療者の役割の拡大（協働志向）

1）厚生労働省：チーム医療の推進について．2010-03-19（https://www.mhlw.go.jp/shingi/2010/03/s0319-9.html）（参照 2022-08-26）．
2）チーム医療推進協議会：活躍しているおもなチーム医療（https://www.team-med.jp/teams）（参照 2022-12-26）．

（3）医療者間の連携・補完の推進（職種構成志向）

（4）チーム医療の中心は患者や家族であること（患者志向）

● **チーム医療の課題**　チーム医療の重要性については，すでに広く認識されているが，一方で課題も残されている。たとえば，多数の専門職がそれぞれの専門性の発揮を競って自己主張をしてしまうと，障害をもつ人にとって大切なことや優先されるべきことが見失われかねない。また，多職種をそろえることを優先し，チームづくりが疎かになったり，メンバーの個性によりグループダイナミクスが乱れたりする可能性もある。各職種のゴールに齟齬が生じ，患者にとって不利益が生じる場合もある。

　このような課題は，互いに教育背景の異なる専門職がチームを組む以上，おこりうるものではあるが，ともにチーム医療の経験と工夫を積み重ねることによって，徐々に改善することが期待できる。近年では，チーム医療の推進に向けて，基礎教育の段階から専門領域をこえた多職種連携教育❶inter-professional education（IPE）も普及してきている。

3 チームアプローチのモデル

　おもなチームアプローチのモデルには，おもにマルチディシプリナリーモデル，インターディシプリナリーモデル，トランスディシプリナリーモデルがある（●表1-1）。

● **マルチディシプリナリーモデル**　マルチディシプリナリーモデル multidisciplinary model は，救急外来や手術室，災害現場，ドクターヘリなど，おもに救命救急医療が必要とされる場で用いられることが多い。まずは疾病・傷害の治療が優先され，病状に合わせて専門職の役割を発揮することとなる。

● **インターディシプリナリーモデル**　インターディシプリナリーモデル interdisciplinary model は，人命にかかわるような緊急性は低いものの，課題の範囲が複合的な場合に用いられる。チームメンバーが互いに意思疎通をはかり，他職種の専門性や能力を信頼し，チームの一員として責任をもって協働・連携することを重視している。たとえば入院時カンファレンスなどで，各職種の視点からみた障害をもつ人の現状や問題点，予後予測などの情報を共有し，共通の目標に向かってアプローチしていくモデルである。感染対策チーム，栄養サポートチーム，褥瘡対策チーム，摂食・嚥下チームなど，課題ごとにチームを結成して組織横断的に活動する。

● **トランスディシプリナリーモデル**　トランスディシプリナリーモデル transdisciplinary model では，それぞれの職種が意図的かつ計画的に自身の専門分野をこえて協働する。たとえば回復期リハビリテーション病棟や通所系サービスでは，食事や排泄の介助を看護師だけが行うのではなく，障害をもつ人の状態やケアプランに合わせて，理学療法士や作業療法士，言語聴覚士が行う場合もある。一方で，看護師が実施可能な範囲で，理学療法士・作業療法士・言語聴覚士が実施するような訓練プログラムを行うこともある。これは法律で定められた業務の範疇をこえるのではなく，互いの職種の役割

─ NOTE

❶ **多職種連携教育**
　おもに連携およびケアの質を改善するために，自身の職種の役割や専門性，他職種の役割や専門性，そしてチーム医療の必要性などについて学ぶこと。

●表1-1　チームアプローチのモデルとリハビリテーション

モデルのタイプ	定義		リハビリテーション チームにおける例
	チームの目的	チームの構造・役割分担	
マルチディシプリナリー モデル	人命にかかわる可能性のある緊急な課題の達成	1人の人物の指示により，チームのなかで与えられた専門職としての役割を果たすことに重点がおかれている。	脳梗塞患者の訓練中に痙攣発作をおこした場合や，心筋梗塞患者が心臓リハビリテーション中に再び心筋梗塞を発症した場合など，救命救急医療の場で行われる。
インターディシプリナリーモデル	人命にかかわるような緊急性は低いものの複雑な課題の達成	各専門職がチームの意思決定に主体的に関与し，それぞれの役割を協働・連携しながら果たすことに重点がおかれている。	病状に合わせた急性期リハビリテーションや，カンファレンスにおける情報共有など，さまざまな場で行われる。
トランスディシプリナリーモデル	さまざまな課題の達成	各専門職がチームのなかで果たすべき役割を，意図的・計画的に専門分野をこえて横断的に共有する役割解放を行う。	日常生活のケアを看護師以外が行ったり，理学療法などの訓練を看護師が行ったりするなど，おもに生活期リハビリテーションや予防的リハビリテーションの場で行われる。

(菊地和則：多職種チームの3つのモデルチーム研究のための基本的概念整理．社会福祉学39(2)：273-290，1999より作成)

や機能を理解したうえで，自身の専門性をいかした介入を行うというものである。このような，チームの各メンバーが果たすべき役割を横断的に共有することを**役割解放** role release という。

　臨床の場では，以上の3つのチームアプローチモデルを臨機応変に多様に組み合わせ，チーム医療が行われている。

2 リハビリテーションチームにかかわる専門職と看護師の役割

1 リハビリテーションにかかわる専門職

　前述したように，リハビリテーションでは多くの専門職がチームとしてかかわることが大きな特徴である（●表1-2）。リハビリテーションチームでは，障害をもつ人がかかえる心身機能・身体構造，活動・参加，環境（個人・社会）などの問題に対して，多職種で評価や分析，計画を立案し，早期の在宅復帰や社会復帰を目ざす。各職種がしっかりと意思疎通をはかり，障害をもつ人の現状把握やゴールについての認識を共有することが重要である。

●表1-2　リハビリテーションチームのメンバー

おもな専門職	規定される法律	リハビリテーションにおけるおもな役割
医師	医師法	診断，治療，予後予測，リハビリテーション計画の立案
看護師	保健師助産師看護師法	全身状態の観察・評価・治療，生活援助，退院に向けたケア計画
理学療法士（PT）	理学療法士及び作業療法士法	運動，電気刺激，マッサージ，温熱などによる基本的動作能力の回復
作業療法士（OT）		手芸・工作といった作業療法を通じた応用的動作能力または社会的適応能力の回復
言語聴覚士（ST）	言語聴覚士法	発声・摂食嚥下機能の評価・訓練，代替手段の指導
診療放射線技師	診療放射線技師法	画像診断の補助，放射線治療・検査・管理
公認心理師	公認心理師法	カウンセリング，治療意欲への援助
管理栄養士	栄養士法	摂取栄養量・不足栄養素・栄養状態の評価，栄養補給計画の立案，食品や調理法の決定，栄養補助食品の選択，食事形態・経腸栄養剤の提言，水分管理の評価
臨床工学技士	臨床工学技士法	人工透析装置・人工心肺装置・人工呼吸器などの医療機器の操作および保守・点検
義肢装具士	義肢装具士法	義肢・装具の制作，福祉用具の提供，車椅子の調整，動作指導
社会福祉士	社会福祉士及び介護福祉士法	リハビリテーションに対する希望や生活・仕事・入院費・介護の不安，退院後の福祉サービス導入の相談
事務職員	—	診療報酬の計算，診断書・意見書・紹介状などの作成補助，医療関係事務全般

　また，リハビリテーションチームにおいては，院内や施設内に限らず，在宅においても異なる機関に所属する専門職によってチームが構成され，小児の在宅療養や就学支援，高齢者の介護予防，そして終末期におけるQOLの維持・向上などに対しても支援を行う。

2　リハビリテーションチームにおける看護師の役割

● チーム医療のキーパーソンとなる看護師　厚生労働省の「チーム医療の推進について」では，「看護師については，あらゆる医療現場において，診察・治療等に関連する業務から患者の療養生活の支援に至るまで幅広い業務を担い得ることから，いわばチーム医療のキーパーソンとして患者や医師その他の医療スタッフから寄せられる期待は大きい」[1]と記され，チーム医療における看護師の重要性についてとりあげられている。

　看護師は，最も近い場所で障害をもつ人とその家族に常時寄り添い，見まもり，ケアを提供している。また，業務が多岐にわたるため多職種とかかわることが多く，チーム全体を俯瞰することができる。そのため，看護師がチームの連携の要となる場合が多く，またチームの機能の強化にあたって

1）厚生労働省：前掲ウェブページ．

も大きな役割を担っている。また，施設内だけでなく，地域と連携をとることで，障害をもつ人の生活期（●59ページ）に向けた質の高いケアを効率的かつ切れ目なく提供することも求められている。

　リハビリテーションチームにおける看護師のおもな役割には次のようなものがある。

● 情報の共有　看護師は業務の特性上，障害をもつ人とその家族に最も身近で最も長い時間ケアを提供する医療職である。よって，障害をもつ人や家族に関する情報を把握しやすい。障害をもつ人の健康状態の変化，意欲，退院後の生活に関する障害をもつ人や家族の意思，生活環境，介護力など，看護師から各職種に共有すべき情報は多い。リハビリテーションチームにとって有用な情報は，多職種が会する合同カンファレンスの場だけでなく，日々の業務のなかでもチームメンバーである他職種に適宜伝え，共有する。また，他職種と積極的にかかわり，情報収集することも必要となる。たとえば，障害に対する他職種のとらえ方やアプローチ，訓練室での自立度などを把握し，病棟での看護ケアにいかすことは重要である。

● カンファレンスの調整　リハビリテーションチームにおけるカンファレンスには，さまざまなかたちがある。たとえば回復期リハビリテーション病棟では，入院日にチームメンバーがベッドサイドに集まり行われる入院時カンファレンスのほか，入院後約2週間および1か月に行われる評価カンファレンス，退院後の生活に向けて最後の確認や調整を行う退院カンファレンスが行われる。これらのカンファレンスは診療報酬で定められており，回復期リハビリテーション病棟では必須となっている。また，毎朝，多職種がスタッフステーションに集まって行うデイリーカンファレンスや，いくつかの職種のみが必要に応じて集まって行うミニカンファレンスもある。

　退院後の生活に関しては地域の関係職種，住宅改修や福祉機器の選定に関してはPTやOTなどといったように，課題によって中心となるメンバーもかわっていく。しかし，障害をもつ人に関する多くの情報を管理し，いち早く状況を見きわめ，本人にとって適切な対応を行うことができるのは看護師であり，多職種によるカンファレンスの調整役は看護師が行うことが多い。

● 地域との連携　リハビリテーションは病院内で完結するわけではなく，退院してからも生活の再構築を行っていかなければならない。障害をもっていてもその人らしい生活を送るためには，地域の関係職種との連携が重要となる。早期の在宅移行を目ざし，入院中から退院後に必要なサポートを検討し，人的・物的環境の整備をはかる。とくに医療依存度が高い場合は，医療機器の設置や，介護用品の準備，訪問診療・訪問看護・訪問リハビリテーションの受け入れ，介護サービスの利用，外来受診の必要性などの検討が必要である。

　できる限り地域での生活を継続していくために，さまざまな社会資源を活用し，身体機能の低下を防ぎ，障害をもつ人とその家族の主体性を引き出す支援を行う。このような支援においては，地域の関係職種とのカンファレンスが必要であるが，同一施設内のチームメンバーで行うカンファレンスとは

異なり，地域との連携においては関係職種が多く，調整が難航することも多い。しかし，文書や電話よりも直接顔を見て話し合うほうが，より情報が正確に伝わる。できる限り顔合わせできるように，近年はオンラインでのカンファレンスも活用されはじめている。在宅療養が早期に軌道にのるためには，病院と地域の関係職種が密に連絡をとり合って連携することが重要である。可能であれば，ふだんから地域の関係職種と直接会って話をし，顔の見える関係を構築しておくとよい。

✎ work 復習と課題

❶ リハビリテーションの歴史と定義の変化をまとめてみよう。

❷ 医学的リハビリテーション，教育的リハビリテーション，社会的リハビリテーション，職業的リハビリテーションの，それぞれの支援の違いをまとめてみよう。

❸ チームアプローチの種類についてまとめてみよう。

❹ リハビリテーションチームにおける看護師の役割についてまとめてみよう。

第 2 章

リハビリテーション看護の概要

□ わが国におけるリハビリテーション看護の歴史を理解する。
□ リハビリテーション看護の定義と役割を学ぶ。
□ リハビリテーション看護が実践される場について学ぶ。

A リハビリテーション看護の歴史的背景

1 わが国におけるリハビリテーション看護の導入

　わが国では，第二次世界大戦後に公衆衛生の強化や傷病者への医療の充実がはかられ，そのなかでリハビリテーションも行われるようになった。こうした社会の流れや医療の進歩とともにリハビリテーション看護も発展してきた。

　看護基礎教育におけるリハビリテーション看護のはじまりは，1951（昭和26）年に制定された「保健婦助産婦看護婦学校養成所法指定規則」において，一般看護法の学科目として「理学療法」が15単位で設定されたことによる。「理学療法」では，講師として整形外科医もしくはマッサージ師があてられ，現在では理学療法士（PT）が行っているような機能訓練が，この当時は看護師の役割とされていたことがわかる。

　また，当時はまだ「リハビリテーション」という言葉は浸透しておらず，脊髄損傷や結核，または精神障害者の社会復帰のための「療養」や「後療法」という言葉がおもに使われていた。看護領域ではじめてリハビリテーションという言葉が使われたのは，1955年の第5回日本看護協会総会におけるリハビリテーションをテーマにしたシンポジウムといわれている[1]。

　1965（昭和40）年に「理学療法士及び作業療法士法」が施行されると，機能訓練はPTなどの専門職が担うようになった。それを受けて看護師には，対象者の機能回復を目ざした生活援助や，対象者の意向をくみとって多職種協働の調整を行う役割が求められるようになっていった。また，1967（昭和42）年の「保健婦助産婦看護婦学校養成所法指定規則」の改正では，看護教育の基本的なあり方として，健康の保持・増進，疾病予防から疾病の回復，リハビリテーションまでを含んだ全人的な看護を目ざすことが示された。

2 わが国におけるリハビリテーション看護の広がり

　1980年代になると，国際障害者年（1981年），障害者に関する世界行動計画（1982年），国連・障害者の10年（1983〜1992年）など，世界で障害者福祉

1）石鍋圭子ほか編著：リハビリテーション専門看護. p.7, 医歯薬出版, 2001.

に関する施策が進められ，わが国でも障害者をめぐるさまざまな法制度が制定された（●40ページ）。リハビリテーション看護に関する看護師養成課程用のテキストが刊行されはじめたのもこのころである。1989年には，わが国で初のリハビリテーション看護に関する学術研究団体である日本リハビリテーション看護研究会（現在の日本リハビリテーション看護学会）が設立された。

　1990年代以降，生活習慣病に起因する障害の増加や，高齢社会の到来により健康寿命の延伸が注目され，それに伴いリハビリテーション看護に対するニーズが高まっていった。このような背景から，日本看護協会が2008年に脳卒中リハビリテーション看護を認定看護分野として特定するなど，リハビリテーション看護の専門性も確立されるようになっていった。また，リハビリテーション看護の対象となる疾患も，従来から対象となっていた整形外科疾患や脳・神経疾患だけでなく，呼吸器疾患や循環器疾患，腎疾患などへと広がり，さまざまな障害に対してリハビリテーション看護が行われるようになっている。

　今後も健康の維持・増進が求められるなか，リハビリテーション看護はますます重要になると考えられる。一方，看護師養成校では，リハビリテーション看護の科目を独立して設置している場合もあれば，成人看護学などの他科目でリハビリテーション看護を教授する場合もあるなど，統一した科目構成にはなっていないのが現状である。リハビリテーション看護として知識・技術を体系化し，提供される看護の効果に関するエビデンスを確立することが課題となっている。

B　リハビリテーション看護の定義と役割

1　リハビリテーション看護の定義

　リハビリテーション看護の定義として，日本リハビリテーション看護学会によるものと，アメリカリハビリテーション看護師協会 America Rehabilitation Nursing（ARN）によるものが知られている。

　1 日本リハビリテーション看護学会による定義　日本リハビリテーション看護学会では，「リハビリテーション看護とは，疾病・障害・加齢等による生活上の問題を有する個人や家族に対し，障害の経過や生活の場にかかわらず，可能な限り日常生活活動（ADL）の自立と QOL（生命・生活・人生の質）の向上を図る専門性の高い看護である」[1]と定義している。

　2 ARN による定義　ARN は，リハビリテーション看護を，「機能的能力

1）NPO法人日本リハビリテーション看護学会：リハビリテーション看護の定義（https://www.jrna.or.jp/rihabiriinfo.html）（参照2022-04-13）．

やライフスタイルの変化に関連した顕在的あるいは潜在的な健康問題に対する個人や集団の反応を診断し治療する」[1]ものと定義している。さらにリハビリテーション看護の目標として,「障害や慢性疾患を持つ方が最大限の健康を維持・増進できるよう支援する」[2]ことをあげている。

　日本リハビリテーション看護学会とARNのそれぞれの定義からわかるのは,リハビリテーション看護が,疾患や障害,加齢によって変化した機能やライフスタイルの問題を対象とし,対象者の可能な限りのQOLの維持・向上をはかることを目標としていることである。

　その目標を達成するために,リハビリテーション看護は,個人のみならず家族や集団に対して,いつでも(病期を選ばず),どこでも(在宅や病院・施設などの場所を選ばず)実施される。すなわちリハビリテーション看護は,急性期や慢性期といった病期にかかわらず,対象者の生命のはじまりから終わりまでさまざまな年代で行われ,さらに,病院などの施設だけではなく地域において対象者の望む自立した生活を送れるように,QOLの維持・向上を目ざすものである。また,リハビリテーション看護が対象者にとってより効果的なものになるためには,対象者を中心とした多職種による協働は不可欠であり,ときには対象者が生活するコミュニティにはたらきかけることも必要となる。

2　QOLの維持・向上をはかるリハビリテーション看護の役割

　QOL(quality of life)のlifeには,「生命」「生活」「人生」といった意味がある。したがって,QOLの維持・向上を目的とするリハビリテーション看護とは,対象者の生命をまもり,生活を再構築し,生涯にわたっての幅広い支援を行うものである(○図2-1)。

● 生命をまもるリハビリテーション看護の役割　リハビリテーション看護の対象となる障害の原因は多様であり,なかには心疾患や脳血管障害など,急激に症状があらわれる疾患もある。その場合には,救命のための治療と同時に,早期に機能訓練を開始し,障害の重篤化を防止することにより,対象者の生命予後は大きく改善される。生命の危険がないように安全性に配慮し,対象者の機能を可能な限り良好な状態で保持するために,リハビリテーション看護の果たす役割は重要である。また,障害をもった本人・家族にとって,障害と向き合うことは少なからずショックであり,心身ともに不安定な状況に陥りやすい。不安や苦痛を克服し,意欲をもって障害と向き合えるように援助することも必要である。

● 生活を再構築するリハビリテーション看護の役割　対象者は,障害をもつことで,これまでのように日常生活活動や社会参加を行うことができなく

1) アメリカリハビリテーション看護師協会編, 奥宮暁子監訳:リハビリテーション看護の実践――概念と専門性を示すARNのコアカリキュラム. p.7, 日本看護協会出版会, 2006.
2) アメリカリハビリテーション看護師協会編, 奥宮暁子監訳:上掲書. p.7.

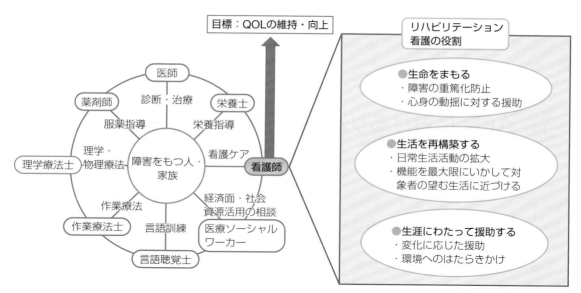

●**図 2-1　QOL の維持・向上をはかるリハビリテーション看護の役割**
リハビリテーションにはさまざまな専門職がチームとしてかかわるが，とくに看護師は障害をもつ人の QOL の維持・向上を目標として幅広い援助を行う。

なる。リハビリテーション看護は，障害された機能の回復や残存機能の活用をはかり，生活を再構築できるように日常生活活動を拡大していく役割をもつ。そして生活の再構築にあたっては，対象者の現状とこれまでのライフスタイルをふまえ，対象者が望む今後の生活やニーズを把握し，ゴールを設定してから支援を開始することが必要である。対象者の自立と自律を支援するために，強み（ストレングス，●86ページ）を見つけ，対象者が望む生活に近づけるという個別性の高い支援が求められる。

● **生涯にわたる支援の必要性とリハビリテーション看護の役割**　治療により完治する疾患もあるが，一部は障害として残り生涯消えることはない。また，機能が回復可能なところまでほぼ回復しても，障害は加齢によって変化し，さらに周囲の環境の変化による影響も受ける。そのため，障害者の人生の，そのときどきにおける状況に応じたリハビリテーション看護が必要となる。たとえば，対象者の回復過程に合わせた支援や，ライフイベントに応じた支援，災害の発生に備えた支援なども必要となる。

　対象者を取り囲む環境は，おもに人的環境・物的環境・社会的環境に分けることができる。ときにはこれらの環境にはたらきかけることも看護師の大切な役割である。

（1）人的環境への支援：対象者の家族や周囲の人たちの障害に関する知識を啓発し，理解をたすけ，協力を得られるようにするなど。

（2）物的環境への支援：対象者が住む家の段差を解消するなどといったように，住宅環境を整備したり，さまざまな社会資源の活用方法を支援したりするなど。

（3）社会的環境への支援：障害者を支える政策やしくみづくりへの提言など。

わが国では，障害者施策のなかでノーマライゼーション（◐74 ページ）が掲げられ，障害のある人が障害のない人と同等に生活し，ともにいきいきと活躍できる社会の構築が目標となっている。リハビリテーション看護は社会へのはたらきかけもその役割として担っている。

3　ARN におけるリハビリテーション看護の役割

ARN は，リハビリテーション看護の専門的な役割について，コンピテンシーモデル❶competency model（CM）として 4 つの領域 domain を示している（◐表 2-1）。このモデルは 2014 年に開発され，2020 年に見直しが行われた。ARN では，さらに習熟度に応じた役割も示している。わが国においても，ARN が示す CM のようなモデル開発が望まれる。

　1　領域 1：看護師主導の介入　対象者や家族を中心としたケアを展開するうえで，支援技術（テクノロジー）の活用や健康教育，根拠に基づいた介入を多職種協働で実践すること，さらに異なる文化的背景をもつ人々への理解が示されている。

　2　領域 2：健康とサクセスフルリビングの促進　サクセスフルリビングとは，生活がうまくいくことを意味する。健康増進と障害の拡大防止に努めること，自己管理を促進すること，安全で効果的なケア移行の推進と促進，そして，その際には対象者の多様な価値観をもとに継続的かつタイミングを

◻ NOTE
❶コンピテンシーモデル
　ある職務においてすぐれた人が実際に発揮している特性をコンピテンシーといい，コンピテンシーを明確にし，まとめたものをコンピテンシーモデルという。

◐表 2-1　専門的なリハビリテーション看護のコンピテンシーモデル

領域	内容
領域 1 看護師主導の介入	1.1　QOL を改善するための支援技術（テクノロジー）の活用
	1.2　障害または慢性疾患を管理するための最良の根拠に基づいた看護および専門職協働介入の実践
	1.3　障害・慢性疾患・健康管理に関連する対象者およびケア提供者への教育
	1.4　文化的に異なる個人の世界観の理解
	1.5　対象者と家族を中心としたケアの提供
領域 2 健康とサクセスフルリビングの促進	2.1　健康増進と障害の予防
	2.2　自己管理の促進
	2.3　安全で効果的なケア移行の推進と促進
領域 3 リーダーシップの発揮	3.1　ケアに対する説明責任
	3.2　リハビリテーション看護の知識の普及
	3.3　障害や慢性疾患のある人に対する健康政策に影響を与える
	3.4　対象者のセルフアドボカシーを支援する
領域 4 専門職内または専門職間のチームによる連携	4.1　専門職内・専門職間連携の開発
	4.2　専門職内・専門職間の全人的（ホリスティック）ケアプランの実施
	4.3　専門職内・専門職間の効果的な協働の促進

（Association of Rehabilitation Nurses：Professional Rehabilitation Nursing Competency Model＜https://rehabnurse.org/advance-your-practice/competency-model＞＜参照 2022-11-01＞より作成）

見て介入する重要性が示されている。

　③ 領域3：リーダーシップの発揮　データを収集し，対象者にわかりやすいように説明することや，対象者の権利や精神面の支援，健康政策への情報発信などが示されている。

　④ 領域4：専門職内または専門職間のチームによる連携　多職種協働促進のための専門職内または専門職間の連携や，知識・技術の統合，計画立案などが示されている。

C　リハビリテーション看護の実践の場

　ここまで述べてきたように，リハビリテーション看護はQOLの維持・向上のために，多岐にわたる役割を担っている。対象者のもつ疾患や障害の種類・程度はさまざまであり，また，病期・発達段階なども異なる。そのため，リハビリテーション看護が実践される場も多種多様である。

　リハビリテーション看護が実践される場は，大きく医療施設・介護施設とそれ以外に分けられる（○表2-2）。ここでは，リハビリテーション看護が実践される代表的な場と，その場における対象やアプローチの特徴について述べる。

○表2-2　リハビリテーション看護が実践されるおもな場と援助

	医療施設			介護施設	地域
	急性期病院（ICU，CCU，SCUなど）	回復期リハビリテーション病棟	緩和ケア病棟		
心身機能・身体構造への援助	・救命・予後予測 ・重篤化回避 ・二次障害予防	・心身機能維持・改善 ・再発予防と危機管理	・苦痛の緩和 ・安全・安楽 ・全身状態の管理	・心身機能維持 ・新たな疾患の有無 ・安全確保 ・加齢の影響	・異常の早期発見 ・心身機能維持 ・障害の予防
活動・参加への援助	・適切な安静保持 ・早期離床 ・ADLの支援 ・役割代行（家族支援含む）	・ADLの再獲得 ・生活の再構築 ・障害適応への支援	・家族との交流 ・意思決定支援 ・気分転換	・ADLの維持・向上 ・活動・参加の維持・拡大	・社会参加 ・生活習慣病予防
環境因子への援助	・介護負担への支援	・介護負担への支援 ・退院または入所の準備	・その人らしい療養生活の実現 ・介護負担への支援	・退所の準備 ・生活環境の整備	・就学・就労支援 ・生活環境の整備
個人因子への援助	・精神的支援	・精神的支援	・障害の受けとめ方の変化の把握 ・本人の希望の把握	・生活上の心配ごとの解消 ・適切な社会資源の活用 ・目標やたのしみの共有	・セルフマネジメント ・個人の価値観の把握

医療施設・介護施設における リハビリテーション看護

1 急性期病院

　救命救急センターなどの急性期病院に搬送された患者は，集中治療室 intensive care unit（ICU）や，心臓集中治療室 coronary care unit（CCU），脳卒中集中治療室 stroke care unit（SCU）などで専門的な治療を受ける。このような集中治療の場では，救命直後からのリハビリテーション看護が必要とされる。心身ともに不安定な状態の対象者に対し，救命と全身状態の維持を行いながら，治療や入院に起因する機能障害の予防や重篤化防止をはかることがおもな目的となる。

　こうした場でのリハビリテーション看護は，予後にも大きく影響するため重要である。理学療法士や作業療法士，言語聴覚士などの他職種と連携・協働しながらケアを提供する。また，急な事態に家族も動揺していることが多く，家族支援も重要となる。

2 回復期リハビリテーション病棟

　生命の危機を脱した対象者は，退院して在宅や介護施設に移行する場合もあれば，一般病棟や回復期リハビリテーション病棟，地域包括ケア病棟などに転棟・転院する場合もある。ここでは，リハビリテーションを長期的・集中的に行う場として重要な回復期リハビリテーション病棟について解説する。
● **回復期リハビリテーション病棟の位置づけ**　回復期リハビリテーション病棟は，脳血管疾患や骨関節疾患など❶に対する急性期治療を終えた対象者に対し，ADL の向上による寝たきり防止と家庭復帰を目ざして多職種の協働によるリハビリテーション訓練を提供する場であり，わが国では 2000（平成 12）年に制度化された。病床数は年々増加しており，2022（令和4）年3月の時点で9万2000床以上に拡大している。
● **回復リハビリテーション病棟の看護**　退院に向けて，対象者とともに多職種でゴールを設定し，ADL の再獲得と生活の再構築を行う。機能障害が残存している場合，対象者は，これまでどおりの動きが思うようにできないことや，これまでとは異なる自身の状態にとまどい，気持ちが落ち込みやすい。適宜，困りごとや不安などを傾聴し，気分転換をはかりながらリハビリテーションが継続できるように支援する。

　回復期リハビリテーション病棟は，疾患・障害によって入院可能な期間が定められており，入院時から退院後の場を意識した介入が必要となる。試験外泊や地域の関係職種との連携を行いながら準備を進める。

3 緩和ケア病棟（ホスピス病棟）

　緩和ケア病棟（ホスピス病棟）は，おもに苦痛の緩和が必要ながん患者など

□NOTE
❶回復期リハビリテーション病棟は，脳血管疾患や脊髄損傷，大腿骨近位部骨折といった疾患の発症後または手術後など，利用できる要件と入院期間が定められている。

を対象として，身体的・精神的苦痛をやわらげ，おだやかに過ごすための病棟である。積極的な治療は行われず，その人らしい療養生活を送ることができるような支援が目的となる。このような場では終末期リハビリテーション看護が行われる（◉61ページ）。

　疾患の進行に伴う障害への影響が最小限になるように支援する。また，対象者の障害の受けとめ方の変化をとらえて対応することも重要である。最期までその人らしく生きていけるように，適切なリハビリテーション看護を行うためには，タイミングを見はからって対象者の意思を確認する必要がある。

4 介護施設

　介護を提供する施設として，介護老人保健施設，特別養護老人ホーム（介護老人福祉施設），介護医療院などがあげられる。入所して在宅生活への復帰を目ざす人もいれば，デイケアやショートステイなどのサービスを活用し，在宅生活の維持を目ざす人もいる。これらの利用者は，おもには要介護の高齢者であり，加齢に加え，認知症やその他の疾患の合併などにより，徐々に心身機能や活動が低下していくことも多い。

　これらをふまえ，看護師は，対象者の健康管理や安全確保に注意をはらい，多職種で連携して機能訓練を実施し，とくに日常生活において重要な基本的な ADL の向上に努める。また，利用者や家族の心配ごとに寄り添って，適切な社会資源を活用するための情報提供や指導を行うことも大切な役割である。さらに，施設での看取りも行われることから，その人らしい最期を迎えられる支援も重要である。

2　地域におけるリハビリテーション看護

● **地域におけるリハビリテーション看護の場**　医療施設・介護施設以外で行われるリハビリテーション看護の例としては，自宅で行われる訪問リハビリテーション看護や，自宅で暮らす障害者が施設に通い行われる通所リハビリテーション，地域で住民が集まって行われる健康教室などのほか，障害児を対象とした特別支援学級で行われる支援などがある。

　これらの場で行われるリハビリテーション看護は，予防的なものから疾患別・障害別に行われるものまでさまざまあり，医療だけでなく介護・福祉のサービスと相互にかかわる場合も多い。情報を共有するために，看護師は，かかりつけ医，介護支援専門員（ケアマネジャー），自治体の障害福祉担当者などのさまざまな職種との綿密な連携が重要となる。

● **社会参加を目ざした看護**　地域におけるリハビリテーション看護のおもな目的は，対象者の障害の程度に合わせながら，日常生活や在宅での活動を向上させ，社会参加につながるようにすることである。機能訓練のほか，家族教育・指導などとともに生活環境の整備などの支援も行う。また，対象者がなにかをやろうとする主体性をもたせることも大切である。

　一方で，対象者が思っているような回復が得られていない場合は，社会参

加をこばむ，または恐れることがある。そうならないためにも，家族以外の
コミュニティでの仲間づくりが重要である。ピアサポートグループなどの社
会資源を活用しながら，その人の望む生活が継続できるよう支援する。

✍ work 復習と課題

❶ リハビリテーション看護の歴史をまとめてみよう。

❷ リハビリテーション看護の定義について，日本リハビリテーション看護学会に
　よるものと ARN によるものを比較してみよう。

❸ リハビリテーション看護の役割について，生命をまもる，生活を再構築する，
　生涯にわたって支えるという 3 つの視点からまとめてみよう。

❹ リハビリテーション看護の実践の場にはどのようなものがあるかまとめてみよ
　う。

第 3 章

リハビリテーション看護の対象

本章の目標
　□ 障害をもつ人とはどのような人々か理解する。
　□ 国際障害分類（ICIDH）と，その改訂版である国際生活機能分類（ICF）について理解する。
　□ 障害者を規定する法律について学ぶ。
　□ 近年の障害者数，年齢，生活の場について学ぶ。

　リハビリテーション看護とは，障害をもつ人が自立した生活を実現するために，可能な限り QOL を高めることを目的として援助を行うものである。では，リハビリテーション看護の対象となる「障害をもつ人」とは，どのような人をさすのだろうか。

　国連は 1975 年に採択した「障害者の権利宣言」において，障害者を「先天的か否かにかかわらず，身体的または精神的な能力の不全の結果，通常の個人生活あるいは社会生活に必要なことが，自分自身では完全にまたは部分的にできない人」[1] と定義している。ここでいう障害者とは，発生時期や原因を問わず，能力を発揮できないことでその人の生活になんらかの支障をきたした状態にある者であるといえる。

　また，国連は，2006 年に採択した「障害者の権利に関する条約」（障害者権利条約）において，「障害者には，長期的な身体的，精神的，知的又は感覚的な機能障害であって，様々な障壁との相互作用により他の者との平等を基礎として社会に完全かつ効果的に参加することを妨げ得るものを有する者を含む」[2] としている。障害とは，その人が有するものだけをいうのではなく，社会から規定されるものでもあるということがわかる。

　したがって，リハビリテーション看護を必要とする「障害をもつ人」とは，単に疾患による障害だけでなく，加齢や環境，社会的要因なども含めたさまざまな理由により，自己の能力を最大限に発揮することができず，そのことで自分らしく生活することが困難となった人であるといえる。

　リハビリテーション看護の対象は広く多岐にわたる。本章では，障害や障害者に焦点をあて，一個の全体的な人間として尊厳をもち生活を営む存在として，障害をもつ人のありようをとらえていく。

A　障害の概念

　障害をもつ人の QOL 向上のためには，保健・医療・福祉だけでなく，介護や教育，就労支援なども含めたさまざまな領域において，障害に対する理解を共有し，協力していく必要がある。そのための共通の思考の枠組みとし

---

1) United Nations : Declaration on the Rights of Disabled Persons. 1975-12-09（https://www.ohchr.org/en/instruments-mechanisms/instruments/declaration-rights-disabled-persons）（参照 2022-12-10）.
2) 国際連合：障害者の権利に関する条約. 外務省，2022-06-17（https://www.mofa.go.jp/mofaj/gaiko/jinken/index_shogaisha.html）（参照 2022-12-10）.

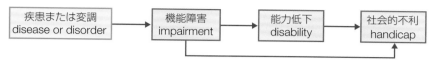

◎図3-1　国際障害分類（ICIDH）の障害構造モデル

　て，WHOは国際障害分類（ICIDH）を提唱した。この障害分類は機能障害に焦点をあてた医学モデルに基づくものであったが，現在は障害をもつ人の活動・参加や環境も含めた生活モデルに基づく国際生活機能分類（ICF）へと改訂されている。ここではICIDHからICFへといたる変遷と，それぞれの特徴について述べる。

1　国際障害分類（ICIDH）

　1980年にWHOによって制定された**国際障害分類** International Classification of Impairments, Disabilities and Handicaps（**ICIDH**）では，障害をなんらかの疾患 disease や変調 disorder によって生じる臓器レベルの機能障害 impairment，個人レベルの能力障害 disability，そして生活レベルの社会的不利 handicap の3つのレベルに分け，障害の理解や，障害のレベルに応じた基本的アプローチなどを整理した（◎図3-1）。

　緑内障の人をこのアプローチにあてはめると，疾患によって視覚に機能障害が発生し，見えないという能力障害が生じて，就労が困難になるなどの社会的不利をこうむるというように整理でき，障害をとらえやすくなる。このように，ICIDHの障害構造モデルは，障害の階層性を示したものである。

　しかし，ICIDHに対する，障害をもつ人のマイナス面だけをとらえている，環境的な因子についてふれられていない，作成過程に障害をもつ人が参加していないといった問題提起がなされたことを受け，WHOはICFへと改訂を行った。

2　国際生活機能分類（ICF）

●**ICFの特徴**　2001年に，新しい生活機能と障害と健康の統合モデルとして**国際生活機能分類** International Classification of Functioning, Disability and Health（**ICF**）がWHOの総会で採択された（◎図3-2）。ICFでは第1部に「生活機能と障害」を設け，それらの構成要素を「心身機能・身体構造」と「活動・参加」としている。さらに第2部に「背景因子」を設け，その構成要素を「環境因子」と「個人因子」としている（◎表3-1）❶。ICFのおもな特徴は，大きく次の2点にまとめられる[1,2]。

　（1）生活機能（心身機能・構造と活動・参加）を示したこと：障害というマイ

NOTE
❶国際生活機能分類には，18歳未満の新生児・乳幼児・児童・青少年を対象とした国際生活機能分類——児童版 ICF version for Children and Youth（ICF-CY）がある。WHOが2006に採択したものであり，小児に特有の項目がいくつか加筆されている。

1）上田敏：ICF（国際生活機能分類）の理解と活用（KSブックレット No.5）．pp.15-27，きょうされん，2005.
2）WHO：国際生活機能分類——国際障害分類改定版．pp.3-4，中央法規出版，2002.

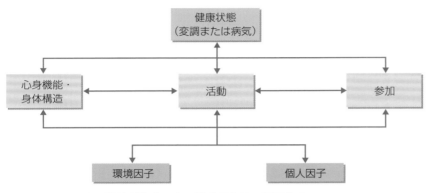

◐図 3-2　国際生活機能分類(ICF)の構成要素間の相互作用

◐表 3-1　国際生活機能分類(ICF)の概要

	第1部：生活機能と障害		第2部：背景因子	
構成要素	心身機能 身体構造	活動・参加	環境因子	個人因子
領域	心身機能 身体構造	生活・人生領域 (課題，行為)	生活機能と障害への外的影響	生活機能と障害への内的影響
構成概念	心身機能の変化 (生理的) 身体構造の変化 (解剖学的)	能力 　標準的環境における 　課題の遂行 実行状況 　現在の環境における 　課題の遂行	物的環境や社会的環境，人々の社会的な態度による環境の特徴がもつ促進的あるいは阻害的な影響力	個人的な特徴の影響力
肯定的側面	機能的・構造的 　統合性 生活機能	活動 参加	促進因子	非該当
否定的側面	機能障害 (構造障害を含む) 障害	活動制限 参加制約	阻害因子	非該当

(厚生労働省：国際生活機能分類——国際障害分類改訂版 日本語版. 2002 による，一部改変)

　　ナス面だけでなく，生活機能というプラス面に着目し，もっている機能を最大限にいかす方向性が示されている。
(2)背景因子を明示し，健康状態や生活機能との相互作用を示したこと：健康状態，生活機能，背景因子を双方向の矢印で結ぶことで，それぞれが相互に作用することが示されている。これは一方向の矢印で示されていたICIDHとは大きく異なる点である。
●**ICF の構成要素の定義**　ICF の構成要素であるおもな用語は，健康との関連において次のように定義される[1]。
(1)心身機能 body functions：身体系の生理的機能(心理的機能を含む)である。
(2)身体構造 body structures：器官・肢体とその構成部分などの，身体の解

1)　WHO：前掲書. p.9.

剖学的部分である。

（3）機能障害 impairments（構造障害を含む）：著しい変異や喪失などといった，心身機能または身体構造上の問題である。

（4）活動 activity：課題や行為の個人による遂行のことである。

（5）参加 participation：生活や人生場面 life situation へのかかわりのことである。

（6）活動制限 activity limitations：個人が活動を行うときに生じるむずかしさのことである。

（7）参加制約 participation restrictions：個人がなんらかの生活や人生場面にかかわるときに経験するむずかしさのことである。

（8）環境因子 environmental factors：人々が生活し，人生を送っている物的な環境や社会的環境，人々の社会的な態度による環境を構成する因子のことである。

● 障害が与える影響を理解するための ICF の活用　ICF を活用することで，障害をもつ人の状態や状況が理解しやすくなる。たとえば，映画館で映画を観ることが趣味（個人因子）である人が，脊髄損傷（心身機能・身体構造）となり，車椅子での移動（活動）が必要となったとき，バリアフリーの映画館や交通手段（環境因子）が確保できれば，これまでどおり映画館で映画を観ること（参加）ができる。しかし，バリアフリーの映画館がなかったり，そこまでの交通手段が得られなかったりした場合には，その人の参加のかたちは変容せざるをえなくなる。このように ICF は，障害をもつ人の QOL を高めるために不可欠な考え方である。

B　障害をもつ人の法的定義

　前述したとおり，リハビリテーション看護の対象は広範なものであるが，わが国の障害者福祉制度では，障害者を身体障害・知的障害・精神障害の3障害に分けている。その根本の法律が「障害者基本法」であり，それに基づいて「身体障害者福祉法」などの各障害に対応する法律があり，制度の対象となる障害者について規定されている❶。さらに，3障害などのサービス利用を定めた「障害者の日常生活及び社会生活を総合的に支援するための法律」（障害者総合支援法）も制定されている。

　ここでは，障害者に関する法律上の定義を中心に述べる。なお，わが国の障害者施策の変遷や，障害者の生活を支えるための法制度は，第4章「リハビリテーション看護に関連する法制度」で述べる。

1　障害者基本法による定義

　「障害者基本法」は，障害者関連法規の最も基盤となる法律である。1993（平成5）年に，それまであった「心身障害者対策基本法」から名称があらためられ，対象とする障害の種別を3障害に拡大して今日にいたっている。

NOTE

❶知的障害は，「知的障害者福祉法」により福祉がはかられているが，身体障害者や精神障害者とは異なり，法的定義はない。一般的に，知的機能の障害がおおむね18歳未満の発達期にあらわれ，日常生活のなかでさまざまな不自由が生じる障害とされている。

　本法の主旨は，障害者の自立と社会，経済，文化その他あらゆる分野への活動への参加の促進を規定し，障害者の「完全参加と平等」を目ざすことにある。第2条第1号では，障害者を「身体障害，知的障害，精神障害（発達障害を含む。）その他の心身の機能の障害（中略）がある者であつて，障害及び社会的障壁により継続的に日常生活又は社会生活に相当な制限を受ける状態にあるもの」と定義している❶。さらに，2004（平成16）年の「障害者基本法」改正時の附帯決議として「てんかん及び自閉症その他の発達障害を有する者並びに難病に起因する身体又は精神上の障害を有する者であって，継続的に生活上の支障があるもの」も障害者に含まれるとされている。

NOTE

❶なお，社会的障壁については，「障害者基本法」第2条第2号で「障害がある者にとつて日常生活又は社会生活を営む上で障壁となるような社会における事物，制度，慣行，観念その他一切のものをいう」とされている。

2　身体障害者福祉法による定義

　「身体障害者福祉法」は，身体障害者の自立と社会経済活動を促進するため，身体障害に対する援助と保護を行い，福祉の増進をはかることを目的とした法律である。

　第4条において，身体障害者を「別表に掲げる身体上の障害がある18歳以上の者であって，都道府県知事から身体障害者手帳の交付を受けたもの」と定義している。別表に定められている障害の種類は，① 視覚障害，② 聴覚または平衡機能の障害，③ 音声機能，言語機能または咀嚼機能の障害，④ 肢体不自由，⑤ 内部障害である。身体障害者手帳（●45ページ）の交付を受けることで，障害の程度に応じたさまざまな公的サービスを受けることができる。

3　精神保健及び精神障害者福祉に関する法律（精神保健福祉法）による定義

　「精神保健福祉法」は，精神障害者の福祉の増進および国民の精神保健の向上をはかることを目的とし，そのために精神障害者の医療および保護を行い，精神障害者の社会復帰・自立・社会経済活動への参加を促進するとともに，国民の精神的健康の保持・増進に努めることが規定されている。

　第5条では，精神障害者を「統合失調症，精神作用物質による急性中毒又はその依存症，知的障害その他の精神疾患を有する者」と定義している。また，第45条では精神障害者保健福祉手帳について定めている（●45ページ）。

4　発達障害者支援法による定義

　「発達障害支援法」は，発達障害の早期発見・発達支援を行うことに関する国と地方公共団体の責務を明らかにし，学校教育における支援，就労支援，発達障害者支援センターの指定などについて定めることで，発達障害者の自立および社会参加に資するよう，その生活全般にわたる支援をはかり，もってその福祉の増進に寄与することを目的としている。

第2条において，発達障害を「自閉症，アスペルガー症候群その他の広汎性発達障害，学習障害，注意欠陥多動性障害その他これに類する脳機能の障害であってその症状が通常低年齢において発現するものとして政令で定めるもの」と定義されている。また，第2条第2項で，発達障害者を「発達障害がある者であって発達障害及び社会的障壁により日常生活又は社会生活に制限を受けるもの」と定義し，さらに発達障害児を「発達障害者のうち18歳未満のもの」と定義している。

5 障害者の日常生活及び社会生活を総合的に支援するための法律（障害者総合支援法）による定義

「障害者総合支援法」は，2013（平成25）年に「障害者自立支援法」から改正された法律である。障害をもつ人への支援を定めた法律で，個々のニーズに応じたさまざまな福祉サービスを利用できるしくみを定めている（▶42ページ）。

本法における障害と障害者は，第4条で次のように定義されている。

（1）「身体障害者福祉法」第4条に規定する身体障害者

（2）「知的障害者福祉法」にいう知的障害者

（3）「精神保健福祉法」第5条に規定する精神障害者（「発達障害者支援法第2条第2項に規定する発達障害者を含む）

（4）治療法が確定していない疾病その他の厚生労働大臣が定める特殊の疾病により継続的に日常生活または社会生活に相当な制限を受ける者

上記の（4）は難病患者をさし，本法では3障害に加えて難病患者も障害者の定義に加わっている。また，上記の（1）から（4）に該当する18歳未満の者は障害児❶として区分される。

NOTE
❶障害児
「児童福祉法」第4条第2項において，障害児とは，「身体に障害のある児童，知的障害のある児童，精神に障害のある児童（発達障害者支援法〔中略〕第2条第2項に規定する発達障害児を含む。）をいう」と定義されている。「児童福祉法」に基づくサービスとしては，障害児通所支援，障害児入所支援と障害児相談支援などがある。

C 障害者の実態

● **障害者数**　「令和5年版障害者白書」によると，3障害の障害者数は，身体障害者（身体障害児を含む，以下同）が436万人，知的障害者（知的障害児を含む，以下同）が109万4000人，精神障害者が614万8000人と推計される[1]。これを人口1,000人あたりの人数でみると，身体障害者は34人，知的障害者は9人，精神障害者は49人となる。複数の障害をあわせもつ場合もあるため，単純な合計にはならないものの，わが国ではおよそ9.2％がなんらかの障害を有していることになる。障害者数全体は増加傾向にあり，また障害者の高齢化が進んでいる（▶図3-3）。

● **障害者手帳所持者数**　また，「平成28年生活のしづらさなどに関する調

1）内閣府：令和5年版障害者白書（https://www8.cao.go.jp/shougai/whitepaper/r05hakusho/zenbun/index-pdf.html）（参照2023-11-14）.

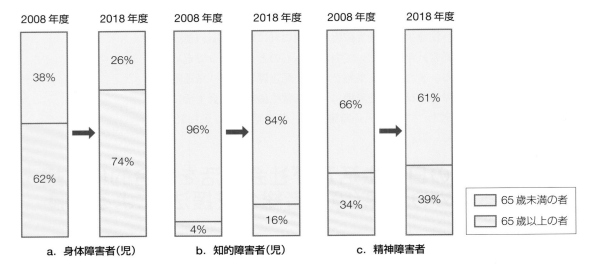

2008年度　2018年度　2008年度　2018年度　2008年度　2018年度

a. 身体障害者(児)　　b. 知的障害者(児)　　c. 精神障害者

| 65 歳未満の者 |
| 65 歳以上の者 |

▷**図3-3　3障害の高齢化(推計)**
(厚生労働省：「生活のしづらさなどに関する調査」より作成)

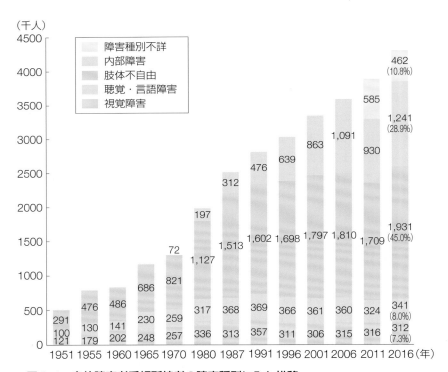

▷**図3-4　身体障害者手帳所持者の障害種別にみた推移**
(厚生労働省：「身体障害児・者実態調査」，および「生活のしづらさなどに関する調査」より作成)

査(全国在宅障害児・者等実態調査)」によると，障害者手帳の所持者数は，身体障害者手帳が428万7000人，療育手帳が96.2万人，精神障害者保健福祉手帳が84.1万人である。

　なお，身体障害者手帳所持者について障害種別にみると，肢体不自由の割合が最も高く，全体の45.0%を占めている(▷図3-4)。また，等級別でみる

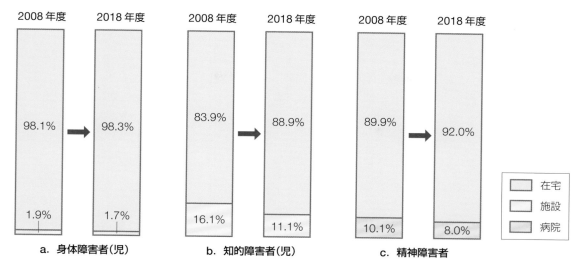

○ **図 3-5　3 障害の生活の場（推計）**
（厚生労働省：「生活のしづらさなどに関する調査」より作成）

と，1 級と 2 級の障害，つまり重度の障害を有する身体障害者は，65 歳未満
では 57 万 4000 人であるのに対し，65 歳以上では，146 万 9000 人となって
いる。

● **生活の場**　「令和 4 年版障害者白書」をみると，障害をもつ人の生活の場
は，3 障害とも圧倒的に在宅が多いことがわかる（○図 3-5）。とくに身体障
害者の在宅の割合が高く，さらにその 74.0%が 65 歳以上となっている。そ
のため，障害をもつ人が住み慣れた自宅で生活しつづけられるように，病
院・施設からの移行支援や，地域における生活支援，公的サービスの充実が
求められている。

　一方，成長または加齢，ADL の状況，医療の必要性の有無，家族の介護
力などにより生活の場の変更を余儀なくされることもある。とくに障害児は
自立という意味でも，親が亡くなったあとも安心して住みつづけられる場の
確保が喫緊の課題となっている。地域において，グループホームの設置や民
間賃貸住宅などの選択肢を広げることが期待されている。

✎ work　復習と課題

❶ リハビリテーション看護の対象となる「障害をもつ人」とはどのような人々を
さすのか説明しなさい。

❷ ICIDH と ICF の違いをまとめてみよう。

❸ 障害者の法的定義についてまとめてみよう。

第 **4** 章

リハビリテーション看護に
関連する法制度

本章の目標	☐ 障害者施策の変遷を学ぶことで，現在の障害者福祉制度のなりたちを理解する。
	☐ 障害者総合支援法に基づくサービスを理解する。
	☐ 障害者手帳を規定する法律，取得の条件，受けられるおもなサービスについて理解する。
	☐ 障害者の権利擁護など，障害者をまもり支えるためのしくみについて学習する。

　障害をもつ人の支援には社会全体における連帯と協力が必要であり，そのためには法律・制度の知識が欠かせない。障害をもつ人とのかかわりにおいて不足していることに気づき，またリハビリテーション看護の質を高めていくためにも，看護師は施策の動向に注意をはらう必要がある。

A　わが国の障害者施策の変遷

　わが国の医療は，そのときどきで高まる医療の需要に対応するために，関連する法制度の制定・改正を繰り返しながら発展してきた。同様に，障害者に対する法制度も，障害者の生活を支えるために制定され，社会情勢の変化に応じてこまやかに改正を繰り返している（▶表4-1）。そして，障害のとらえ方や定義も，法の改正とともに徐々に変更されている。

　わが国において，国家として本格的に障害者施策が行われるようになったのは，第二次世界大戦が終了した1945（昭和20）年からである。それまでは，たとえば1917（大正6）年に制定された「軍事扶助法」では，支援の対象となる障害者はほぼ傷痍軍人❶に限られていた。また，窮民対策の一環として1929（昭和4）年に制定された「救護法」において，障害者もその対象とされたが，実際の支援は家族や民間の篤志家などによるものが多かった。

●**第二次世界大戦後から1950年代まで**　第二次世界大戦後，日本国憲法に福祉が位置づけられたことで社会福祉に対する施策が打ち出されるようになった。戦争によって傷痍軍人が増加した一方，連合国軍最高司令官総司令部（GHQ）の進める非軍事化を受けて，傷痍軍人に限らず身体障害者全体を福祉の対象とした「**身体障害者福祉法**」が1949（昭和24）年に制定された。さらに1951（昭和26）年には社会福祉事業の確保と増進を目的とした「社会福祉事業法」が制定された。しかし，当時の福祉の受給は措置制度❷であり，行政が主導権を握っていた。

●**1960年代**　1960年代に入り，それまでの法律では擁護できていなかった18歳以上の知的障害者や独居高齢者を対象にした「精神薄弱者福祉法」（現在の「知的障害者福祉法」）や「老人福祉法」などが制定された。

●**1970年代**　これらの法・施策は，それぞれの障害に応じて定められてきたものである。一方で，障害者に対する施策を総合的に推進するために，その基本法❸の制定を求める声が高まった。これを受けて，1970（昭和45）年に「**心身障害者対策基本法**」（現在の「障害者基本法」）が制定された。

NOTE
❶**傷痍軍人**
　戦傷を負った軍人のこと。

NOTE
❷**措置制度**
　入所やサービスの利用を行政が決める制度のことである。これに対し，利用者がサービス事業者を選択する制度を契約制度という。
❸**基本法**
　特定の分野に関する基本的な政策・理念・方針を示した法律をよぶ。

●表 4-1　おもな障害者施策の変遷

年	日本	国連など
1949(昭和 24)年	身体障害者福祉法	
1950(昭和 25)年	精神衛生法	
1951(昭和 26)年	社会福祉事業法	
1960(昭和 35)年	精神薄弱者福祉法	第 1 回パラリンピック
	身体障害者雇用促進法	
1963(昭和 38)年	老人福祉法	
1970(昭和 45)年	心身障害者対策基本法	
1975(昭和 50)年		障害者の権利宣言
1981(昭和 56)年		国際障害者年
1982(昭和 57)年	障害者対策に関する長期計画	
1983(昭和 58)年		「国連障害者の十年」開始
1987(昭和 62)年	精神衛生法を精神保健法に改正	障害者に関する世界行動計画
	身体障害者雇用促進法を障害者の雇用の促進等に関する法律に改正	
	障害者対策に関する長期計画(後期重点施策)	
1993(平成 5)年	心身障害者対策基本法を障害者基本法に改正	「アジア太平洋障害者の十年」
	障害者対策に関する新長期計画(障害者基本計画)	
1994(平成 6)年	高齢者,身体障害者等が円滑に利用できる特定建築物の建築の促進に関する法律(ハートビル法)	
1995(平成 7)年	ノーマライゼーション 7 か年戦略(障害者プラン)	
	精神保健法を精神保健福祉法に改正	
1997(平成 9)年	介護保険法	
1999(平成 11)年	精神薄弱者福祉法を知的障害者福祉法に改正	
2000(平成 12)年	社会福祉事業法を社会福祉法に改正	
	高齢者,身体障害者等の公共交通機関を利用した移動の円滑化の促進に関する法律(交通バリアフリー法)	
2003(平成 15)年	障害者基本計画(第 2 次)	「第 2 次アジア太平洋障害者の十年」
	重点施策実施 5 か年計画(前半)(新障害者プラン)	
2004(平成 16)年	発達障害者支援法	
2005(平成 17)年	障害者自立支援法	
	障害者の雇用の促進等に関する法律の改正	
	中央障害者施策推進協議会	
2006(平成 18)年	ハートビル法と交通バリアフリー法を高齢者,障害者等の移動の円滑化の促進に関する法律(バリアフリー法)に統合	障害者権利条約
2007(平成 19)年	障害者権利条約に署名	
2008(平成 20)年	重点実施施策 5 か年計画(後半)	
2010(平成 22)年	障がい者制度改革推進会議	
2011(平成 23)年	障害者の虐待防止,障害者の養護者に対する支援等に関する法律	
	障害者基本法の抜本的改正	
2013(平成 25)年	障害者自立支援法を障害者の日常生活及び社会生活を総合的に支援するための法律(障害者総合支援法)に改正	「第 3 次アジア太平洋障害者の十年」
	障害を理由とする差別の解消の推進に関する法律(障害者差別解消法)	
	障害者の雇用の促進等に関する法律の改正	
	障害者基本計画(第 3 次)	
2014(平成 26)年	障害者権利条約を批准	
	難病の患者に対する医療等に関する法律	
2018(平成 30)年	障害者基本計画(第 4 次)	
2022(令和 4)年	障害者情報アクセシビリティ・コミュニケーション施策推進法	

　この法律は，おもに身体障害者と知的障害者を対象にするものではあったが❶，各省庁が所管する障害者施策に関連する基本的な法律として制定されたものであり，本法の制定により，わが国における総合的な障害者施策推進の基本理念がはじめて法的に確立したといえる。

　一方，国際連合（国連）は1975年に「**障害者の権利宣言**」を採択し，障害者の権利が尊重されるべきことを明らかにし，世界各国の障害者政策をあと押しした。

● **1980〜1990年代**　国連はさらに，障害者の「完全参加と平等」の理念を実現するために，1981年を**国際障害者年**と定めた。これを受けて，障害者に対する国際的な視点をもった政策がわが国でも必要とされ，1982（昭和57）年に「**障害者対策に関する長期計画**」が策定された。そして1993（平成5）年には「**障害者対策に関する新長期計画**」（「**障害者基本計画**」）が策定され，障害者施策の一層の推進がはかられた。その後，障害者基本計画は，第2次，第3次と改定を続け，現在では第4次が策定されている（●表4-2）。なお，同じく1993年には，「心身障害者対策基本法」が「**障害者基本法**」に改正されている。

　1995（平成7）年には，「障害者基本計画」を具体化する観点から，「ノーマ

● **表4-2　障害者基本計画の変遷**

年次	基本的方向
第1次 （1993〜2002年）	• 障害者の主体性，自立性の確立 • すべての人の参加による，すべての人のための平等な社会づくり • 障害の重度化・重複化および障害者の高齢化への対応 • 施策の連携 •「アジア太平洋障害者の十年」への対応
第2次 （2003〜2012年）	• 活動し参加する力の向上 　(1)疾病・事故などの予防・防止と治療・医学的リハビリテーション 　(2)福祉用具などの研究開発とユニバーサルデザイン化の促進 　(3)IT革命への対応 • 活動し参加する基盤の整備 　(1)自立生活のための地域基盤の整備 　(2)経済自立基盤の強化 • 精神障害者施策の総合的な取り組み • アジア太平洋地域における域内協力の強化
第3次 （2013〜2017年）	• 障害者の自己決定の尊重および意思決定の支援 • 当事者本位の総合的な支援 • 障害者特性などに配慮した支援 • アクセシビリティの向上 • 総合的かつ計画的な取り組みの推進
第4次 （2018〜2023年）	• 当事者本位の総合的・分野横断的な支援 • 障害のある女性，子ども，高齢者の複合的な困難や障害者特性に配慮したきめ細かい支援 • 障害者団体や経済団体とも連携した社会全体における取り組みの推進 •「命の大切さ」などに関する理解の促進，社会全体における「心のバリアフリー」の取り組みの推進

ライゼーション7か年戦略」(「**障害者プラン**」)が策定された。これは，①地域でともに生活する，②社会的自立を促進する，③バリアフリー化を促進する，④生活の質(QOL)の向上，⑤安全な暮らしを確保する，⑥心のバリアを取り除く，⑦わが国にふさわしい国際協力・国際交流，という7つの視点で施策の推進をはかることを目的にしたものである。

● **2000年代**　2005(平成17)年には，「**障害者自立支援法**」(現在の「障害者総合支援法」)が制定された。これにより，障害者の権利が尊重される社会の実現のために，障害の種類を身体障害・知的障害・精神障害の3種類に分類し，それぞれに合った法制度で支援・擁護していくこととなった(◉図4-1)。

　また，2006年の国連総会では「**障害者の権利に関する条約**」(「**障害者権利条約**」)が採択された。この条約は，障害者の人権や基本的自由の享有を確保し，障害者の固有の尊厳の尊重を促進するために，障害者の権利を実現するための措置などを規定した条約である(◉表4-3)。2007(平成19)年にわが国もこの条約に署名し，条約の内容を実現するために「障害者基本法」の抜本的な改正(2011〔平成23〕年)，「障害者の日常生活及び社会生活を総合的に支援するための法律」(「障害者総合支援法」)の成立(2012〔平成24〕)年)，「障害を理由とする差別の解消の推進に関する法律」(「障害者差別解消法」)の制定

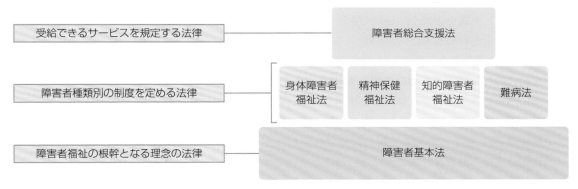

◉**図4-1　障害者福祉にかかわる法律の体系**

◉**表4-3　障害者権利条約の内容**

- 一般原則：障害者の尊厳，自律および自立の尊重，無差別，社会への完全かつ効果的な参加および包容など。
- 一般的義務：合理的配慮の実施を怠ることを含め，障害に基づくいかなる差別もなしに，すべての障害者のあらゆる人権および基本的自由を完全に実現することを確保し，および促進することなど。
- 障害者の権利実現のための措置：身体の自由，拷問の禁止，表現の自由などの自由権的権利および教育，労働などの社会権的権利について締約国がとるべき措置などを規定，また，社会権的権利の実現については漸進的に達成することを許容。
- 条約の実施のためのしくみ：条約の実施および監視のための国内の枠組みの設置や，障害者の権利に関する委員会における各締約国からの報告の検討。

(外務省：障害者の権利に関する条約．2022-06-17<https://www.mofa.go.jp/mofaj/gaiko/jinken/index_shogaisha.html><参照2022-08-12>より作成)

（2013〔平成 25〕）年），「障害者の雇用の促進等に関する法律」（「障害者雇用促進法」）の改正（2013 年）といった法整備が行われることとなった。

　このように，わが国の障害者支援に関する施策は，公衆衛生や医療技術の発展，または疾病構造の変化，平均寿命の延長，高度経済成長や少子高齢化の進展といった時代の変化に合わせて制定・改正され，現在にいたっている。リハビリテーション看護で社会資源を利用する際には，これらの法制度の背景を理解したうえで，適切な支援を行うことが求められる。

B　障害者をまもり支える法律・サービス

1　障害者の日常生活及び社会生活を総合的に支援するための法律（障害者総合支援法）

1　障害者自立支援法から障害者総合支援法へ

　前述したように，身体障害者・知的障害者・精神障害者に対してそれぞれ異なる法的根拠をもとに提供されていたサービスが，2005 年の「障害者自立支援法」の制定により，共通の制度として一元化された。また，利用者の自立を目標にした就労支援や，地域で生活しやすくするための社会資源活用の規制緩和なども行われた。

　その後，「障害者自立支援法」は，2013 年に「**障害者の日常生活及び社会生活を総合的に支援するための法律**」（**障害者総合支援法**）に改正され，障害の有無にかかわらず誰もが自身の望む生活を送ることができる地域社会の実現が目標に掲げられた。おもな変更点として，3 障害（身体障害・知的障害・精神障害）に加えて難病も支援の対象になったこと，入所から地域で暮らす体制の支援が提供されるようになったこと，個別性のあるニーズにこまやかに対応できるよう障害支援区分❶を設けたことなどがあげられる。

2　障害者総合支援法に基づくサービスの概要

　障害者が健常者と同様にあたり前に生活できるように，「障害者総合支援法」に基づいた多岐にわたるサービスが各自治体によって整備されている。そのサービスは，大きく**自立支援給付**と**地域生活支援事業**に分けられる（◉図 4-2）。

◆ 自立支援給付

　自立支援給付は，介護給付，訓練等給付，自立支援医療，相談支援事業，補装具から構成され，障害者が自身の個別性に合ったサービスをみずから選択し，柔軟に対応できるような体制が整備されている。
● **障害福祉サービス**　介護給付と訓練等給付の 2 つをまとめて**障害福祉**

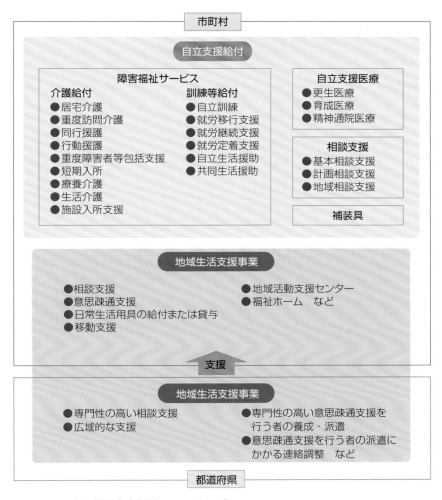

○**図 4-2　障害者総合支援法によるサービス**

サービスという。利用にあたっては障害者手帳（◎45 ページ），または医師の診断書などが必要となる（◎表 4-4）。市区町村に申請し，① 市区町村による障害支援区分の認定，② 相談支援事業所（◎45 ページ）による障害福祉サービス等利用計画❶の作成を経て，支給決定後にサービスが開始される（◎図 4-3）。

（1）介護給付：居宅介護（ホームヘルプサービス），重度訪問介護，同行援護，行動援護，重度障害者包括支援，短期入所（ショートステイ），療養介護，生活介護，施設入所支援といったサービスがある。利用のためには障害支援区分の認定が必要であり，障害支援区分と障害種別によって利用できるサービスが異なる。

（2）訓練等給付：自立訓練，就労移行支援，就労継続支援 A 型（雇用型）・B 型（非雇用型），就労定着支援，自立生活援助，共同生活援助（グループホーム）などがあり，障害者の特性に応じた訓練などのサービスを受けることができる。利用にあたり障害支援区分の認定は不要だが，共同生

⬚ NOTE
❶障害福祉サービス等利用計画
　サービスを利用しようとしている人の意向や障害支援区分，おかれている環境などに基づき，サービスの種類や量などを定めた計画のことである。相談支援事業所が依頼に応じて作成するが，障害者が自身で作成することも可能である。この計画をもとにサービスの支給が決定される。

◦表4-4　障害福祉サービスを利用する際に必要とされる書類など

障害の種類	必要とされる書類など
身体障害者	・身体障害者手帳
知的障害者	・療育手帳 ・療育手帳を有していない場合は，医師の意見書
精神障害者	・精神障害者保健福祉手帳 ・精神障害を事由とする年金を現に受けていることを証明する書類（国民年金，厚生年金などの年金証書など） ・精神障害を事由とする特別障害給付金を現に受けていることを証明する書類 ・自立支援医療受給者証（精神通院医療に限る） ・医師の診断書
難病患者	・医師の診断書 ・特定疾患医療受給者証　など

注）障害児の場合は市区町村によって必要とされる書類が異なる。

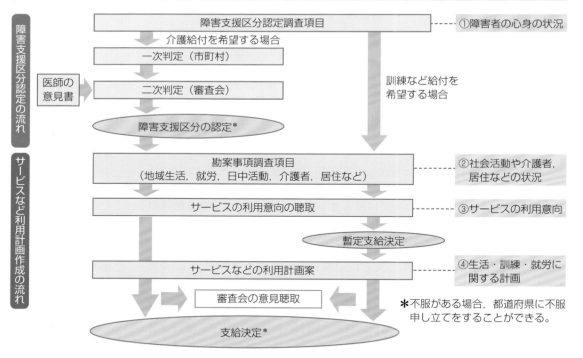

◦図4-3　障害者福祉サービス利用の流れ

　活援助を利用する場合，施設によっては必要となることもある。
● **相談支援事業**　障害者や家族などからのさまざまな相談に応じ，情報提供や必要なサービスの利用につなげる支援を行うという事業である。おもに

相談支援事業所❶で提供されており，次のような種類がある。
(1)基本相談支援：障害福祉に関するさまざまな相談に応じ，計画相談支援や地域相談支援につなげる。
(2)計画相談支援：障害福祉サービスの利用に関する相談に応じる。次の2種類がある。
- サービス利用支援：サービス等利用計画の作成や，サービスを提供する事業者との連絡調整を行う。
- 継続サービス利用支援：一定期間ごとにサービス等利用計画をモニタリングし，利用しているサービスの見直しや調整を行う。
(3)地域相談支援：障害者の地域での生活に関する相談に応じる。次の2種類がある。
- 地域移行支援：病院や施設にいる人の地域生活への移行を支援する。地域生活の準備や利用するサービスの見学，外出同行，入居支援などを行う。
- 地域定着支援：地域で生活している人が再入院・再入所することなく地域で生活しつづけることができるように支援する。常時の連絡体制の整備や緊急時の相談対応を行う。

● **自立支援医療**　心身の障害を除去・軽減するための医療について，医療費の自己負担額を軽減する制度である。次の3種類がある。
(1)精神通院医療：精神医療を継続的に必要とする人を対象にしている。
(2)更生医療：18歳以上で身体障害者手帳をもち，治療により障害が改善すると見込まれる人を対象としている。
(3)育成医療：18歳未満で身体に障害があり，治療により障害が改善すると見込まれる人を対象としている。

● **補装具**　義肢・装具，車椅子などの障害を補うために必要な用具を補装具（◐101ページ）とよび，その給付を受けることができるサービスが定められている。利用対象者は，身体障害者手帳を所持している人，または難病患者などであり，市区町村に申請する。

◆ 地域生活支援事業

　地域生活支援事業とは，障害者が自立した生活を送るために，相談や情報提供，権利擁護，コミュニケーションの確保，外出の援助など，利用者の状況に応じて支援を受けられるサービスである。すべての市区町村で実施している必須事業と，地区町村が実施を判断している任意事業がある（◐表4-5）。

2 障害者手帳

　障害者手帳とは，身体障害者手帳，療育手帳，精神障害者保健福祉手帳の3種の手帳の総称であり，障害の証明と各種サービスを受けるための根拠となるものである（◐表4-6）。障害者手帳を申請することにより，前述した障害福祉サービスや，税金の軽減，都道府県による健康保険適用医療費助成，

○表 4-5　おもな地域生活支援事業

必須事業	任意事業
• 相談支援事業 • 成年後見制度利用支援事業 • 成年後見制度法人後見支援事業 • 意思疎通支援事業 • 日常生活用具給付等事業 • 移動支援事業 • 地域活動支援センター事業等（地域活動支援センター機能強化事業）	• 福祉ホーム事業 • 盲人ホーム事業 • 訪問入浴サービス事業 • 身体障害者自立支援事業 • 生活サポート事業 • 日中一時支援事業 • 重度障害者在宅就労促進特別事業 • 更生訓練費・施設入所者就職支度金給付事業 • 知的障害者の職親委託制度 • 生活支援事業 • 社会参加促進事業（レクリエーション教室の開催，点字・声の広報の発行，手話や点訳の奉仕員の養成研修，自動車運転免許の取得の助成など）

○表 4-6　障害者手帳の概要

種類	対象	規定する法律	等級	おもなサービス	その他
身体障害者手帳	次の身体機能の障害がある人 • 視覚障害 • 聴覚障害 • 音声・言語機能障害 • 咀嚼機能障害 • 肢体不自由 • 内部障害（心臓，腎臓，呼吸器，膀胱，直腸，小腸，HIV による免疫，肝臓の障害）	身体障害者福祉法	1〜7 級	• 障害福祉サービス • 補装具 • 医療費助成 • 税制優遇 • 交通費補助 • 保育・教育の支援 • 就労支援　など	• 申請に必要な診断書の作成は指定医に限られる。 • 障害程度等級表には 7 級まで定められているが，手帳の発行は 6 級までである。
療育手帳	知的機能の障害が発達期（おおむね 18 歳まで）にあらわれ，日常生活に支障が生じているため，なんらかの援助を必要とする人	「療育手帳制度について」（昭和 48 年厚生事務次官通知）	A1〜A4 や，1 度〜4 度など，自治体によって異なる	障害福祉サービスや税制優遇，交通費補助などさまざまあり，自治体によって異なる	• 取得には，18 歳以上の場合は知的障害者更生相談所，18 歳未満の場合は児童相談所での知的障害の判定が必要 • 名称が自治体によって異なり，「愛の手帳」や「みどりの手帳」という自治体もある。
精神障害者保健福祉手帳	精神障害（てんかん，発達障害などを含む）により，長期にわたり日常生活や社会生活に制約がある人	精神保健福祉法	1〜3 級	• 障害福祉サービス • 医療費助成 • 日常生活用具の給付 • 税制優遇 • 交通費補助　など	• 申請には医師の診断書が必要である。 • 障害年金受給者は年金証書の写しと改定通知書によっても申請できる。

公共交通機関の運賃割引などの経済的支援，または就労支援などを受けることができる。

● **障害者手帳の更新**　身体障害者手帳は，障害に変化などがない限り更新などの手続きは必要ない。一方，療育手帳は，交付後，原則として 2 年ごとに，児童相談所または知的障害者更生相談所において，手帳の交付を受けた知的障害者の障害の程度の確認が行われる。また，精神障害者保健福祉手帳は，有効期間が申請日から 2 年間と定められており，更新申請の手続きが必要になる。

● **障害者手帳取得の判断**　障害者手帳の取得は任意であるが，さまざまなサービスを利用できる利点を考えると，取得したほうがよいと考えがちである。しかし，自身の障害が手帳によって事実として周囲に知られることになるため，障害者にとっては，その取得が精神的な負担になることもある。そのため，障害者手帳の取得を無理じいすることなく，障害受容の程度などに配慮し，障害者自身のタイミングで申請することが望ましい。

● **障害が重複している場合**　身体障害，知的障害，精神障害が重複する場合は，それぞれに対して障害者手帳を取得できる。たとえば，視覚障害と聴覚障害をもつ場合や，身体障害と精神障害をもつ場合などである。このような場合には，等級（◐330 ページ）が高いほうの手帳を活用して，利用者の負担を軽減するような使い方が可能となっている。

③　その他の法律・サービス

これまで解説してきた，「障害者総合支援法」に基づくサービスや障害者手帳のほかにも，3 障害に限らずなんらかの障害をもつ人を支援するための法制度，または利用できるサービスにはさまざまなものがある。ここでは介護保険制度，障害者雇用，障害者の権利擁護，環境調整，手当・障害年金について紹介する。

❶　介護保険制度

● **介護保険制度の概要**　社会の高齢化に伴う介護ニーズの増加を受けて，1997（平成 9）年に「**介護保険法**」が制定され，2000（平成 12）年に介護保険制度が施行された。本制度は介護を必要とする状態となっても，できる限り自立した日常生活を営み，人間としての尊厳を保持できるように，社会全体で支え合っていくことを基本理念としている。

介護保険制度の対象は 65 歳以上（第 1 号被保険者）であるが，40 歳以上 65 歳未満（第 2 号被保険者）であっても，初老期の認知症や脳血管障害などの 16 の特定疾患のいずれかに罹患して介護が必要になった場合には，介護保険制度の対象となる（◐表4-7）。介護保険制度によるサービスを受けるためには，要介護・要支援の認定を受ける必要がある。認定の手続きは，おおむね，① 認定の申請，② 認定調査，③ コンピュータによる一次判定，④ 介護認定審査会の審査，という過程で実施される。

▶ 表4-7 40歳以上65歳未満の被保険者に介護保険が適用される特定疾病

• がん(医師が一般に認められている医学的知見に基づき回復の見込みがない状態にいたったと判断したものに限る)	• 脊柱管狭窄症
	• 早老症
	• 多系統萎縮症
• 関節リウマチ	• 糖尿病神経障害,糖尿病腎症および糖尿病網膜症
• 筋萎縮性側索硬化症	• 脳血管疾患
• 後縦靱帯骨化症	• 閉塞性動脈硬化症
• 骨折を伴う骨粗鬆症	• 慢性閉塞性肺疾患
• 初老期における認知症	• 両側の膝関節または股関節に著しい変形を伴う変形性関節症
• 進行性核上性麻痺,大脳皮質基底核変性症およびパーキンソン病	
• 脊髄小脳変性症	

● **介護保険制度によるサービス** 介護保険制度によるサービスは,要介護者に対する介護給付と,要支援者に対する予防給付に分けられる。介護給付には居宅・施設両面にわたる多様なサービスがあり,予防給付には要介護状態の発生の予防という観点から居宅サービスが中心となっている。リハビリテーション看護にかかわるおもなサービスを解説する。

(1)訪問リハビリテーション:理学療法士や作業療法士,言語聴覚士が在宅でリハビリテーションを行うサービスである。

(2)通所リハビリテーション(デイケア):病院や介護老人保健施設に通ってリハビリテーションを受けることのできるサービスである。

(3)介護老人保健施設:在宅生活への復帰に向けて,リハビリテーションを中心とする医療ケアと介護を必要とする場合に入所する施設である。

(4)福祉用具貸与・福祉用具購入費:在宅でより暮らしやすくなるように福祉用具をレンタルまたは購入費用の補助を受けることができるサービスである。

(5)住宅改修:手すりの取りつけや段差の解消などにかかった住宅改修費用の払い戻しを受けることのできるサービスである。

● **介護保険制度と障害福祉サービス** 介護保険制度によるサービスと障害福祉サービスには一部重複するものがあるが,原則として介護保険制度によるサービスの利用が優先される。ただし,介護保険によるサービスのみでは必要量が確保できないと判断された場合,一定の要件を満たすことで障害福祉サービスを上のせして利用することが可能となる。また,40歳以上65歳未満で16の特定疾患に該当する者のうち,生活保護を受給している場合にも障害福祉サービスを受けることができる。福祉用具に関しては,介護保険制度によって貸与されるものが身体状況に適応しないとき,自立支援給付を受けることができる場合がある。

● **介護保険制度と地域包括ケア** 「介護保険法」は,たびたび改正が行われ時代に即した変更が加えられている。2005(平成17)年の改正では,地域包括ケアシステム(▶293ページ)が「介護保険法」に規定され,住み慣れた地域における住まい・医療・介護・予防・生活支援の5つのサービスを一体的に提供できる体制を目標とすることが打ち出された。さらに,2011(平成

23)年の改正で，地域包括ケアシステムの推進が自治体の義務とされた。その後，2020(令和2)年の改正では，地域共生社会の実現のために，複雑化・複合化した支援ニーズに対応する包括的な福祉サービス提供体制の整備が推進された。

　障害をもつ個々人や家族が，みずからに合ったサービスを選択することができ，利用の手続きを進められるように，看護師には介護保険の適応範囲やサービスの内容を把握し，適切な情報提供を行うことが求められている。

2 障害者雇用

　障害に関係なく誰もが希望や能力に応じた職業を選択する自由をもち，ノーマライゼーションを実現した社会を構築するために，障害者雇用は重要な施策の1つである。

　障害者雇用に関する重要な法律として，**「障害者の雇用の促進等に関する法律」**(**障害者雇用促進法**)があげられる。「障害者雇用促進法」では，障害者の雇用と在宅就業の促進，雇用機会の均等，待遇確保，職業紹介，適応訓練(●107ページ)などのほか，従業員が一定数以上の規模の事業者には，法律で定められた割合(法定雇用率)以上で障害者を雇用する義務があると定められている。

　また，「難病の患者に対する医療等に関する法律」(難病法)でも就労支援が定められている。就職を希望する難病をもつ人に対して，症状の特性をふまえたきめ細かな就労支援や，在職中に難病を発症した人に対する雇用継続などの総合的な支援，事業主への助成金支給などが行われている。

3 障害者の権利擁護

　障害をもつ人は障害があることで不当なトラブルに巻き込まれたり，差別的扱いを受けたり，虐待を受けたりするなど，安心・安全な生活がおびやかされることがある。障害があっても，障害のない人と同様に権利がまもられ，自立した社会生活を送ることができるように，さまざまな制度が整備されている。

● **成年後見人制度**　**成年後見人制度**とは，高次脳機能障害や認知機能の低下などにより判断能力が不十分な人に対し，適切な財産の維持・管理と身上監護❶を行い，本人を保護・支援する制度である。法定後見制度❷と任意後見制度❸の2つがある❹。

● **障害者虐待防止法**　**「障害者虐待の防止，障害者の養護者に対する支援等に関する法律」**(**障害者虐待防止法**)では，障害者に対する虐待を禁止するとともに，国や地方公共団体，障害者福祉に業務上関係のある者などに対する責務を規定している。虐待は障害者の尊厳や健康を害し，障害者の自立・社会参加をはばむものであり，その予防・早期発見が重要となっている。

　厚生労働省による「令和2年度都道府県・市区町村における障害者虐待事例への対応状況等(調査結果)」では，養護者による虐待が最も多く，また，虐待行為別にみると身体的虐待が最も多い(●表4-8)。使用者による虐待に

○ 表 4-8　虐待行為の類型別件数（複数回答）

	身体的虐待	性的虐待	心理的虐待	放置，放棄	経済的虐待	合計
養護者[*1]	1,187	51	556	229	293	2,316
障害者福祉施設従事者等[*2]	334	102	266	47	30	779
使用者[*3]	24	10	56	14	419	523
合計	1,545	163	878	290	742	3,618

[*1] 養護者とは，障害者を養護している者で，障害者福祉施設従事者等および使用者以外の者をいう。おもには家族や同居人が該当すると考えられる。
[*2] 障害者福祉施設従事者等とは，障害者福祉施設または障害福祉サービスの業務に従事する者をいう。
[*3] 使用者とは，障害者を雇用する事業主や事業の経営担当者，または事業の労働者に関する事項について事業主のために行為をする者をいう。

（厚生労働省「令和 2 年度「障害者虐待の防止，障害者の養護者に対する支援等に関する法律」に基づく対応状況等に関する調査結果報告書」，および「令和 2 年度使用者による障害者虐待の状況等」より作成）

限っては，経済的虐待が最も多い。

　「障害者虐待防止法」では，障害者への虐待が疑われる場合には，市区町村に設置されている虐待防止センターなどへ通報しなければならないと定められている。また，通報の際，通報者の秘密はまもられ，守秘義務違反にはあたらないとされる。

● 障害者差別解消法　**「障害を理由とする差別の解消の推進に関する法律」**（**障害者差別解消法**）は，前述したように，国連の「障害者の権利に関する条約」の締結に向けた国内法制度の整備の一環として制定された。すべての障害者が，障害のない人と同様に尊厳を重んじられ，生活を保障され，障害を理由とする差別を受けることなく尊重される社会の実現を目的としている。「不当な差別的取扱い」❶の禁止と，社会的障壁（● 32 ページ）を取り除くための合理的配慮❷に努めることが定められており，国の行政機関や地方公共団体，民間事業者にも障害者差別を解消するための措置が義務づけられている。

4　環境調整

　障害者が地域での生活を安全に過ごすためには環境調整が欠かせない。生活環境を整えるために，次のような制度がある。

● バリアフリー法　**「高齢者，障害者等の移動等の円滑化の促進に関する法律」**（**バリアフリー法**）は，高齢者や障害者の自立した日常生活および社会生活を確保するために，公共交通機関や道路，駐車場，公園，建築物などを整備し，利便性・安全性の向上をはかることで公共の福祉の増進に資することを目的とした法律である。基本理念として，共生社会の実現と社会的障壁の除去が掲げられ，その実現のための国・地方公共団体・施設設備管理者の責務が定められている。また，国民に対しては，高齢者・障害者の円滑な施設利用に対する配慮と協力に努めることを定めており，本法が物理的な障壁の解消だけでなく，心のバリアフリー❸も含んでいることがわかる。

● 情報のバリアフリー　障害者の社会参加や意思決定において，適切な情報を容易に入手できるようになることは重要である。地域生活支援事業では，

○表4-9　障害者に関係するマークの例

名称	概要	所管先
障害者のための国際シンボルマーク	障害者が利用できる建物・施設であることを明確にあらわすための世界共通のシンボルマークである。マークの使用については国際リハビリテーション協会の使用指針により定められている。	公益財団法人日本障害者リハビリテーション協会
身体障害者標識（身体障害者マーク）	肢体不自由であることを理由に免許に条件を付されている人が運転する車に表示するマークである。マークの表示は努力義務となっている。	警察庁交通局交通企画課
ヘルプマーク	義足や人工関節を使用している人，内部障害や難病の人，または妊娠初期の人など，外見からはわからなくても周囲の配慮を必要としていることを知らせるマークである。	東京都福祉保健局

　手話通訳者や点訳ボランティア，パソコンボランティアなどの養成・派遣を行う意思疎通支援事業が実施されているほか，障害者ITサポートセンターの運営なども行われている。また，日本産業規格(JIS)は，「高齢者・障害者等配慮設計指針——情報通信における機器，ソフトウェア及びサービス」(情報アクセシビリティJIS)を制定し，障害者でも利用しやすい情報機器やWebコンテンツなどについての指針を示している。2022(令和4)年には，「障害者情報アクセシビリティ・コミュニケーション施策推進法」が施行され，情報のバリアフリーが推進されている。

● **住宅改修**　住宅の改修を必要とする障害者に，改修費用の一部を助成する制度がある。制度の対象者や内容は市区町村によって異なるが，おもに障害者手帳を取得している人が利用できる。また，介護保険制度によるサービスでも住宅改修が行えるほか，生活福祉資金貸付制度にも障害者世帯を対象にした住宅資金貸付制度がある。

● **障害に関係するマーク**　障害への配慮や協力を必要とする人をあらわすマークは多数ある（○表4-9）。マークの意味を知っておくことが，障害への理解につながり，障害者の日常生活のたすけともなる。マークは厚生労働省や警察庁，自治体，法人などのさまざまな団体により作成・管理されている。

5 障害年金と手当

　障害をもつことで就労が困難になるなど，経済的な困窮に陥った際に利用できる制度がある。

● **障害年金**　公的年金の加入者が障害を負ったときに受け取れる年金である。視覚障害や聴覚障害，四肢の障害などの外部障害のほか，精神障害，がんや糖尿病などの内部障害も対象となる。国民年金の加入者は障害基礎年金，

厚生年金の加入者は障害厚生年金を請求できる。それぞれに障害の程度や年齢などの要件がある。

● **特別障害者手当**　精神または身体に著しく重度の障害があり，日常生活においてつねに特別の介護を必要とする状態にある在宅の 20 歳以上の障害者を対象に支給される手当である。3 か月以上入院している場合や，施設に入所している場合には受給できない。

　そのほか，障害のある人を扶養している保護者が加入する心身障害者扶養共済制度，20 歳未満の障害児を対象とした障害児福祉手当，障害者手帳を所持している場合の税金の軽減制度などがある。

✐ work　**復習と課題**

❶ わが国の障害者施策の変遷をまとめてみよう。

❷「障害者総合支援法」の地域生活支援事業について，自分の住んでいる地域で実施されているサービスを調べてみよう。

❸ 3 種の障害者手帳の違いをまとめてみよう。

❹ 合理的配慮やバリアフリーについて，身近な例をさがしてみよう。

第 **5** 章

ステージ別
リハビリテーション看護

　□ 回復過程からみた経過別のリハビリテーション看護について学び，各期の特徴とリハビリテーション看護の方法について理解する。
　　　　　　　　□ 発達の各段階で発生する障害の特徴と，それに対するリハビリテーション看護の特徴を理解する。

A 経過別リハビリテーション看護

　リハビリテーションを経過別の視点でとらえると，予防的リハビリテーション，急性期リハビリテーション，回復期リハビリテーション，生活期リハビリテーション，終末期リハビリテーションに分けることができる。各期の特徴を知ることは，障害をもつ人の健康状態に応じたリハビリテーション看護の実践を深めるうえで有用である（●図5-1）。

　障害をもつ人の健康レベルやリハビリテーションが行われる場，利用できる医療制度などは，経過に応じて異なるものとなる。障害をもつ人がそれぞれの経過において適切なリハビリテーションを受けることができるように，多職種チームによる切れ目のない連携が必要となる。

1 予防的リハビリテーションと看護

1 予防的リハビリテーションの目的と方法

　予防的リハビリテーションとは，健康を保持・増進するための体力づくりや，生活習慣の改善，治療に伴う二次障害の防止などを目的としたリハビリテーションである。病気や障害の有無にかかわらず，より健康的かつ主体的に生活していくことを目ざし，地域・在宅・病院（入院・外来）・介護施設などで行われる。

● **健康の保持・増進**　健康の保持・増進に取り組み，その人らしい生活を健康的に過ごせるように支援することで，健康寿命をのばすことができる。とくに高齢者においては，予防的リハビリテーションによって，寝たきりや要介護状態の予防をはかることが重要となる。

　健康の保持・増進を目的としたリハビリテーションは，気軽に，日々継続的に実施できる方法が望ましい。日常生活に取り入れやすい体操や散歩などに加え，地域のコミュニティが主催する介護予防教室などを利用するとよい。また，介護保険によるサービスとして，訪問や通所でのリハビリテーション訓練を利用できる。なお，高齢者は，低栄養に陥らないように，栄養状態を整えたうえでリハビリテーションを進めることが必要である。

● **生活習慣の改善**　かたよった食事，運動不足，飲酒，喫煙などの生活習慣は，動脈硬化症・糖尿病・高血圧症・脂質異常症などの生活習慣病を引きおこし，脳血管障害や心疾患などの要因となる。予防的リハビリテーション

| 予防的リハビリテーション | ・健康増進(加齢に伴う活動性・身体機能低下予防)
・生活習慣病や健康障害の予防
・手術や治療に伴う二次障害の予防
・実施される場：地域・在宅・医療施設(入院・外来)・介護施設 |

| 急性期リハビリテーション | ・身体侵襲から生じる障害・二次障害の予防
・生命の危機状態にある対象の尊厳の擁護
・実施される場：急性期病床(ICU・SCU・一般病棟) |

| 回復期リハビリテーション | ・生活の再構築に向けた訓練
・障害と対峙する対象と家族の心のケア
・実施される場：回復期リハビリテーション病棟・一般病院・外来・在宅 |

| 生活期リハビリテーション | ・在宅や地域社会での機能維持・拡大
・障害をもって地域で生活することの支援
・実施される場：在宅(訪問・通所)・医療施設・介護施設 |

| 終末期リハビリテーション | ・尊厳ある生活のための支援
・苦痛の緩和
・実施される場：在宅(訪問)・医療施設 |

◎図5-1　経過別リハビリテーション

は，このような生活習慣の改善にも効果的である。

　生活習慣の改善を目的とした予防リハビリテーションにはさまざまな方法があるが，ここでは身体活動における取り組みとして，厚生労働省が2013(平成25)年に策定した「健康づくりのための身体活動指針2013」および「健康づくりのための身体活動指針(アクティブガイド)」[1]を取り上げる。この基準・指針では，単に運動を促すだけではなく，生活習慣を改善するために，①気づく(からだを動かす機会や環境についてふり返る)，②始める(生活のなかで10分多く継続的にからだを動かす)，③達成する(年齢に応じた目標を達成する)，④つながる(仲間や家族と共有する)といった健康づくりの具体的な取り組みが示されている。

---

1) 厚生労働省健康局がん対策・健康増進課：「健康づくりのための身体活動基準2013」及び「健康づくりのための身体活動指針(アクティブガイド)」について．2013-03-18(https://www.mhlw.go.jp/stf/houdou/2r9852000002xple.html) (参照2022-12-06).

● **治療に伴う二次障害の防止**　術後の機能障害や合併症を予見し，それを防ぐために予防的リハビリテーションが行われる。例として，術後の呼吸器合併症を防止するために，術前から呼吸法の訓練や，気道内の分泌物排出を促すための排痰訓練などを行うことなどがあげられる。手術療法だけでなく，薬物療法や放射線療法などの身体侵襲のある治療を受ける場合には，治療中・治療後の療養生活を安全・安楽に過ごせるように，予防的リハビリテーションを行う必要がある。

　重要なことは，治療の開始前からリハビリテーションを導入することである。治療開始後に新しくリハビリテーションを導入するのは身体・心理的な負担が大きい。治療前からリハビリテーションを行い習慣化しておくことで，治療開始後の機能障害の予防につながる。このように，二次障害の防止を目的とした予防的リハビリテーションが，術後の急性期リハビリテーションへと結びつく場合も多く，適切な連携協力体制の確保も重要となる。

2　予防的リハビリテーションにおける看護のポイント

　予防的リハビリテーションにおける看護師の役割は，対象者の現状の健康状態や身体機能の状態を評価し，主体的にリハビリテーション訓練に取り組めるように支援することである。また，対象者の健康観や心理状態を把握し，適切な情報提供や学習支援を行うことで，継続的な取り組みにつなげるようにする。予防的リハビリテーションの対象者は健康な状態の人であるため，対象者は自身の健康を過信していることがある。健康に対する過信や自己流の訓練はけがにつながりやすいため，リハビリテーション実施の際には注意する必要がある。

2　急性期リハビリテーションと看護

1　急性期リハビリテーションの目的と方法

　急性期とは，急性疾患の発症，慢性疾患の急性増悪，手術などの治療に伴う侵襲といった要因により全身状態が急激に悪化し，生命の危機状態にある時期である。意識障害，呼吸・循環機能障害，運動機能障害，代謝障害などにより全身の機能が低下し，重篤な病態を呈する。この時期には，救命処置や現疾患の治療が優先されるが，一方で，障害された機能を悪化させず，回復に向かわせるためのリハビリテーションの実施も重要となる。

　急性期に適切かつ積極的なリハビリテーションを展開することで，回復に要する期間の短縮と最終的な機能の到達レベルが向上することが知られており，『脳卒中治療ガイドライン 2021』などでも，リハビリテーションの早期開始が推奨されている[1]。そのため，急性期リハビリテーションでは，全身状態の悪化に注意しながら活動性の低下を防止し，安静や不動による廃用症

1）日本脳卒中学会脳卒中ガイドライン委員会：脳卒中ガイドライン2021．pp.4-5，協和企画，2021．

候群（◯69ページ）などの二次障害を予防しながら機能回復を目ざしていく。急性期リハビリテーションが行われる場は，おもに集中治療室（ICU）や心臓集中治療室（CCU），脳卒中集中治療室（SCU）や急性期病床となる。

● **二次障害の予防と機能回復**　急性期はバイタルサインが不安定で，ベッドサイドには各種モニター類が設置される。また，意識障害や運動障害，感覚障害などにより，自分で思うように身体を動かすことができず，すべての生活行動に援助が必要な状態となり，安静や不動が続くことから，廃用症候群などの二次障害が生じやすい。身体状況に応じて早期からリハビリテーションを開始することで二次障害の予防をはかる。急性期にある人は疼痛などのさまざまな苦痛を感じているため，リハビリテーションにあたっては，それらを十分にコントロール，あるいは緩和したうえで実施することが求められる。急激に全身状態が悪化する危険性があるため，意識レベルやバイタルサインなどの全身状態をつねにモニタリングすることも必要である。

2 急性期リハビリテーションにおける看護のポイント

　予後の改善やQOLの向上のために，急性期におけるリハビリテーション看護の果たす役割は大きい。この時期のケアのよしあしが，今後の障害の程度や生活の再構築に大きく影響を及ぼすことを念頭においてのぞむ必要がある。

● **異常の早期発見と安全性の確保**　二次障害の発生は，その後の機能回復に重大な弊害を及ぼす。ベッドサイドで対象者を観察することの多い看護師は，二次障害の因子を早期に発見しなくてはならない。異常がみられた際にはバイタルサインの安定をはかるとともに，関節拘縮，褥瘡，尿路感染，深部静脈血栓症などの二次障害を予防する。また，転落防止などの安全性に配慮した環境調整を行うことも求められる。

● **残存機能の維持**　対象者の残存機能をできる限り良好な状態で保持することが，次の回復期における積極的なリハビリテーションにつながる。具体的には，一定時間ごとの体位変換，関節可動域訓練，拘縮予防のためのポジショニング，栄養および排泄の管理，清潔保持などを行う。状態が安定し，自力で四肢の運動を行えるようになったら，等尺性収縮（◯118ページ）などにより筋力の低下予防をはかる。

● **心理的な援助**　急性期における対象者は，死への恐怖や不安など，心理的にも大きな苦痛を感じている。みずからの意思で動くことができないなかで，不穏状態を示したり，孤立感を深めて落ち込み，意欲が低下したりする。昼夜の区別がつかなくなり生活のリズムが乱れることも心理的に悪影響を及ぼす。また，家族も同様に不安定な状況に陥りやすい。対象者・家族が不安を克服し，意欲をもって障害と向き合い，主体的な取り組みができるように支援する必要がある。

● **尊厳をまもるための援助**　意識障害やコミュニケーション障害をもつ場合は，自分の意思や感じている苦痛・不安を伝えることが困難となる。対象者と接する機会の多い看護師は，コミュニケーションの工夫をはかり，対象

者のニーズを的確に把握することが求められる。また，急性期では，救命が最優先されるため，プライバシーの保持が困難になることや，身体的苦痛がしいられることもある。そのなかでも対象者の尊厳がまもられるように，できる限り対象者の意思を確認してケアを行うことが必要である。看護師には対象者や家族のアドボケーター（代弁者）としての役割が求められることもある。

3　回復期リハビリテーションと看護

1　回復期リハビリテーションの目的と方法

　回復期とは，急性期治療は終えたが，心身機能に障害が残存した者を対象に，疾患の再発や悪化を予防しながら，生活を再構築するために，また地域・社会生活への復帰に向けて積極的なリハビリテーションを行う時期である。この時期は，リハビリテーションを集中的に行うことで，日常生活活動（ADL，●83ページ）の回復が最も期待できる時期でもある。ADLの向上，もしくは在宅復帰率を高めるために，多職種連携に基づいた包括的なリハビリテーションが進められる。

　回復期リハビリテーションは，障害のレベルに応じて回復期リハビリテーション病棟（●24ページ）で行われるほか，地域包括ケア病棟や一般病院，あるいは外来や在宅でも行われる。

● **適切な目標と計画の設定**　障害をもつ人の心身機能を多面的に評価し，合併症や併存疾患も考慮した予後予測のもと，リハビリテーションのゴールや計画を立案する。おもに在宅移行や社会復帰がゴールとなるが，回復期においては，機能回復が進むとともに家庭や社会での活動における課題や問題点が明らかになってくることもある。目標・計画を適宜修正しつつ対処する必要がある。

● **多職種連携**　回復期リハビリテーションを効果的に進めるためには，各医療者が専門性を最大限に発揮して実践していくだけでなく，障害をもつ人の状態やリハビリテーションのゴール・計画を多職種で共有し，チーム医療としてかかわることが必要である。

2　回復期リハビリテーションにおける看護のポイント

　回復期リハビリテーションにおいて，看護師は多職種チームの一員として，障害をもつ人の機能回復が効果的に進行し，ADL自立が積極的にはかられるように援助を行う。原疾患の治療状況，回復の程度，発達段階など障害をもつ人の状況はさまざまであり，その個別性に応じて援助方法も多様となる。リハビリテーションを阻害する要因（●68ページ）と促進する要因（●72ページ）を認識し，適切なリハビリテーション看護を行うことが，障害をもつ人の回復に大きな影響を与える。

● **生活の再構築**　前述したように，在宅に戻ることや社会復帰が回復期リ

ビリテーションのゴールとなることが多い。そのためには，機能障害の回復に努めるだけでなく，障害をもつ人のもてる力を引き出し，障害をもちながらも望む暮らしを送れるように，生活の再構築を目ざしたリハビリテーション看護を行っていく。再発や合併症，二次障害などを予防しながら，起居動作・移乗動作・歩行などの ADL の自立を援助する。訓練室で行ったリハビリテーションが，日常生活のなかでも実施できるように促していく。また，残存機能の拡大や代償機能を高めるためにセルフケア能力を高めていくことも必要である。時間はかかるものの自力でできることを，看護師や家族が待てずに手だすけしてしまわないように心がける。生活のなかでも訓練に取り組んでいくことの重要性を障害をもつ人および家族と共有する。

● **体調管理・安全管理**　この時期は，1つの動作を行うのに数倍の時間と労力がかかる。また，訓練室で集中的なリハビリテーションを行うため疲労が強くなる。看護師は，障害をもつ人の状態をよく観察し，活動と休息のバランスをはかり，また，栄養状態を整えていくことが必要である。訓練後の疲労感が強いときに，トイレに移動しようとして転倒するなどの事故がおきることもある。このような ADL 拡大に伴う事故を防止するために，適切な安全管理を行う。

● **心理的援助**　障害をもつ人は，在宅移行や社会復帰を目ざしてリハビリテーションに取り組むが，その過程で障害と向き合い，あらためて機能の喪失やボディイメージの変化を実感する。以前の自分とは異なることで，自己概念の動揺をきたし，ショックや不安を感じるのも回復期の特徴である。障害をもつ人と家族の心を支え，リハビリテーションに対する意欲を維持していくことは，回復期におけるリハビリテーション看護の重要な役割となる。多くの障害をもつ人が「いつかは治る」「もっとよくなりたい」と思っており，また時間をかけて現実を直面して障害を受けとめていく。看護師は，障害をもつ人および家族の身近な存在として気がねなく思いを表出できるようにかかわり，葛藤のなかで揺れ動く障害をもつ人と家族の心にそったケアを行う。

4　生活期リハビリテーションと看護

1　生活期リハビリテーションの目的と方法

　生活期は，機能回復が可能なところまでほぼ回復し，その状態を維持しながら，在宅や施設などの生活の場で過ごす時期である。生活期リハビリテーションでは，障害をもちながらも望む生活を営めるように，心身の状態や環境を整える支援が行われる。また，家族への指導や，介護・福祉との連携，社会資源の活用など，多面的かつ総合的なアプローチが必要なる。

　生活期リハビリテーションは，訪問介護や訪問看護，訪問リハビリテーションを利用して自宅で行われるほか，通院による外来リハビリテーションや通所リハビリテーションとしても行われる。また，有料老人ホーム，サー

ビス付き高齢者向け住宅，グループホーム，小規模多機能型施設，介護老人保健施設，介護老人福祉施設，介護療養型医療施設などの施設でも行われる。

● **障害をもちながら地域で生活することの支援**　退院前の生活のイメージと実際の生活とのギャップによって支障が生じていないかを把握する。生活期リハビリテーションは，障害をもつ人の主体的な取り組みや，家族による支援を中心に遂行されていくため，障害をもつ人および家族の意欲や意思，必要とされる支援などを把握する必要がある。

　脳血管障害や心疾患は再発を繰り返しやすいため，その予防もふまえた生活の見直しが必要となる。また，生活期リハビリテーションは，急性期や回復期よりも長い期間にわたって展開されるため，加齢に伴う身体機能の低下や，新たな疾患の発症などについても注意する必要がある。

2 生活期リハビリテーションにおける看護のポイント

　前述したように ICF では「心身機能・身体構造」と「活動・参加」が相互に影響して生活機能を構築している（●29ページ）。さらに，生活機能は健康状態と背景因子（環境因子・個人因子）の影響を受ける。そのため，生活期リハビリテーションでは，生活機能を維持するために健康状態や心身の状態，活動・参加の状態，それらに影響を及ぼす環境因子（人的・物理的・社会的）と個人因子（年齢，性別，生活歴，価値観，ライフスタイルなど）を包括的にアセスメントする必要がある。

● **環境整備**　生活期のリハビリテーション看護においては，退院後の生活の維持・継続に向けて，障害をもつ人の生活状況を把握し，適切な援助を行う必要がある。退院後に必要とされる介護や利用できる社会資源などについて，入院中から情報を提供し，手続きを進める。また，必要に応じて訪問看護師や保健師などの地域の医療者との連携をはかり，退院後の生活について共有しておくことも効果的である。障害によっては退院後の生活のために住宅改修が必要な場合もあり，家屋や自宅周辺の環境についてアセスメントを行う。そのほか，退院後のおもな介護者が誰になるのか，マンパワーは不足していないか，経済状況など，支援態勢に不備がないかを確認する。

● **機能の維持**　ADL の援助にあたっては，退院後の生活を見込んで，具体的な場面を想定するとよい。また，退院後，訓練が中止になることで身体機能が後退してしまわないように，在宅でも行えるセルフケア能力向上の方法や，活動性向上の方法について指導を行う。さらに，再発やけがなどによって再び ADL が制限されないように，生活のなかでの自己管理や安全管理についても習得してもらう。

● **多職種連携**　生活期では，リハビリテーションの場が地域に拡大することから，障害をもつ人の生活を支えるためにかかわる職種もより多くなる。それぞれの専門性，所属する機関，サービスの内容は異なるため，チームとして機能するために目標や障害をもつ人の状態を共有し，十分に情報交換を行う必要がある。看護師には，多職種連携の要の役割を果たすことが期待されている。

5　終末期リハビリテーション

1　終末期リハビリテーションの目的と方法

　終末期リハビリテーションは，終末期にある障害をもつ人が尊厳ある生を
まっとうできるように支援することを目的とする。大田は，終末期のリハビ
リテーションについて，「加齢や障害のため自立が期待できず，自分の力で
身の保全をなしえない人々に対して，最期まで人間らしくあるように医療・
看護・介護とともに行うリハビリテーション活動」[1]だと述べている。そし
て，最期まで人間らしさを保証していくために以下の手法をあげている[2]。
（1）清潔の保持
（2）不動による苦痛の緩和
（3）不作為による廃用症候群の予防
（4）関節の変形・拘縮予防
（5）呼吸の安楽
（6）経口摂取の確保
（7）尊厳ある排泄手法の確保
（8）家族へのケア
　終末期にある対象者は，多くの場合，食事・排泄・入浴などの ADL が低
下し，呼吸や栄養などにも困難が生じている。最期の瞬間までその人らしく
生活していけるように，これらを援助し，いまある苦痛を緩和するとともに，
新たに苦痛が発生することを回避する。
　また，人生の最終段階における医療やケアについて，障害をもつ人や家族
の意向をくみ取ることも重要である。アドバンスケアプランニング advance
care planning（ACP）❶などを行い，人生の価値観や考え方を共有して，障害
をもつ人の意思を尊重した支援を行えるように話し合いを繰り返しもつ。
　終末期リハビリテーションが行われるおもな場は，在宅や病院などである。

2　終末期リハビリテーションにおける看護のポイント

　終末期におけるリハビリテーション看護では，障害をもつ人の心身の苦痛
を取り除くことや，日常生活ができるだけ安楽に行えるように援助すること，
また心理的な支援などが行われる。
　リハビリテーションの目的や必要性を障害をもつ人および家族と共有し，
医療者の一方的な介入にならないように，対象者ならびに家族の思いを傾聴
し，関係性を築いていく。

▭NOTE
❶アドバンスケアプランニング
　将来の意思決定能力の低
下に備え，本人の意向や大
切なことなどについてあら
かじめ話し合っておく意思
決定のプロセスのことであ
る。

1）大田仁史：終末期リハビリテーション──リハビリテーション医療と福祉との接点を求めて．p.56，荘道社，2004．
2）大田仁史：上掲書．p.57．

B 発達段階別リハビリテーション看護

　同じ障害であっても発達段階によって異なる特徴があり，その特徴に応じたリハビリテーション看護が必要となる。ここでは，発達段階を小児期（出生から18歳未満）・成人期（18歳から65歳未満）・老年期（65歳以上）に分け，それぞれのリハビリテーション看護について述べる。なお，「障害者白書」には在宅における身体障害者数と知的障害者数，外来における精神障害者数が年齢階層別に掲載されており，身体障害者は老年期，知的障害者は小児期，精神障害者は成人期が最も多い（◯表5-1）。

1 小児期のリハビリテーション看護

● **小児期の障害の特徴**　リハビリテーション看護の対象となる小児期の障害には，先天性の筋・骨格系の欠損・異常，染色体異常，心疾患などの内部障害，事故といった身体障害のほか，知的障害や発達障害などがある。

　出生前や出生時，または乳児期の異常により障害がおきると，多くの場合，機能を獲得する機会自体が失われることになる。この点で，小児期の障害は，後天的な要因により獲得した機能が障害される成人と大きく異なる。獲得したことのない機能を得るには，再獲得よりも困難なことが多い❶。

　また，発達の途上にある障害児は，その成長とともに障害部位の変形がおこりやすいことも特徴である。障害の特性に応じた発達を考慮する必要がある。

　さらに，障害を理由にほかの子どもと遊ぶ機会が減少するなど，孤独感を深めやすい。インクルージョン❷inclusion の考え方にたち，障害の有無にかかわらず，すべての子どもがともに成長できるように，仲間づくりや家族支援，地域社会への参加を含めた支援を行っていくことが必要である。

● **小児期のリハビリテーション看護の特徴**　ひとくちに小児期といっても，乳児期・幼児期・学童期・思春期などの発達過程があり，それぞれの過程で心身の状況や活動，生活環境は大きく変化する。医療的な視点だけでなく，福祉・心理・教育的な視点からも支援を行わなくてはならない（◯表5-2）。その際，心身機能の発達をみながら基本的な生活動作や習慣を確立し，同年

> ▭NOTE
>
> ❶このように障害児は，成人の障害者のようにいったん獲得した機能を失ったわけではないため，そのリハビリテーションについて，「再び」を意味する「re-」を除いてハビリテーション habilitaion ということもある。
>
> ❷**インクルージョン**
> 　ノーマライゼーションを土台としてつくられた新しい理念であり，障害者や高齢者，貧困者などの社会的に弱い立場にある人々の多様性を受容し，それぞれの考えが尊重され，能力をいかす機会を得られるように，社会全体で支援を行い，社会の一員として包摂することである。

◯**表5-1　年齢階層別にみた障害児・者数**　　　　　単位：万人（%）

	身体障害児・者[在宅]	知的障害児・者[在宅]		精神障害児・者[外来]
18歳未満	6.8（1.6）	21.4（22.2）	25歳未満	38.5（9.9）
18歳以上65歳未満	101.3（23.6）	58.0（60.3）	25歳以上65歳未満	206.0（52.9）
65歳以上	311.2（72.6）	14.9（15.5）	65歳以上	144.7（37.2）
不詳	9.3（2.2）	1.8（1.9）	不詳	0.7（0.2）

（内閣府：「令和4年版障害者白書」より作成）

◯表5-2　ICF の枠組みに基づく小児期のリハビリテーション看護の特徴

	乳児期・幼児期	学童期・思春期
心身機能・身体構造	• 障害・疾患の早期発見と早期治療 • 発達の評価と二次障害の予防 • 栄養状態や排泄状況,体重変化の評価	• 本人・親・きょうだいの障害・疾患の理解の促進 • 生活や成長・発達への影響の把握とその対応 • 栄養状態や身長・体重のバランスの評価 • 筋・骨格系の発達と体幹バランス,姿勢保持の支援 • コミュニケーション能力の支援
活動・参加	• 基本動作の獲得支援 • 移動や摂食動作の支援と補助具の活用 • 年齢に応じた ADL の獲得 • 親子の愛着形成と言葉の発達 • 子どもどうしの交流,友達づくり • 親を含めた仲間づくり(孤立防止)	• ADL の自立度と安全性(集団生活での適応)の確保 • ソーシャルスキルの獲得 • みずからの障害を人に伝え,支援を求められるようになる • 親子ともに障害の理解および適応を確認・支援 • 同じ障害の子どもとの交流 • 異性との交流や性的成熟への対応
環境因子	• 障害および成長に応じた補助具などの整備 • 保育園・幼稚園での過ごし方の確認 • 自宅の環境整備と各種サービスの紹介 • 病児保育や就学前教育支援の活用 • 普通・支援・特別支援学級の検討 • 学校での過ごし方や通学などの検討	• 自分の生活に合った補助具の活用 • 学校での過ごし方(通学,学校行事含む) • 友人や先生との関係,支援者の有無の確認 • 将来の進路の検討(就職・進学・施設入所など) • 親やきょうだいとの関係性の確認
個人因子	• 意思疎通または意思表示方法の確立 • 障害の受けとめ • ストレス発散(親・きょうだい・祖父母含む)	• 障害の自覚と理解,他者への説明 • 性的成熟への対処(月経,自慰,避妊など) • 生活の楽しみや将来の目標をもつ • ストレス発散(支援者,友人など含む)

代との交流や,遊びを通した社会性の育成など,毎日の行動の1つずつを確認しながら障害の程度や受傷時期に合わせて支援することが重要となる。また,先天性障害の場合,自責の念をいだく親も少なくない。きょうだいがいる場合の影響や,祖父母の理解など,障害児を取り巻く家族支援も不可欠である。

近年,保育園・幼稚園・小中高では,インクルーシブ教育❶の制度構築が進められており,それらの施設との連携をはかることも重要である。

2　成人期のリハビリテーション看護

● 成人期の障害の特徴　成人期では,後天性の疾患あるいは事故などによる中途障害が,先天性障害より多くなる。以前はできていたことが障害によってできなくなるという体験は,自己概念(◯92ページ)の揺らぎをもたらす。とくに青年期は,将来への影響が大きく,障害の受容(適応)ができず悩むことが多い。一方,壮年期では,これまで家族や社会で担っている役割が,障害によって果たせなくなることがある。その場合には役割の交代や変更が必要となる。また,障害の程度によっては就労が困難になることもあるため,

◖表 5-3　ICF の枠組みに基づく成人期のリハビリテーション看護の特徴

心身機能・身体構造	・障害の程度と受傷時期の把握 ・生理的・解剖学的影響（とくに性的機能への影響）の把握 ・二次的障害や更年期・加齢の影響の有無の把握 ・障害の原因疾患以外の病歴の把握 ・現在治療中の疾患の把握 ・抑うつや自己肯定感の低下などの精神状態の悪化の防止
活動・参加	・ADL と補助具使用の有無の把握 ・支援者の有無の把握 ・障害による就学・就労への影響の把握 ・コミュニケーション能力の評価と必要時の再獲得 ・他者との交流の促進 ・閉じこもりや孤立などによる活動範囲の変化への注意
環境因子	・障害およびライフイベントに応じた補助具などの整備 ・就学・就労場面での過ごし方や不自由の有無の把握 ・合理的配慮や職場理解などの促進 ・自宅の環境整備と各種サービスの紹介 ・就労支援および生活支援の紹介 ・子育てや介護の必要性の評価 ・経済的支援や社会的支援の紹介
個人因子	・意思疎通または意思表示方法の確立 ・障害の受けとめ ・趣味や楽しみの継続とストレス発散

経済的支援や職業的リハビリテーションが必要となる。そのほか，家族の視点として，障害により性的機能が失われることで家族計画に影響を及ぼすことがある。更年期や今後の加齢への影響にも配慮する必要がある。

● **成人期のリハビリテーション看護の特徴**　成人期においては，適切な支援により機能を維持しながら，みずからの意思で望む生活を再構築していくことを目ざす（◗表 5-3）。そのためには，身体機能に応じ，本人が希望する自立のかたちに向けて，ADL を再獲得していくことが必要である。さらに，障害をもつことにより生じる葛藤，悲嘆，喪失感からの回復も支援していく。また，これらの身体的支援や心理的支援だけでなく，家族や社会も含めた視点で支援を行わなくてはならない。

3　老年期のリハビリテーション看護

● **老年期の障害の特徴**　老年期には，心疾患や呼吸器疾患，転倒による骨折などの運動器疾患などが増加する。また，高次脳機能障害や認知症の増加に伴い，特別な疾患がなくても活動性が低下する。疾患や障害により寝たきりとなりやすいことも特徴である。それらへの対策として，老年期におけるリハビリテーション看護は重要である。

● **老年期のリハビリテーション看護の特徴**　老年期は，成人期と比べて心身ともに機能低下がおきやすく，リハビリテーションへの加齢の影響も考慮した看護が必要となる（◗表 5-4）。障害による身体的・心理的な影響をなるべく排除し，安定した生活を自立できるように援助する（◗表 5-5）。そのた

●表5-4　加齢がリハビリテーションに及ぼす影響

器官系	加齢変化	自覚症状	リハビリテーションへの影響
循環器系	・心収縮力低下 ・心拍出量低下 ・血管壁の肥厚 ・心臓の弁の変化 ・静脈還流の停滞	・胸痛，胸部不快 ・ドキドキする ・頭がぼーっとする ・むくみやすい ・静脈瘤	・心負荷の増大 ・運動負荷による血圧変動(高血圧，起立性低血圧，静脈血栓症に注意する) ※脱水徴候とあわせて観察
呼吸器系	・肺の弾性低下 ・肺活量の低下 ・血中酸素飽和度減少	・息苦しさ ・チアノーゼ ・疲れやすい	・運動負荷による呼吸障害(無呼吸に注意し，有酸素運動を促進する)
筋・骨格系	・筋肉量の減少 ・椎間板の弾性低下 ・骨密度の低下 ・関節可動域の低下	・疲れやすい ・身長が縮む ・腰痛などの疼痛 ・身体がかたい	・筋力低下，可動性低下 ・歩行や体幹バランスが不安定(転倒・転落・危機回避行動の遅れ)
感覚器系	・暗順応低下，老視 ・周辺視野の狭小 ・老人性難聴 ・痛みの閾値上昇	・見えにくい ・ぶつかる，つまづく ・聞こえにくい ・気づかないあざ	・視聴覚の障害(危険回避遅延) ・皮膚損傷リスク ・聞き間違いや誤認
泌尿器系	・女性：腹圧性尿失禁 ・男性：前立腺肥大症 ・糸球体濾過量低下	・軽度失禁 ・頻尿，尿漏れ ・夜間尿量増加	・排尿障害による意欲・集中力低下 ・自尊感情低下，パットの違和感 ・夜間排尿に伴う不眠と日中の眠け ・姿勢反射・バランス低下(外傷リスク)
神経系	・反射の遅延 ・睡眠パターンの変化	・動きが鈍い ・不眠感 ・疲れる	・昼夜逆転 ・日中の活動性低下

●表5-5　ICFの枠組みに基づく老年期のリハビリテーション看護の特徴

心身機能・身体構造	・廃用症候群やフレイルに注意 ・加齢による機能低下の影響(視聴覚，運動機能など)の把握 ・認知機能低下および認知症の有無の把握
活動・参加	・補助具の活用 ・老老または認認介護の可能性の把握 ・就労や社会的役割への影響の把握 ・認知症を合併している場合には理解力や意思疎通の程度を確認 ・活動における安全性の配慮
環境因子	・生活のしづらさの確認と支援 ・介護保険サービスの紹介と利用状況の確認 ・同居，別居にかかわらず家族への影響の把握 ・経済的支援と管理(成年後見制度の紹介など)
個人因子	・意思表示の有無 ・障害の理解への支援(家族なども含む) ・趣味や楽しみの方法の検討

　めには，栄養状態を確認しながら活動と休息のバランスをとり，リハビリテーション看護を進めていく。
　家族や社会における役割も少なく，生活の変化にも乏しいためリハビリテーションに対する意欲が減退しがちである。しかし，定年退職や孫の誕生，配偶者との死別など，さまざまなライフイベントにより生活が変化すること

もあるため，家族や友人のイベントに参加するなど，具体的な目標をもつことで生きがいが感じられるようにかかわり方を工夫し，リハビリテーションを促進していく。独居高齢者も多くなるなか，キーパーソンや周囲の支援者の有無を確認し，その人が望む生活を中心にすえた目標志向型思考で環境にはたらきかけることも重要である。前述したように，障害をもつ人が望む最期について話し合うことも重要である。終末期リハビリテーションを視野に入れ，ACP を行うことも効果的である。

✎ work 復習と課題

❶ さまざまな経過によるリハビリテーション看護の違いをまとめてみよう。
❷ 障害が発生する発達段階が，リハビリテーション看護に与える影響をまとめてみよう。

参考文献
1. 大川弥生：新しいリハビリテーション．講談社，2004．
2. 奥宮暁子・石川ふみよ：リハビリテーション看護(NURSING SELECTION)．学習研究社，2003．
3. 厚生労働省：人生の最終段階における医療の決定プロセスに関するガイドライン．2018-03 (https://www.mhlw.go.jp/stf/houdou/0000197665.html)（参照 2022-04-08）．

第 **6** 章

リハビリテーション看護を
展開するための基盤

A リハビリテーションを阻害する要因と促進する要因

1 リハビリテーションを阻害する要因

　リハビリテーションによって機能を回復し，生活を再構築する過程のなかでは，障害をもつ人が回復に向けた強い意思や意欲をもっていても，障害のレベルや生活環境などによってはリハビリテーションが円滑に進まないときがある。このようなリハビリテーションを阻害する要因を早期に発見して適切に対処し，リハビリテーションが継続的に進むように支援することは，リハビリテーション看護の重要な役割である。

　リハビリテーションを阻害する要因は，身体的要因，心理・社会的要因，環境的要因に分けることができる（●表6-1）。いくつかの要因が複合的にからみ合っている場合もあり，多角的な観点でとらえる必要がある。

●表6-1　リハビリテーションを阻害するおもな要因

身体的要因	• 原疾患の悪化・再発 • 神経症状（運動麻痺，嚥下障害，高次脳機能障害，言語障害など） • 合併症（廃用症候群や褥瘡など） • 深部静脈血栓症 • 低栄養 • 加齢に伴う身体機能の低下 • 薬の副作用（めまい，ふらつきなど） • 疼痛
心理・社会的要因	• 自己効力感の低下 • ショック • 将来への不安などの心理的動揺 • 障害に対する理解不足 • 家族の理解不足・過度な期待 • コミュニケーションのズレ
環境的要因	• 不適切な福祉用具の使用 • 安全性が考慮されていない環境 • 人員不足 • リハビリテーションチームにおける連携不足

1　リハビリテーションを阻害する身体的要因

● **原疾患の悪化・再発**　原疾患の悪化や再発は，リハビリテーションを阻害するだけではなく，生命をおびやかす原因ともなる。とくに脳血管障害や心筋梗塞などは，悪化・再発を防ぐことがリハビリテーションを実施するうえで必須となる。病状が安定しているのか，また病状を悪化させる潜在的な問題がないかを，バイタルサインや意識レベルをはじめとした全身状態の観察を通して把握する。とくに運動機能障害や感覚障害，平衡機能障害，意識障害などがある場合は，二次障害を誘発しやすいため注意が必要である。

● **薬物治療の副作用**　疾患だけでなく，治療が阻害要因となることもある。降圧薬や睡眠薬などの副作用によるめまいやふらつきは，転倒・転落の危険があるほか，集中してリハビリテーションを行うことを困難にする場合がある。副作用が生じている間はリハビリテーションの実施を避けるなど，タイミングを考える必要がある。

● **低栄養**　低栄養に陥ると，体力の低下に伴いリハビリテーションを進めることがむずかしくなる。とくに摂食嚥下障害（●144ページ）がある場合は低栄養になりやすい。必要に応じて栄養サポートチーム❶nutrition support team（NST）が介入するなど多職種で連携し，栄養状態を改善していく。

● **加齢**　加齢による身体機能の低下や二次障害の併発はリハビリテーションの阻害要因となる。高齢者に対しては，より注意深く健康管理や日常生活活動（ADL）の援助を行うほか，個々の障害の特徴を把握し，加齢によりおこりうる変化を予測して備えておくことが重要となる。

● **疼痛**　術後の創部痛や関節拘縮による疼痛などが生じている場合，リハビリテーションを行うことでそれらが増強し，リハビリテーションの阻害要因となる。また，疼痛は活動の低下だけでなく，リハビリテーションに対する意欲の減退といった心理面にも影響を及ぼす。疼痛の原因や程度を適切に評価し，緩和ならびにコントロールを行う必要がある。

● **廃用症候群**　廃用症候群とは，運動麻痺や過度の安静など，長期間の不活動により生じる障害である。骨萎縮，筋萎縮，関節拘縮，心肺機能の低下，褥瘡，食欲不振，便秘，認知症などのさまざまな症状をきたす。近年は生活不活発病ともよばれる。廃用症候群に陥ると，心肺機能の低下による起立性低血圧が転倒につながったり，末梢循環不全により深部静脈血栓症が生じたりするなど，さらなる障害を引きおこすリスクが高まる。早期にリハビリテーションを開始し，必要以上の長期臥床を避け，生活全般を活性化する必要がある。

2　リハビリテーションを阻害する心理・社会的要因

● **自己効力感の低下**　障害をもつ人は，リハビリテーションを行うことで，これまで不自由なくできていたことが急にできなくなってしまったことを痛感する。これまでの自分とは異なる自分を自覚することで，心理的な動揺をきたし自己効力感が低下する。自己効力感の低下は，リハビリテーションの

▭ NOTE

❶栄養サポートチーム

　個々の対象者の病態や障害に応じて，適切な栄養状態のアセスメントおよび栄養管理を実施，栄養状態の改善や合併症予防をはかるチームである。医師，看護師，管理栄養士，臨床検査技師，PT，OTなど，さまざまな医療者が連携して支援を行う。

課題に向き合い，達成することをはばむ要因となる。

● **ゴールの不一致**　機能回復や社会復帰に向けたリハビリテーションを行うにあたっては，障害を受けとめ，リハビリテーションの必要性や意味を理解することが求められる。しかし，心理的動揺が著しいときに，現状を冷静に見つめ直し，障害をもちながら生活していくための目標を見いだすことは困難である。障害の受けとめや理解が十分でないことから，医療者が描いたリハビリテーションのゴールと，障害をもつ人のイメージするゴールが一致しない場合は，リハビリテーションの進行を妨げる要因となりうる。

● **思いを表出できる場や存在の欠如**　不安を表出できる場，または受けとめて理解してくれる存在の欠如は，リハビリテーションに対する意欲や主体性をそぐことにつながる。とくに，家族の影響は大きい。家族の動揺や不安，障害への理解不足は，障害をもつ本人にも伝わり，不安を増強することになる。また，家族の障害に対する受けとめ方や理解度が不足している場合，あるいは，家族が回復に過度な期待をもっている場合などは，障害をもつ本人の心理的負担が大きくなることがある。さらに，家族の過剰な心配や援助によって，障害をもつ人のセルフケア能力の向上が妨げられることもある。

● **コミュニケーションのズレ**　失語症などの言語障害がある場合は，不安やいらだちなどを適切に表現でないため，ストレスをかかえこみやすい。

　また，医療者による声かけが適切に伝わらないと，障害をもつ人のリハビリテーションへの意欲を低下させる要因になることがある。たとえば，次の事例のような場合が考えられる。

事例

　Aさんは60歳代の女性。脳梗塞により左片麻痺となり，回復期リハビリテーション病棟での訓練を開始した。目標は在宅での生活に戻ることであり，そのために1人でトイレに行けるようになることがリハビリテーションの目標の1つとなっていた。

　訓練後，トイレに行きたくなったAさんは，看護師の見まもりのもと車椅子から洋式便器への移乗を試みようとしたが，訓練の疲労により足に力が入りにくいと感じていた。そのため，看護師に「ちょっとだけ立ち上がるのをたすけてほしい」と声かけをした。

　しかし看護師は，「Aさんの目標は1人でトイレに行けることでしたよね。ここで私が手を貸してしまうと家に帰れなくなりますよ」と言葉を返した。Aさんはどうにか自力で立ち上がり排泄をすませたが，その後，ほかの看護師に対し「家で生活をするために自分でトイレに行けるようになることが目標であることは，十分承知しています。だけど，リハビリをがんばりすぎて足に力が入りにくかったので，ほんのちょっとからだを看護師さんに支えてほしいと思ったんです。元気な人だって，疲れているときはちょっと手を貸してと言いたくなるでしょう。そんな，ちょっとした甘えのようなものも，私には許されないのでしょうか。わかっていることを頭ごなしに言われて，悔しくて悲しくて涙をこらえるので精いっぱいでした」と泣きながら話していた。

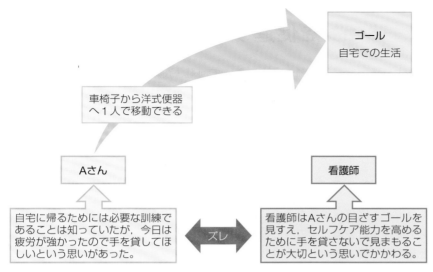

> ゴール
> 自宅での生活

> 車椅子から洋式便器
> へ1人で移動できる

> Aさん

> 看護師

> 自宅に帰るためには必要な訓練で
> あることは知っていたが，今日は
> 疲労が強かったので手を貸してほ
> しいという思いがあった。

> ← ズレ →

> 看護師はAさんの目ざすゴールを
> 見すえ，セルフケア能力を高める
> ために手を貸さないで見まもるこ
> とが大切という思いでかかわる。

▶**図6-1　事例におけるAさんと看護師のコミュニケーションのズレ**

　上記の事例では，看護師はリハビリテーションのゴールに向けたかかわりを一貫させたつもりであったが，著しい疲労を感じていたAさんは，自身の状況を理解されなかったこと，在宅に戻るというゴールを十分に認識したうえでの要望だったのに，まるでわかっていないように批判されたことに傷ついていた。このように，ゴールが共有されていても，コミュニケーションのズレによってリハビリテーションが阻害されることもある（▶図6-1）。

3 リハビリテーションを阻害する環境的要因

● **物的環境要因**　安全性が考慮されていない環境や，不適切な自助具・補助具の使用は，転倒・転落事故をまねく。転倒・転落は，骨折などを引きおこし身体的な阻害要因になるほか，不安の増強やリハビリテーションへの意欲減退という心理的な阻害要因にもなる。一方，安全性を考慮するあまり，過度な行動制限を行うことも，廃用症候群やストレスを生じさせ，リハビリテーションの阻害要因となる。また，高次脳機能障害をもつ人の場合は，周囲に人がいたり，乱雑な状態であったりすると，訓練に集中できない場合がある。

● **人的環境要因**　リハビリテーションにかかわる医療者の連携不足や人員不足があると，リハビリテーションのゴールが適切に設定・共有されず，リハビリテーションの阻害要因になることもある。たとえば，ベッドから車椅子に移乗することそのものがゴールになってしまい，移乗後の車椅子での安全・安楽な過ごし方を検討せず，障害をもつ人が長時間車椅子に座りつづけることで殿部や腰部への痛みを訴えるといったことも生じうる。

2　リハビリテーションを促進する要因

　リハビリテーションを阻害する要因は，看護師の介入によって回避・解消することができる。看護師は，リハビリテーションを促進する要因を少しでも多くするようにかかわり，心身ともに順調な機能回復と自立を促していかなければならない。そのためには，リハビリテーションを必要とする人の個々のリスクを把握し，多職種と連携して適切に管理する必要がある。

1　リハビリテーションを促進する身体的要因

　原疾患のコントロールや合併症・廃用症候群などの二次障害を予防することは，リハビリテーションを促進する要因となる。そのためには，障害発生の急性期から，その程度と範囲をアセスメントし，良肢位や適切なポジショニング，他動的な関節可動域訓練（◉138ページ），座位訓練（◉132ページ）を行うなど，早期離床を促すためのはたらきかけが大切である。また，全身状態を整え，栄養状態や体力の向上をはかることは，リハビリテーションを開始する前提となる。リハビリテーションは疲労を伴いやすいため，活動と休息のバランスをとることも，リハビリテーションを自発的かつ積極的に取り組むために必要である。

2　リハビリテーションを促進する心理・社会的要因

　障害を受けとめ向かい合うことは，リハビリテーションの促進につながる。まずは，障害をもつ人や家族の望む生活，イメージする回復状況，今後の意向をていねいに聞きとり，医療者として考えるゴールとのすり合わせを行う必要がある。看護師は，言語・非言語的コミュニケーションを適切に用いて，真摯_{しんし}な態度で誠実に向き合い，障害をもつ人と家族が真のニーズを表出できるようにかかわる。これまで過ごしてきた環境や価値観，現状の理解，将来に対する希望を確認し，障害に対する理解を深められるように情報提供を行う。

　ゴールを設定したあとは，それを達成するための具体的な計画をたてる。計画は，障害をもつ人および家族を含めたチームで共有することが，主体的なリハビリテーションを促進するうえで重要である。リハビリテーションの成果は，すぐに目に見えてあらわれるものではないため，障害をもつ人が自身の努力や成果を実感できるようなフィードバックを医療者が行い，自己効力感を高めることが必要である。

3　リハビリテーションを促進する環境的要因

　障害をもつ人がリハビリテーションに集中できるように環境を整えることは，重要な促進要因である。安全・安楽な環境を準備し，人員や連携を十分に確保することで，訓練の場だけでなく日々の生活における主体的な活動を支えることにもなる。ベッドの高さや車椅子・トイレの位置などを，障害を

もつ人の個々の状況に合わせて整備し，転倒・転落などの事故を予防するとともに，残存機能をいかした ADL の拡大をはかることで，リハビリテーションに対する意欲の増進につなげる。ベッド上での生活だからといって，なにもかもベッド周辺に配置するのではなく，使う頻度や使い方を考慮して整理整頓を行う。

　また，回復に伴う生活行動の拡大に合わせた環境整備を行うことも大切である。たとえば，自助具・補装具が自立を促すうえで有効な手段となっているか，病状の変化や回復の程度によって適切に使い分けられているかを確認するなどである。

　退院後の具体的な生活をイメージすることも，リハビリテーションの促進要因となる。退院後の生活の再構築を目ざし，医療ソーシャルワーカー（MSW）や地域の医療者に連絡をとって調整をはかり，公的サービスの活用や，手すりの設置などの家屋改修も検討する。

B　リハビリテーション看護の対象理解を深めるための理論・概念

　理論や概念は，しばしば抽象的でむずかしいという印象をもたれる。その要因として，用語が難解であることや，臨床実践における具体的な活用の仕方がわからないことなどがあげられる。しかし，実践の科学である看護は，理論・概念との統合なくして発展することはありえない。

　たとえば，脳血管障害により片麻痺となった人に対してフィンクの危機モデル（◯94ページ）を用いると，段階的に進む4つの心理的な適応過程（衝撃・防御的退行・承認・適応）のアセスメントが可能となり，適切な看護介入につながる。また，糖尿病や心不全などの慢性疾患が急性増悪した人に対し，オレムのセルフケア不足理論（◯76ページ）を用いることで，セルフケアの過不足に関する系統的かつ包括的なアセスメントが可能となり，看護介入の必要性が導き出される。

　さらに，最善だと思っていた看護実践が，理論・概念に基づいて検討すると，必ずしもそうではないとわかり，真のニーズに適した改善策が見いだされることもある。このように，理論・概念は臨床における現象を論理的に解釈・意味づけし，最善の看護を探究するために重要な役割を果たす。

　ここでは，リハビリテーション看護における対象理解を深めるための理論・概念について解説する。

1 ノーマライゼーション

1 ノーマライゼーションの理念

　ノーマライゼーション normalization とは，障害のある人もない人も，互いに支え合い，地域で生き生きと明るくゆたかに暮らしていける社会を目ざすという考え方である。もとは標準化・正常化といった意味をもち，特別に行われていたことや特別視されていたことを一般化していくことをあらわす言葉であるが，福祉においては，障害者や高齢者といった社会的弱者に変化を求めるのではなく，周囲の人や環境，社会のあり方が変化することで誰もが過ごしやすい社会にしていこうという思想を示す言葉となっている。

　現在では，障害者を含めた社会福祉全般の基本理念として掲げられ，性別や年齢にかかわらず，地域社会で皆が生活者として尊重され，可能な限り平等に生活することが保障されるように，わが国でも社会環境の整備や福祉の充実がはかられている。

● **ノーマライゼーションの発祥と広まり**　ノーマライゼーションは，1950年代後半に北欧諸国で議論され，1959年にデンマークの「1959年法」ではじめて明文化された。ノーマライゼーションの提唱者は，デンマークの行政官であったバンク-ミケルセン Bank-Mikkelsem, N. E. である。ノーマライゼーションが提唱された背景として，当時，収容施設における知的障害者の自由度の低い生活が問題視され，親たちが中心となって脱施設化の運動が始まったことがあげられる[1]。

　その後，1960年代にはスウェーデンの知的障害者連盟のニィリエ Nirje, B. により用語が再定義され，段階的に理論化された8つの原理が世界に広まった（●表6-2）。

2 リハビリテーション看護とノーマライゼーション

　リハビリテーション看護のおもな対象である障害者は，いまだに偏見や先入観をもたれやすく，ノーマライゼーションの理念が世に十分に浸透しているとは言いがたい。医療者自身も，無意識のうちに障害者に対する偏見をもっていないかを省みて，人間は誰もがなんらかの不自由や不便さをかかえる存在であることを肝に銘じる必要がある。また，障害のみではなく，障害をもつ人とその生活に着目し，QOL の向上や社会参加の促進を支援するためにも，ノーマライゼーションの理念を忘れてはならない。ノーマライゼーションの理念は，病期や障害の重症度にかかわらず，もてる力を最大限に引き出し，その人らしく生き生きと過ごすための道標になる。

1）花村春樹：ノーマリゼーションの父 N. E. バンク-ミケルセン──その生涯と思想．pp.147-164, ミネルヴァ書房，1996.

◔**表6-2　ノーマライゼーションの8つの原理および生活における具体例**

1. **1日のノーマルなリズム**
   - 起床後は日常生活行動をとり仕事や学校に行く（家事・育児をする）。夕食後に入浴する。
2. **1週間のノーマルなリズム**
   - 定期的な休日を自由に過ごす。
3. **1年間のノーマルなリズム**
   - 年間の休暇や四季の移りかわりを楽しむ（ゴールデンウィーク，年末年始，各祝日）。
4. **ライフサイクルにおけるノーマルな発達的経験**
   - 年齢や経験にふさわしい生活をする（入園式，サマーキャンプ，プール，修学旅行）。
5. **ノーマルな個人の尊厳と自己決定権**
   - 社会で人々と接し，自分のことは自分で決める。
6. **その文化におけるノーマルなセクシャリティと結婚の保障**
   - 結婚して家庭を築く（お見合い，恋愛，結婚しない権利，性の多様性）。
7. **その社会におけるノーマルな経済水準とそれを得る権利**
   - 仕事・収入を得る（児童手当，老齢年金，医療助成などの経済的支援も含む）。
8. **その地域におけるノーマルな環境形態と水準**
   - 地域の施設・サービスを活用する（住む場所や買い物場所・銀行などの選択）

(Nirje, B. : The Normalization Principle and Its Human Management Implications. In Wolfensberger, W. and Krugel, R.(Eds.): *Changing Patterns in Residential Services for the Mentally Retarded.* pp.181-195, President's Committee on Mental Retardation, 1969 より作成)

2 セルフケア

1 リハビリテーション看護におけるセルフケア

　セルフケア self-care とは，健康の回復・維持・増進に必要な活動を自分自身で行い，自分の健康問題に主体的に対処していく積極的な行動である。オレム Orem, D. E. は，セルフケアを「個人が生命，健康および安寧を維持するために自分で開始し，遂行する諸活動の実践」と定義し，「セルフケアは，「自分自身のために」と「自分で行う」の二重の意味をもつ」としている[1]。セルフケアは，ICF（◔29ページ）でも「活動・参加」の項目に分類されており，リハビリテーションには欠かせない考え方である。

　リハビリテーション看護の対象者の多くは食事や排泄，更衣，清潔などのADLに支障をきたしており，これらをみずから行うセルフケアに問題をかかえている。変動する障害レベルや残存機能を適切にアセスメントし，セルフケアの確立を目ざすことは，リハビリテーション看護の重要な役割である。

2 セルフケア理論・セルフケア不足理論・看護システム理論

　ここでは，オレムによるセルフケア理論・セルフケア不足理論・看護システム理論の3つの理論を解説し，対象のセルフケアを最大限に引き出すリハビリテーション看護のあり方について述べる。

1）Orem, D. E. 著，小野寺杜紀訳：オレム看護論──看護実践における基本概念，第4版. p.42, 医学書院, 2005.

● **セルフケア理論** セルフケア理論は，対象のセルフケアを多角的に理解するための枠組みである。オレムは，セルフケアを充足するために必要な次の3つの要件を示している。

(1) 普遍的セルフケア要件：人間が生きていくうえで直接的に必要なもので，空気，水，食物，排泄，活動と休息，生命に関する危険防止，社会的相互作用など，すべての人間に共通する要件である。

(2) 発達的セルフケア要件：人間の発達過程，ライフサイクルの段階で生じる状態やできごと，あるいは発達を阻害するできごとに関連する要件である。

(3) 健康逸脱に対するセルフケア要件：病気や障害，能力低下が生じたときに必要とされる，治療に関係した要件である。

● **セルフケア不足理論** セルフケアエージェンシー(セルフケア能力)が，セルフケアデマンド(セルフケアに必要とされる行為)より低いと，セルフケア不足が生じる(◯図 6-2-a)。しかし，不足したセルフケアエージェンシーを看護エージェンシー(看護師の能力)で補完し，次に述べる看護システムを提供することでセルフケア不足は解消する(◯図 6-2-b)。この考え方を示したのがセルフケア不足理論であり，セルフケアと援助との関係を理解するのに役だつ。さらにオレムは，セルフケアエージェンシーを可能にする力の構成要素を示している(◯表 6-3)。

● **看護システム理論** この理論は3つの看護システムで構成されている。

(1) 全代償的システム：対象のセルフケアが著しく低下し，セルフケア要件を満たすための行動がまったくとれない場合，看護師は全面的にセルフケアを支援する。

(2) 一部代償的システム：一部にセルフケア不足がある場合，看護師はその部分を補完する。

(3) 支持・教育的システム：ほとんどセルフケア不足がない場合，看護師はセルフケアが維持・促進されるようにサポートを行う。

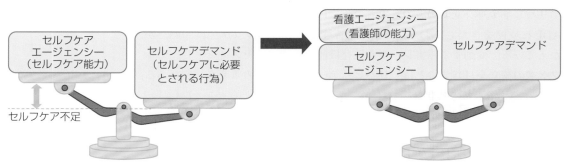

　　　a. セルフケア不足の状態　　　　　　　b. セルフケア不足が解消した状態

◯**図 6-2　セルフケア不足理論に基づくセルフケアエージェンシーとセルフケアデマンドの関係性**
セルフケアデマンド(セルフケアに必要とされる行為)に対し，セルフケアエージェンシー(セルフケア能力)が低いと，不均衡からセルフケア不足が生じる(左図)。　不足したセルフケアエージェンシーを看護エージェンシー(看護師の能力)で補うと，均衡状態に回復する(右図)。不均衡の差が大きいほどセルフケア不足は深刻であり，回復に時間を要する。

◯▶表6-3　セルフケアエージェンシーを可能にする力の構成要素

1. セルフケアエージェントとしての自己，およびセルフケアにとって重要な内的・外的条件と要因に注意をはらい，そして必要な用心を向ける能力
2. セルフケア操作の開始と継続に必要なだけの身体的エネルギーの制御的使用
3. セルフケア操作を開始し遂行するのに必要な運動を実施するにあたって，身体および身体部分の位置をコントロールする能力
4. セルフケアの枠組みのなかで推論する能力
5. 動機づけ（すなわち，生命，健康，および安寧に対してセルフケアがもつ特徴と意味に合致したセルフケアへの目標指向性）
6. 自己のケアについて意思決定し，それらの決定を実施する能力
7. セルフケアについての技術的知識を権威ある資源から獲得し，それを記憶し，実施する能力
8. セルフケア操作の遂行に適した，認知技能，知覚技能，用手的技能，コミュニケーション技能，および対人関係技能のレパートリー
9. セルフケアの調整目標の最終的達成に向けて，個別的なセルフケア行為あるいは行為システムを，先行の行為および後続の行為と関係づける能力
10. セルフケア操作を，個人，家族，およびコミュニティの生活の相応する側面に統合し，一貫して実施する能力

(Orem, D. E. 著，小野寺杜紀訳：オレム看護論──看護実践における基本概念，第4版．p.244，医学書院，2005より作成)

3 リハビリテーション看護とセルフケア

　障害そのものではなく，セルフケアの状態と，それに合わせた看護の必要性を提示するオレムの看護理論は，障害をもつ人の力を最大限に活用し，その人らしい生活を目ざすリハビリテーション看護において重要な視点を与えてくれる。セルフケアができているか，不足している部分はあるか，援助を要する部分はあるかなどを把握することで，身体的な活動のみならず，情緒的・精神的安寧や自律性の尊重，危険の回避，自己概念や発達段階，健康逸脱に対する活動など，さまざまなセルフケアの状態をアセスメントすることができる。

　たとえば，摂食嚥下障害（◯▶144ページ）があり食物を飲み込むことができなくても，食器を用いて食物を口に運ぶことはできる，誤嚥予防として嚥下時に顎（あご）を下方に引くことができる，水分はむせるが全粥はむせないなど，セルフケアができている点があるかもしれない。セルフケアの視点で整理することで，摂食嚥下という活動のなかに，できる・できないが混在していることがわかる。

　オレムは，セルフケア不足に対する具体的な提供方法として，① かわりに援助する，② 指導して方向づける，③ 身体的・精神的に支持する，④ 発達を支持する環境を提供する，⑤ 教育する，という5項目をあげている[1]。これらは，あくまでセルフケア不足部分を補うのであって，障害をもつ人に対してなんでも手だすけしてしまうことは，セルフケアの確立を阻害してしまう。セルフケア能力のアセスメントに基づき，個々の障害をもつ人，家族，環境に見合った過不足のないリハビリテーション看護を提供することが望ましい。

---

1) Orem, D. E. 著，小野寺杜紀訳：前掲書．p.320.

3 自己効力感

1 自己効力感の概要

　自己効力感 self-efficacy（**セルフエフィカシー**）とは，自分に必要な行動がうまくできるかの予期のことで，平易に言いかえると，これから取り組むことに対する「自分にはできる（自信がある）」という感覚である[1,2]。この理論は，心理学者であるバンデューラ Bandura, A. によって提唱された。バンデューラは，いわゆる期待について，**効力予期**と**結果予期**に区別し，ある行動が結果をもたらすかどうかに関する期待を結果予期，自分がその行動をうまくとれるかどうかに関する期待を効力予期とした（●図6-3）。この効力予期が自己効力感である。

　結果予期（結果への期待）よりも効力予期（行動に対する自信）が高まっているほうが行動をおこしやすいとされている。肥満で減量が必要な人を例に考えてみよう。減量したほうが健康になれるとよくわかっている（高い結果予期）が，仕事が忙しく外食が多いため減量する自信がない，また，以前に減量に失敗した体験がある（低い効力予期）場合には行動変容にはいたらない。この場合，低い効力予期の改善をはかることが，行動変容のきっかけになる。

2 リハビリテーション看護と自己効力感

　障害をもつ人の結果予期と効力予期は，リハビリテーションを継続的に進めていくための重要な要素である。「リハビリテーションを行うことで回復が見込める」「自分にもできる」という感覚をもつことで，リハビリテー

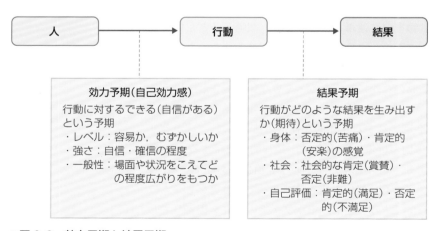

●**図 6-3　効力予期と結果予期**
（Bandura, A. : Self-efficacy: Toward a unifying theory of behavioral change. *Psychological Review*, 84（2）: 191-215, 1977 より作成）

1 ）Bandura, A. : Self-efficacy: Toward a unifying theory of behavioral change. *Psychological Review*, 84（2）: 191-215, 1977.
2 ）Bandura, A. : *Self-efficacy: the exercise of control*. pp.6-22, W. H. Freeman, 1997.

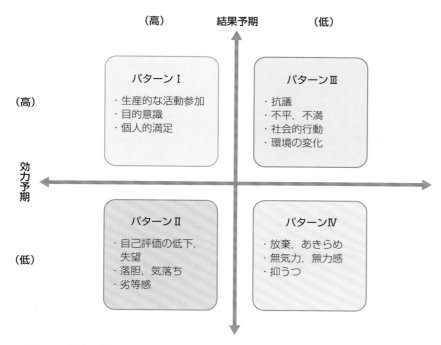

（高）　　　　　　結果予期　　　　　（低）

パターンⅠ
・生産的な活動参加
・目的意識
・個人的満足

パターンⅢ
・抗議
・不平，不満
・社会的行動
・環境の変化

効力予期　（高）

パターンⅡ
・自己評価の低下，
　失望
・落胆，気落ち
・劣等感

パターンⅣ
・放棄，あきらめ
・無気力，無力感
・抑うつ

（低）

▷**図6-4　効力予期と結果予期の高低による4つのパターン**
(Bandura, A. : *Self-efficacy : the exercise of control.* pp.6-22, W. H. Freeman, 1997 より作成)

ションに積極的に取り組むことができるようになり，生活を再構築するための原動力となる。看護師は，障害をもつ人の自己効力感を高め，リハビリテーションに対する意欲や主体性を発揮できるようにかかわる。
● **効力予期と結果予期の4つのパターン**　効力予期と結果予期の高低の組み合わせから，対象の行動的・情緒的な状態は4つのパターンに分けられる（▷図6-4）。
　障害をもつ人や家族がどのパターンにあてはまるのかをアセスメントすることで，自己効力感を高める具体的な方略につなげることができる。
● **自己効力感を高める4つの情報源と方略**　自己効力感は自然に高まるのではなく，① 遂行行動の達成（成功体験），② 代理的体験（モデリング），③ 言語的説得，④ 生理的・情緒的状態，という4つの情報源により促進される[1]。とくに，遂行行動の達成（成功体験）は最も影響力があるとされるが，失敗体験から自己効力感が低下する危険性もある。
　そのときどきの相手の反応を的確に察知し，それに見合った方略を模索することが求められる（▷表6-4）。
● **リハビリテーション看護の自己効力感を高めるかかわり**　自己効力感を高める看護について，ここでは交通外傷により対麻痺（▷119ページ）を生じ，回復期にあってリハビリテーションを必要とするが意欲が伴わない50歳代女性のAさんの例を考えてみよう。

1) Bandura, A. 著，本明寛・野口京子訳：激動社会の中野自己効力感. pp.1-10, 金子書房, 1997.

○ 表6-4　自己効力感を高める4つの情報源と具体的な方略

情報源	特徴	方略
遂行行動の達成（成功体験）	・ある行動を行って達成できること。「次も成功する」「自信がある」という感覚が得られる。 ・4つの情報源のなかで最も影響力がある一方，失敗体験につながる危険性もある。	・これまでの成功体験や失敗体験を明確化する。 ・ステップ-バイ-ステップ法*1や行動形成（シェイピング法）*2を用いる。
代理的体験（モデリング）	・他者（モデル）の遂行を見て「自分にもできそうだ（あるいはできなさそうだ）」と感じること。 ・疑似的な達成体験が得られる。	・同病者との交流 ・モデルとの類似性が高いほど影響を受けやすいため，適切なモデルを選定する（成功しすぎや失敗しすぎは避ける）。
言語的説得	・影響力のある他者から「あなたならできる」などの声かけを行うこと。 ・他者からの承認・保証のみではなく，自己認知・受容も促進される。	・対象者主導でエンパワメントする。 ・必要に応じて，看護師が擁護者・代弁者役割を担う。 ・単独では弱いため，ほかの方略と組み合わせて活用する。
生理的・情緒的状態	・自分の生理的・情緒的な反応を察知すること。	・生理的・情緒的なニーズを満たす。 ・思い込みや知識不足があれば軌道修正する。 ・セルフモニタリングによる気づきを促す。 ・肯定的な思考やリフレイミング*3を促す。 ・リラクセーションをはかる。

*1 ステップ-バイ-ステップ法：スモールステップ法ともいう。無理なく達成できる実現可能な目標設定や方法を選定し，成功体験につなげる方法である。

*2 行動形成（シェイピング法）：目標や行動レベルを細分化し，目標達成に見合った達成感や褒美で行動を強化しながら，段階的に目標達成までたどり着く方法である。

*3 リフレイミング：これまで一方向から見ていたことを，多角的に見たり，俯瞰したり，物の見方の枠組みをかえることである。これにより，みずからがおかれている状況や状態の認識が促進される。

（Bandura, A. 著，本明寛・野口京子訳：激動社会の中の自己効力．pp.1-10，金子書房，1997より作成）

①アセスメント　Aさんからは「がんばってリハビリをしたところで，車椅子生活は避けられない。目の前が真っ暗な状態……」「これまで不自由なく暮らしてきたのに，仕事も家庭のこともできなくなっちゃう……」と思いが表出された。

看護師は，効力予期・結果予期ともに低下しているパターンⅣであるとアセスメントした。

②4つの情報源と具体的な方略を検討　看護師は，アセスメントの結果に基づき，「生理的・情緒的状態」のニーズを満たすことが最優先だと判断した。Aさんの反応をていねいに察知し，本人が望む安楽ケアやリラクセーションを行うことで，少しでも肯定的な体験につながるように配慮した。

次に，本人にとっては突然のことだったにもかかわらず，痛みに耐えながらリハビリテーションに取り組んでいる様子も承認し，自己知覚を促すことで「言語的説得」を試みた。「遂行行動の達成（成功体験）」として，本人が認識していない達成をフィードバックし，また，これまでのストレスコーピングについても確認した。「代理的経験（モデリング）」としては，効力予期・結果予期ともに低下している状態のため，いまはまだ行う時期ではないと判断した。肯定的な自己認知が促進したら，同じ境遇にある年齢が近い人がいることや，元気になったら交流できることについて情報提供をする予定である。

このように，相手の状態から優先順位を見きわめ，情報源と方略に基づきアプローチすることで，個々の状態に合わせてニーズを満たしつつ，自己効力感の回復をはかることができる。

4　エンパワメント

1　エンパワメントの概要

エンパワメント❶empowerment は多義的な用語であるが，世界保健機関（WHO）では「健康に影響を与える意思決定や行動を，人々がよりよくコントロールできるようになるプロセス」と定義している[1]。

また，日本看護科学学会では，看護援助としてのエンパワメントを「人々が自己の生活をコントロールし，決定する能力を開花させていくプロセス」としている[2]。

障害をもつ人は，喪失（◯92ページ）や先行きの見えない不確かさ，知識・社会資源の不足などから無力感 powerlessness（パワレスネス）をいだきやすい。無力感を自覚していると，リハビリテーションに対する意欲が減退するだけでなく，自身の健康や生活をコントロールすることが困難となる。

看護師は，無力感にとらわれた状態にある人をエンパワメントすることで，その人のもてる力を引き出し，自己コントロール感や自律性を取り戻すプロセスを一緒に歩むことが求められる。

また，エンパワメントは個人・家族だけでなく，組織・集団や地域・社会でも生じる。そのため，看護実践では，その人自身だけでなく周囲の環境にも着目することが重要である。

2　エンパワメントを促進するアプローチ

● **エンパワメントが生じるための前提条件**　看護実践においてエンパワメントが生じるための前提条件には次のようなものがある[3]。

(1) 人間は，自分自身の健康に対して根元的な責任を負う。
(2) 個人の成長する力，自己決定する力は尊重されなければならない。
(3) 人間はみずからをエンパワーするのであって，保健医療従事者がその人をエンパワーすることはできない。
(4) 保健医療従事者は，対象者をコントロールしようとする欲求を放棄し，対象者との協力関係を形成し，対象者のニーズを優先する必要がある。
(5) エンパワメントが生じる条件は，ヘルスケア提供者とクライエントの相互尊敬の念が存在していることである。
(6) エンパワメント過程の必要条件は，信頼である。

1）World Health Organization : Health Promotion Glossary of Terms 2021. p.14, 2021（https://apps.who.int/iris/bitstream/handle/10665/350161/9789240038349-eng.pdf?sequence=1）（参照 2022-11-01）.
2）日本看護科学学会．看護学学術用語検討委員会．n.d. JANSpedia ―看護学を構成する重要な用語集―．エンパワーメント（https://scientific-nursing-terminology.org/terms/empowerment/）（参照 2022-11-01）.
3）Gibson, C. H. : A Concept Analysis of Empowerment. *Journal of Advanced Nursing*, 16(3) : 354-361, 1991.

各段階の特徴	援助者側の留意点

傾聴
第1段階
- 対象者が感じている問題を理解するために行う。
- 情緒的・社会的問題を確認し，優先事項を決定する。

- 対等なパートナーとして，信頼関係を構築する。
- 援助者自身の先入観や偏見，価値観を認識し，押しつけない。
- 過去−現在−未来の時間軸に着目し，生活体験を共有する。

対話
第2段階
- 傾聴で明らかとなった問題に対し，集団での発展的な対話を行う。
- 問題を参加者全員が解釈する。
- 状況の根本原因を多角的に分析することで，批判的思考を目ざす。

- すべての人々が対等な立場で参加する。
- 批判的思考を促進するために，次の5つを行う。
  ①気づきや感じたことを問う。
  ②問題の多様なレベルを定義する。
  ③生活上の類似体験を共有する。
  ④問題がなぜ存在するのか質問し合う。
  ⑤問題に対する行動計画をたてる。

行動
第3段階
- 対話や批判的思考の積み重ねの結果を試みて，新たな経験を基盤に，より深く省察する。
- 目標を設定し個人的・社会的な行動に移す。
- 自分や生活をかえることができるという信念をもつ。

- 行動時の困難をともにのりこえる姿勢をもつ。
- 知識を活用し，行動の優先順位をつける支援を行う。
- 相手が必要とする情報を提供する。
- 承認と保証を行う。

◦**図 6-5　エンパワメントアプローチの3つの段階**

● **エンパワメントアプローチの3つの段階**　教育学者のフレイレ Freire, P. は，エンパワメントアプローチについて傾聴・対話・行動の3段階を提唱した（◦図 6-5）。

⨀ **第1段階：傾聴**　「いま一番心配なことはなんですか」（現在），「今後の不安はなんですか」（未来），「発症前のお仕事はいかがでしたか」（過去）など，時間軸に着目しながら生活体験を共有する。問題をともに明らかにする対等なパートナーとして共感的な姿勢でのぞみ，信頼関係を構築することが大切である。

⨀ **第2段階：対話**　傾聴で明らかとなった問題について対話する。対話により批判的思考が促進され，根本原因の多角的な分析へと進む。

⨀ **第3段階：行動**　対象が主体となって目標の設定や社会的な行動をおこすことができるように支援する。必要な情報を提供し，承認と保証をすることにより，エンパワメントにつなげることが重要である。

　傾聴・対話・行動の一連の段階は，必ずしも一方向に進むのではなく，行きつ戻りつ展開されることが多い。相手の反応，とくに非言語的なコミュニケーションは五感を最大限に活用して察知することが大切である。

5　日常生活活動(ADL)

1　ADL の概念

● **ADL の導入**　日常生活活動 activities of daily living(**ADL**)❶とは，人が生活を送るために行う活動のことである。ADL の概念は，1945 年にニューヨークの障害児・者研究所でディーヴァー Deaver, G. とブラウン Brown, E. により発表され，アメリカの心理学者ロートン Lawton, M. P. により評価表や指導技術が確立された。ADL によって，医学に生活の視点がはじめて導入された。ADL の概念は，病気ではなく障害を対象とするリハビリテーション医学の基礎となった。

● **基本的 ADL と手段的 ADL**　ADL は，**基本的 ADL** basic activities of daily living(**BADL**)と**手段的 ADL** instrumental activities of daily living(**IADL**)に大別される。

　基本的 ADL は，身のまわりの生活を送るうえで欠かせない基本的な日常生活活動であり，食事，排泄，移動(歩行・階段昇降)，整容，更衣，入浴などを示す。一方，手段的 ADL とは，社会生活を送るうえで判断力を伴うより高度で複雑な日常生活活動であり，買い物や食事の準備，家事，洗濯，交通機関での外出，自己管理(服薬・金銭)などが該当する。ADL の回復，あるいは低下の予防は，その人の QOL の維持・向上に直結する。

● **「できる ADL」と「している ADL」**　上田は，訓練時などの特別な環境下で促されてがんばればできる ADL を「できる ADL」，病棟や家庭など毎日の生活で能動的にしている ADL を「している ADL」と区別した[1]。リハビリテーション看護においては，訓練で獲得した「できる ADL」が，日常場面でも自在に行える「している ADL」になるように，すなわち「している ADL」の向上をはかることが重要である❷。

2　ADL の評価

　ADL 評価の目的は，自立度と介護度の経時的な把握，介入の効果判定，障害をもつ人や家族を含めた多職種チームにおける目標・認識の共有，他施設や在宅へのスムーズな移行などである。評価することがゴールではなく，目的意識をもって評価することが望ましい。

● **ADL に影響を及ぼす要因**　ADL に影響を及ぼす要因は，障害・加齢・治療の副作用などの身体的なものばかりではなく，精神的要因・社会的要因・環境的要因も含まれる。ADL に影響を及ぼす要因を多角的かつ全人的にアセスメントし，「できる ADL」「している ADL」を適切に見きわめ，できることまで手だすけしすぎないことが，その人の ADL の向上につながる。

1)　上田敏:日常生活動作を再考する——「できる ADL」「している ADL」から「する ADL」へ．リハビリテーション医学30
(8):539-549，1993．

NOTE

❶ ADL は，従来「日常生活動作」と訳されてきたが，コミュニケーション能力なども含まれているため，単なる動作ではないという課題があった。また，ICF でも activity を「活動」と訳していることもあり，近年は「日常生活活動」と訳されるようになっている。

NOTE

❷ さらに上田は，「できる ADL」と「している ADL」のほかに，将来自宅や社会に復帰した際の目標となる ADL として「する ADL」(将来するようになる ADL)を提唱し，リハビリテーションの目標を明確化することの重要性を強調した。

◆ 基本的 ADL の評価

● **バーセルインデックス**　バーセルインデックス（バーセル指数）barthel index（BI）とは，食事，車椅子とベッド間の移乗，整容，トイレ動作，入浴，歩行，階段昇降，更衣，排便・排尿コントロールについて 2～4 段階で 5 点きざみに点数化し，「できる ADL」を評価するものである（○表 6-5）❶。

☐ NOTE
❶ 2021（令和 3）年度の介護報酬改定で ADL 維持等加算の算定要件が緩和され，それに伴いバーセルインデックスによる ADL の評価が必須となった。

◎**表 6-5　バーセルインデックス（BI）**

食事	10	自立，自助具などの装着可，標準的時間内に食べ終わる
	5	部分介助
	0	全介助
車椅子とベッド間の移乗	15	自立，ブレーキ，フットサポートの操作も含む
	10	軽度の部分介助または監視を要する
	5	座ることは可能であるがほぼ全介助
	0	全介助または不可能
整容	5	自立
	0	部分介助または不可能
トイレ動作	10	自立
	5	部分介助，からだを支える，衣服，あとしまつに介助を要する
	0	全介助または不可能
入浴	5	自立
	0	部分介助または不可能
歩行	15	45 メートル以上の歩行，補装具の使用の有無は問わない
	10	45 メートル以上の介助歩行，歩行器の使用を含む
	5	歩行不能の場合，車椅子にて 45 メートル以上の操作可能
	0	上記以外
階段昇降	10	自立，手すりなどの使用の有無は問わない
	5	介助または監視を要する
	0	不能
更衣	10	自立，靴，ファスナー，装具の着脱を含む
	5	部分介助，標準的な時間内，半分以上は自立で行える
	0	上記以外
排便コントロール	10	失禁なし，浣腸，坐薬の取り扱いも可能
	5	ときに失禁あり，浣腸，坐薬の取り扱いに介助を要する者も含む
	0	上記以外
排尿コントロール	10	失禁なし，収尿器の取り扱いも可能
	5	ときに失禁あり，収尿器の取り扱いに介助を要する者も含む
	0	上記以外

（Mahoney, F. I. and Barthel, D. W.: Functional evaluation: The Barthel index. *Maryland State Medical Journal*, 14 : 56-61, 1965 より作成）

○表6-6　機能的自立度評価法（FIM）

評価項目			おもな評価内容
運動項目	セルフケア	食事	咀嚼，嚥下を含めた食事動作
		整容	口腔ケア，整髪，手洗い，洗顔など
		入浴	風呂，シャワーなどで首から下（背中以外）を洗う
		更衣（上半身）	腰より上の更衣および義肢装具の装着
		更衣（下半身）	腰より下の更衣および義肢装具の装着
		トイレ動作	衣服の着脱，排泄後の清潔，生理用品の使用
	排泄コントロール	排尿管理	排尿の管理，器具や薬物の使用を含む
		排便管理	排便の管理，器具や薬物の使用を含む
	移乗	ベッド・椅子・車椅子	それぞれの間の移乗，起立動作を含む
		トイレ	便器へ（から）の移乗
		浴槽・シャワー	浴槽，シャワー室へ（から）の移乗
	移動	歩行	屋内での歩行
		車椅子	屋内での車椅子移動
		階段	12〜14段の階段昇降
認知項目	コミュニケーション	理解	聴覚または視覚によるコミュニケーションの理解
		表出	言語的または非言語的表現
	社会的認知	社会的交流	他患者，スタッフなどとの交流，社会的状況への適応
		問題解決	日常生活上での問題解決，適切な判断能力
		記憶	日常生活に必要な情報の記憶

採点基準		介助者	手出し	内容
7点	完全自立	不要	不要	―
6点	修正自立	不要	不要	時間がかかる，補助具が必要。安全性の配慮
5点	監視・準備	必要	不要	監視，指示，促し
4点	最小介助	必要	必要	75％以上自分で行う
3点	中程度介助	必要	必要	50％以上，75％未満自分で行う
2点	最大介助	必要	必要	25％以上，50％未満自分で行う
1点	全介助	必要	必要	25％未満しか自分で行わない

（道免和久ほか：機能的自立度評価法．総合リハビリテーション18(8)：627-629，1990による，一部改変）

● 機能的自立度評価法（FIM）　機能的自立度評価法 functional independence measure（FIM）は，運動に関する13項目と認知に関する5項目からなる計18の各項目を1点（全介助）〜7点（完全自立）で採点し，「している ADL」を評価するものである（○表6-6）。

● カッツインデックス　カッツインデックス Katz index は，入浴，更衣，トイレ動作，移乗，排泄，食事の6項目の ADL に関して，自立（1点）か介助（0点）のいずれかで採点し，「している ADL」を評価するものである。

◆ 手段的 ADL の評価

● **ロートンの手段的 ADL 尺度**　ロートンの手段的 ADL 尺度(ロートンの IADL スケール)は，電話を使用する能力，買い物，食事の支度，家事，洗濯，交通手段，服薬管理，金銭管理の 8 つの大項目に，それぞれ 3〜5 の小項目があり，各小項目を「できる(1 点)」「できないか(0 点)」で採点し，IADL を評価するものである(◎表 6-7)。

● **老研式活動能力指標**　老研式活動能力指標は，手段的 ADL，知的能動性，社会的役割を評価する 13 項目からなる包括的な指標である(◎表 6-8)。わが国における退職後の高齢者の生活能力を把握するために開発されたが，高齢者以外にも応用可能である。すべての項目に「はい(1 点)」「いいえ(0 点)」で回答し，点数が高いほど自立度が高いといえる。

3 リハビリテーション看護と ADL

　ADL を規定する要因として，身体機能や心理的状態だけでなく，環境も重要となる(◎表 6-9)。訓練室などの環境が整備されている場所ではできる ADL も，実際の日常生活で実行できなければ，退院後の QOL に影響を及ぼす危険性がある。そのため，リハビリテーション看護では，介入当初から機能障害や残存機能をアセスメントし，障害をもつ人が実際に戻る生活の場や行動範囲，希望などを傾聴することが大切である。それをふまえた看護目標の設定では，1 人ひとりに見合った実現可能な ADL レベルを考慮し，その人と一緒に検討することが望ましい。

　看護師は長時間かつ継続的に生活の視点で障害をもつ人をみるため，「している ADL」の推移や変動をとらえやすい。「できる ADL」を高める専門職である理学療法士(PT)・作業療法士(OT)・言語聴覚士(ST)などの多職種と協働し，病棟生活という生活の場で「している ADL」を高め，障害をもつ人の自律性の回復を促していくことが期待される。

6 ストレングス

1 ストレングスの概念

　人は生まれながらに身体・精神・環境面において，**弱み** weakness(**ウィークネス**)と**強み** strength(**ストレングス**)をもっている[1]。障害やストレスなどのウィークネスが生活のなかでさまざまな問題を引きおこすことがある一方，ストレングスは人の成長を促す力をもっている。ストレングスには性質・性格，技能・才能，環境のストレングス(物・人・機会)，関心・熱望がある[2]。

1）白澤政和：ストレングスモデルのケアマネジメント──いかに本人の意欲・能力・抱負を高めていくか．p.2，ミネルヴァ書房，2009．
2）Rapp, C. H. and Goscha, R. J. 著，田中英樹監訳：ストレングスモデル──リカバリー志向の精神保健福祉サービス，第 3 版．pp.130-135，金剛出版，2015．

◖表 6-7　手段的 ADL 尺度（IADL スケール）

項目		採点
A　電話を使用する能力	1.　自分で番号を調べて電話をかけることができる。	1
	2.　2，3のよく知っている番号であればかけることができる。	1
	3.　電話には出られるが自分からかけることはできない。	1
	4.　まったく電話を使用できない。	0
B　買い物	1.　すべての買い物を自分で行うことができる。	1
	2.　少額の買い物は自分で行うことができる。	0
	3.　誰かが一緒でないと買い物ができない。	0
	4.　まったく買い物はできない。	0
C　食事の支度	1.　自分で考えてきちんと食事のしたくをすることができる。	1
	2.　材料が用意されれば適切な食事のしたくをすることができる。	0
	3.　支度された食事を温めることはできる，あるいは食事をしたくすることはできるがきちんとした食事をいつも作ることはできない。	0
	4.　食事のしたくをしてもらう必要がある。	0
D　家事	1.　力仕事以外の家事を1人でこなすことができる。	1
	2.　皿洗いやベッドのしたくなどの簡単な家事はできる。	1
	3.　簡単な家事はできるが，きちんと清潔さを保つことができない。	1
	4.　すべての家事に手だすけを必要とする。	1
	5.　まったく家事はできない	0
E　洗濯	1.　自分の洗濯はすべて自分で行うことができる。	1
	2.　靴下などの小物の洗濯を行うことはできる。	1
	3.　洗濯はほかの人にしてもらう必要がある。	0
F　交通手段	1.　1人で公共交通機関を利用し，あるいは自家用車で外出することができる。	1
	2.　1人でタクシーは利用できるが，その他の公共輸送機関を利用して外出することはできない。	1
	3.　付き添いが一緒なら，公共交通機関を利用して外出することができる。	1
	4.　付き添いが一緒であれば，タクシーか自家用車で外出することができる。	0
	5.　まったく外出することができない。	0
G　服薬の管理	1.　自分で正しいときに正しい量の薬を飲むことができる。	1
	2.　前もって薬が仕分けされていれば，自分で飲むことができる。	0
	3.　自分で薬を管理することができない。	0
H　金銭管理能力	1.　家計を自分で管理できる（支払計画・実施ができる，銀行へ行くことなど）。	1
	2.　日々の支払いはできるが，預金の出し入れや大きな買い物などでは手だすけを必要とする。	1
	3.　金銭の取り扱いを行うことができない	0

(Lawton, M. P. and Brody, E. M. : Assessment of Older People : Self-Maintaining and Instrumental Activities of Daily Living. *The Gerontologist*, 9(3) : 179-186, 1969 より作成)

○表6-8　老研式活動能力指標

毎日の生活についてうかがいます。以下の質問のそれぞれについて,「はい」「いいえ」のいずれかに○をつけて, お答え下さい。質問が多くなっていますが, ごめんどうでも全部の質問にお答え下さい。

1. バスや電車を使って1人で外出できますか	1. はい	2. いいえ
2. 日用品の買い物ができますか	1. はい	2. いいえ
3. 自分で食事の用意ができますか	1. はい	2. いいえ
4. 請求書の支払いができますか	1. はい	2. いいえ
5. 銀行預金・郵便貯金の出し入れが自分でできますか	1. はい	2. いいえ
6. 年金などの書類が書けますか	1. はい	2. いいえ
7. 新聞を読んでいますか	1. はい	2. いいえ
8. 本や雑誌を読んでいますか	1. はい	2. いいえ
9. 健康についての記事や番組に関心がありますか	1. はい	2. いいえ
10. 友だちの家を訪ねることがありますか	1. はい	2. いいえ
11. 家族や友だちの相談にのることがありますか	1. はい	2. いいえ
12. 病人を見舞うことができますか	1. はい	2. いいえ
13. 若い人に自分から話しかけることがありますか	1. はい	2. いいえ

(古谷野亘ほか:地域老人における活動能力の測定——老研式活動能力指標の開発. 日本公衆衛生雑誌34(3):113, 1987による, 一部改変)

○表6-9　ADLを規定する要因

身体的要因	機能障害, 残存能力
心理的要因	自発性, 意欲, 不安, 恐怖心, 障害受容
環境的要因	訓練の場か生活の場か, 設備・家具, 補助具, 公的サービス, 人的要因(家族の理解など)

ストレングスは誰もがもっているものであり, ストレングスを見つけ出すことで, 障害をもつ人のできることや可能性に着目した支援にいかすことができる。このようなストレングスモデルには以下に示す6つの原則がある[1]。

- 原則1:対象者のリカバリーを信じる。
- 原則2:欠陥ではなく「ストレングス」に焦点をあてる。
- 原則3:その人の暮らす周囲を「資源のオアシス」としてとらえる。
- 原則4:本人こそがリカバリーの旅の監督であると認識する。
- 原則5:看護師とその人の関係性を大切にする。
- 原則6:リカバリーの場はその人自身が望む場である。

2　リハビリテーション看護とストレングス

ストレングスに気づき, それをいかしていくことはQOLを向上させるうえで重要であるが, 疾患や障害をもっているという事実がストレングスに目を向けることを困難にさせる場合もある。看護師は, 障害をもつ人がいだいている思いを受けとめながら, その人が日常生活のなかでできることや潜在能力など, さまざまな角度から観察をしていく。また, 家族や友人などとの交流状況や関係性, 生活様式なども把握する。

1) Rapp, C. H. and Goscha, R. J. 著, 田中英樹監訳:前掲書. p.67.

　障害をもつ人が自身のストレングスについて語ったときに，看護師はそれを肯定することでストレングスに気づくことができるようにする。また，活用方法や生活上の工夫などといった看護師がもっている知識も，障害をもつ人が望む範囲のなかで伝えていく。

　一方で，障害をもつ人のなかには，時間が経過しても，自身のなかにあるストレングスに気づくことができない人もいる。そのようなときには，「看護師に自身の思いを話すことができる」など，「看護師や他職種，家族や友人，サービスといった資源が存在する」というストレングスがあることを伝えていく。看護師がかかわりをもつことが，障害をもつ人のストレングスとなることから始めるとよい。

　ストレングスのなかから，なにを選択して実行していくのかを決めるのは障害をもつ人自身である。看護師は，障害をもつ人がなにを選択したらよいかわからないときに，その人の望む生活を実現するのに最もよいと思われる選択肢を一緒に話し合っていく。そのために看護師は，障害をもつ人の QOL の向上を目ざしながら，多職種で協働して支援を行っていく必要がある。

7　レジリエンス

　生活のなかで，私たちはさまざまなストレスの影響を受けている。同じようなストレスであっても，そのストレスにうまく適応する人もいれば，適応できずに生活に影響が出る人もいるなど，ストレスに対する反応は人それぞれである。その適応に影響を与えるのが**レジリエンス** resilience である。レジリエンスとは，困難な状況にうまく適応できる精神的回復力ことである。

　レジリエンスには，個人のもつレジリエンスと，環境のもつレジリエンスとがある。個人のもつレジリエンスは，生まれながらにもっている資質的レジリエンス要因と，生まれたあとに獲得する後天的レジリエンス要因に分類される（◐表6-10）。また，環境のもつレジリエンスには，家族や友人などとの関係性や，情緒的サポートなどがある。アメリカ心理学会 American Psychological Association（APA）は，レジリエンスを構築する 10 の方法として，変化を生活の一部として受け入れることや，危機を克服できない問題ととらえないこと，自分自身を大切にすることなどを提唱している[1]。

　障害をもつ人のなかには，もとの健康な状態に戻ることが困難な人もいる。そのため障害をもちながら，現在の状態への適応や新たな生活様式を確立していくために，レジリエンスの力を高めていくことが求められる。

　そのために看護師は，障害に対する思いや，現在や今後の生活に対する不安など，障害をもつ人が現在かかえている思いを表出できるようにかかわることが必要である。いつでも話を聞くことを伝え，話しができる状態になるまで待ち，回復の過程や適応の個別性をとらえながら支援をする。そして，

1）The American Psychological Association : the road to resilience（https://uncw.edu/studentaffairs/committees/pdc/documents/the%20road%20to%20resilience.pdf）（参照 2022-11-01）.

●**表6-10　レジリエンスの分類**

資質的レジリエンス	楽観性	将来に対して不安をもたず，肯定的な期待をもって行動できる力
	統御力	もともと不安が少なく，ネガティブな感情や生理的な体調にふりまわされずにコントロールできる力
	行動力	目標や意欲を，もともとの忍耐力によって努力し，実行できる力
	社交性	もともと見知らぬ他者に対する不安や恐怖が少なく，他者とのかかわりを好み，コミュニケーションをとれる力
後天的レジリエンス	問題解決志向	状況を改善するために，問題を積極的に解決しようとする意思をもち，解決方法を学ぼうとする力
	自己理解	自分の考えや，自分自身について理解・把握し，自分の特性に合った目標設定や行動ができる力
	他者心理の理解	他者の心理を認知的に理解，もしくは受容する力

他者や家族などとのかかわり方，自己肯定感や目標をもっているかなどのレジリエンスを把握していく。また，もっているレジリエンスの力を高めるような行動ができているかを確認する。

　障害をもつ人ができていることを肯定しながら，困難な部分は多職種や家族などとともに支援内容を検討し，実施する。このような支援をすることで，障害をもつ人が自分自身を肯定的にとらえられるようになり，希望や目標をもつことができるなど，レジリエンスを引き出し，高められるようになる。

8　パートナーシップ

　リハビリテーション看護の実施にあたっては，障害をもちながらも，自身が望む生活を送れるように支援することが重要である。望む生活を実現するためには，本人・家族・看護師をはじめとする多職種が協働しながら支援を進めていく必要がある。そのためには，対等な立場で互いの意見を合わせ，障害をもつ人を中心に目標を設定して支援する協働的パートナーシップの考え方が有効である。協働的パートナーシップでは，対等な立場で自分の能力や経験，知識などを発揮し，目標の達成に向かい協働することが必要である。協働的パートナーシップの基本要素には次のようなものがある[1]。

（1）力を分かちもつこと
（2）心を開き尊重すること
（3）価値判断せずに受容的であること
（4）あいまいさを受け入れること
（5）自己認識と内省

　協働的パートナーシップは，次の4つの段階に分かれている。パートナーそれぞれが役割をもち，互いにはたらきかけていくものである。

1）Gottlieb, L. N. ほか著，吉本照子監修・訳：協働的パートナーシップによるケア——援助関係によるバランス．pp.48-62，エルゼビア・ジャパン，2007.

1 **第1段階：探索**　パートナーと情報を交換するなかで，互いを理解しながら信頼関係を構築する。看護師は，障害をもつ人が感じている思いや不安などを表出できるように，いつでも話を聞くことを伝え，障害をもつ人がみずからのタイミングで話せるようにかかわる。話を聞くときは，言葉の奥にある本当に大切にしていることや一番不安に思っていることなどを把握していく必要がある。

2 **第2段階：目標設定**　障害をもつ人が達成可能な目標を設定し，優先順位をつける。本人の望む生活や，自身のしたいことなどの希望などを聞き，具体的な目標にする。いくつか目標が示された時点で，達成しやすいものを見きわめて取り組んでいく。

3 **第3段階：実施**　目標に対して立案した計画をもとに実践していく。目標の早期達成のために過度に努力し，心身ともに疲労が蓄積してしまわないように，無理のない範囲で実践できるような計画が必要である。また，思うような成果が得られない場合，いらだちや不安をかかえることもある。看護師はその思いを受けとめながら，障害をもつ人のペースに合わせた活動と休息のバランスを調整する必要がある。

4 **第4過程：再吟味**　計画に基づき実践した内容を評価する。目標を達成できた場合にはよかった点，達成が困難な場合は不足していた点を検討する。目標の達成については，看護師の視点からではなく，障害をもつ人自身がどの程度達成できたと考えているかで判断する。

　協働的パートナーシップを構築するためには，障害をもつ人の状態や，障害をもつ人と看護師の関係性について継続的にアセスメントしながら，段階に応じてかかわることが必要である。目標を達成できない場合は，第1段階に戻り，一連の過程を繰り返しながら目標達成に向けて取り組むことができるように支援する。看護師は，調整役となってそれぞれのもてる力や専門性を活用し，障害をもつ人の希望や生活を支えることが必要である。

C 障害をもつ人の心理的問題

　人間の心は身体と密接にかかわり合っており，身体に障害をかかえた場合には，その人の心にも深刻な影響を生じる。また障害は，世間または他者による意味づけも重要であることから，障害に対する世間一般の認識や社会的価値観も障害をもつ人の心理に影響を及ぼす。

　看護師には，障害をもつ人や家族の心理的葛藤・苦悩を理解し，生活の再構築と社会復帰に向けた援助を行うことが求められる。障害が身体だけでなく心理的側面に及ぼす影響とその経過を学ぶことは，リハビリテーション看護において不可欠である。リハビリテーション看護の対象となる心理的問題には，おもに身体障害の発生に伴う心理的問題，脳血管障害などに伴う精神障害（高次脳機能障害），精神疾患に伴う障害などがある。ここでは，おもに身体障害の発生に伴う心理的問題について述べる。

1 障害の心理的影響

1 不安・抑うつ

　一般的に，急性期にある人は，生命の危機という当面の問題を解決するために治療・回復に専念しており，それ以外の問題には目を向けづらい。障害を負った現実に直面し，これまでもっていた価値観や描いていた将来がおびやかされていることを自覚するのは，病状が安定し，リハビリテーションを行う時期である。

　障害は，その人にとっては未知の経験である。そのため，障害がもたらす心身および生活への影響について予測が困難であったり，のりこえなければならない問題の解決方法がわからなかったりすることで，障害をもつ人は大きな不安をかかえる。また，不安が増強することで抑うつに陥り，絶望や，ときには希死念慮をいだくことがあるほか，睡眠障害，消化機能障害，性機能障害などの身体的な症状もあらわれる。その結果として，生活の再構築やADLの獲得が進まない状況が生じやすい。

2 喪失と悲嘆

　人は，障害をかかえることで，これまでできていたことができなくなったり，身体の一部を失ったりするなどの**喪失**を体験する。そして，喪失により生じる悲しみや絶望感といった情動的苦しみを**悲嘆**という。

　喪失の心理過程にはさまざまなものが提唱されているが，ボウルビーBowlby, J. による次の3段階のモデルが知られている[1]。
　1 抗議　失った対象を取り戻そうとする段階である。
　2 絶望と抑うつ　失った対象との再結合の試みの失敗の段階である。
　3 離脱　心的体制を再構築し，悲嘆に十分に浸ることで，喪失とその受容の葛藤を克服することが可能となる段階である。

　多くの場合，人は喪失を克服して立ち直る。しかし，障害をもつ人の場合には，たとえば腕が動かせないといった1つの喪失が，食事・排泄・外出といった生活上のさまざまな活動制限・参加制約につながるため，日常のなかで喪失を繰り返すことになり，克服に困難を生じる。

3 自己概念の変化

　自己概念とは「自分の性格や能力，身体的特徴などに関する比較的永続した自分の考え」と定義される[2]。すなわち自分がどういう人間であるかについて，自身がもっている認識である。自己概念は，自己評価だけでなく，自分に関する他者からの評価も含むさまざまな情報をもとにつくりあげられる。

1）Bowlby, J. : Processes of mourning. *International Journal of Psycho-analysis*, 42 : 317-340. 1961.
2）遠藤由美：自己概念. 中島義明ほか編, 心理学辞典, pp.327-328, 有斐閣, 1999.

　障害をかかえることで，自己概念は多大な影響を受ける。障害に伴う自身の身体の変化や，家庭・社会における役割の変化，アイデンティティの変化により，これまで築き上げた自己概念は変化を余儀なくされる。なかでも，身体障害の場合には，自身の身体に対してもっている**身体像（ボディイメージ）**に変化を迫られることになる。

● **身体像の変化**　四肢切断や片麻痺など，障害によって身体の外観や機能に変化をきたした場合，すでに確立されている身体像からの変化が必要となる。身体像の変化は，多くが大切な身体の一部や機能の喪失を伴い，大きな心的負担となる。無力感や絶望感から，怒りなどの情動反応が生じ，抑うつをきたすこともある。

4　差別とスティグマ

● **偏見と差別**　障害をもつ人は，社会においてマイノリティであり，それゆえ偏見をもたれやすい。また，人々が偏見に基づいて行動することで，偏見の対象となる人たちを否定的に扱う差別へと結びつく場合もある。たとえば，障害を理由に飲食店への入店を拒否されるなどである。しかし，障害をもつ人は，生活を送るうえで周囲からの援助が必要であり，たとえどのような社会であっても，社会とつながりを絶つわけにはいかない。生活のなかで障害をもつ人が感じる困難は，自身の機能や能力の低下にだけでなく，社会的不利によるところも大きい。すなわち，社会が障害を理解し，また受け入れ，偏見や差別がない，誰しもが尊重されながら共生できる社会であることが重要である。

● **スティグマ**　スティグマ（社会的スティグマ）とは，社会において否定的な評価の対象となるような属性や特徴のことをいう。スティグマは，他者から見た「その人らしさ」をかたちづくるものであるが，それは自己にも作用し，自分から見た「自分らしさ」の形成にも大きく影響する。また，スティグマはいくつもある「その人らしさ」のなかでも，より優先される特徴がある。スティグマは，偏見や差別のもととなるだけでなく，障害をもつ人自身の自尊心や自己肯定感の低下にもつながる。とくに中途障害者が，受障以前に障害に対してネガティブな価値観をもっていた場合，障害をかかえた自分にその価値観が適応され，自尊心・自己肯定感が大きく低下し，抑うつといった心理状態に陥ることもある。

　スティグマを理解することで，障害をもつ人の生活を阻害する社会的要因を明らかにすることができる一方，障害をもつ人自身も認識できていないその人らしさを見つけることも可能となる。

2　障害受容

1　障害受容の概念

　障害をもつ人が，障害をどのように理解し，受け入れているかは重要な問

題である。障害をみずからの一部としてとらえ，障害のある自分を引き受けることができれば，生活の再構築を目ざすうえでも大きな前進となる。

　しかし，このような障害受容は簡単なことではない。いくら周囲が障害とうまく付き合うことを助言しても，実際に障害と向き合っているのは障害をもつ人自身であることを忘れてはならない。援助者は，障害をもつ人が障害受容にいたるまでの複雑な心理過程を理解し，適切な支援を行う必要がある。

　障害受容について，上田は「あきらめでも居直りでもなく，障害に対する価値観（感）の転換であり，障害をもつことが自己の全体としての人間的価値を低下させるものではないことの認識と体得を通じて，恥の意識や劣等感を克服し，積極的な生活態度に転ずること」[1]と定義している。

　障害受容の理論には，大きく価値転換論とステージ理論があり，この上田の障害受容の定義はこの2つを融合させたものであるといえる。

◆ 価値転換論

　障害受容にいたるには，心理・思考のポジティブな変化としての価値の転換が必要だとされている。

　デンボー Dembo, T. とライト Wright, B. A. は，障害を受け入れた人々は，価値の視野の拡大と，「比較価値」から「そのものの価値」への転換という，2つの変化が生じていることを明らかにし，これを価値転換論とよんだ[2]。

　価値の視野の拡大とは，障害によって失ったと思っている価値以外にも，自分にはいくつもの価値があることに気づくことである。一方，「比較価値」から「そのものの価値」への転換とは，自分の現在の状態を他人や過去の自分と比べるのではなく，1人ひとりがかけがえのない存在として価値を見いだすことである。

　以上の2つの価値転換論に加えてライトは，身体的価値の従属（身体的な外見や能力よりも人格的な価値を重視すること）と，障害の与える影響の制限（障害によって自身のそれ以外の価値を下げないようにすること）をあげており，これらの4つの価値転換が障害受容を支えるとした。

◆ ステージ理論

　障害受容にいたるには，一定の段階をふむ必要があるというステージ理論が従来から主張されている。ここでは，フィンク Fink, S. L. の危機モデルと，コーン Cohn, N. の危機モデル，そしてわが国で広く知られている上田の理論を紹介する（●表6-11）。なお，ステージ理論における各ステージは，必ずしも一方向に進むのではなく，ステージ間を行ったり来たり，らせん状に進み，適応の段階へと進むものであることに注意を要する。

■ フィンクの危機モデル

　アメリカの心理学者であるフィンクの危機モデルは，外傷性脊髄損傷患者

　1）上田敏：障害の受容——その本質と諸段階について．総合リハビリテーション8（7）：515-521，1980.
　2）Dembo, T and Wright, B. A. : *Adjustment to misfortune —— A problem of social psychological approach.* pp.106-137, Harper & Row, 1960.

⚪ 表6-11　障害受容に関するステージ理論

フィンク	①衝撃	②防御的退行	③承認		④適応
	強烈な不安,パニック,無力状態	無関心,現実逃避,否認,抑圧,願望思考	無感動,怒り,抑うつ,苦悶,深い悲しみ,強い不安,再度混乱		不安減少,新しい価値観,自己イメージの確立
コーン	①ショック	②回復への期待	③悲嘆	④防衛	⑤適応
	ショック	否認,逃避,変化に一喜一憂	無力感,深い悲しみ,抑うつ	逃避,退行,回復・適応への努力	自身,安息,新たな価値体系
上田	①ショック	②否認	③混乱	④解決への努力	⑤受容
	感情鈍麻,無関心	圧倒的な現実からの自己防衛	役にたたない防衛機制による攻撃性もしくは抑うつ	現実的な明るい展望,前向きな努力	価値の転換の完成,障害を自分の個性の一部とする

(Fink, S. L. : Crisis and motivation: a theoretical model. *Archives of Physical Medicine and Rehabilitation*, 48(11) : 592-597, 1967, Cohn, N. : Understanding the process of adjustment to disability. *Journal of Rehabilitation*, 27 : 16-18, 1961, 上田敏：リハビリテーションを考える──障害者の全人間的復権. 青木書店, 1983 より作成)

の臨床的研究と喪失に対する心理的反応から導き出されたものである[1]。そのため,突然の危機に陥った中途障害者の受容のプロセスを理解するうえで有効である。フィンクは危機的状況を次の4つのステージに分類した。

[1] **衝撃**　自己の存在が脅威にさらされていると知覚し,最初の心理的な衝撃を受ける時期である。このとき,自分がどうなっていくのかわからないと思って自己保存の脅威を感じ,強い不安にかられる。

[2] **防衛的退行**　危機に伴う強い不安や緊張に耐えられず,現実逃避,否認,抑圧,願望思考などの防衛機制を用いて自分をまもろうとする時期である。

[3] **承認(ストレス再現)**　防衛的退行を脱すると,危機の現実に直面し,自己像の喪失を経験する。現実から逃避できないことを認識すると,再び抑うつや苦悩を経験し,強い葛藤が生じる。

[4] **適応**　建設的な方法で積極的に現実を認め,新しい自己像や価値観を構築する時期である。自分の能力や周囲の状況を受け入れ,物的・人的環境にも満足感が得られ,不安や抑うつは徐々に軽減する。

■ コーンの危機モデル

疾病や損傷によって機能障害を生じた際,明確な形態の変化や喪失がみられない場合には,ゆるやかな長い時間をかけた障害の受け入れが進む。コーンは,このような障害受容にいたるプロセスを5つのステージに分けてモデル化した[2]。

[1] **ショック**　障害が発生した直後,明らかな形態の欠損がないため,なにかが自分におこったと衝撃は受けるものの,障害の重大さについて自覚がなく,そのため不安は強くない。

1) Fink, S. L. : Crisis and motivation: a theoretical model. *Archives of Physical Medicine and Rehabilitation*, 48(11) : 592-597, 1967.
2) Cohn, N. : Understanding the process of adjustment to disability. *Journal of Rehabilitation*, 27 : 16-18, 1961.

2 **回復への期待** 障害について認める初期の段階であり、障害への回復の期待が強い。わずかな回復に対する一喜一憂や、現実と期待のはざまで否認、逃避、不安や焦燥を経験する。

3 **悲嘆** 障害について否定することができず、認めざるをえない状態となる。無力感や深い悲しみにおそわれ、無気力・自棄傾向が強まる。

4 **防衛** 抑うつ、逃避、退行など心理的防衛反応をおこしながらも、障害の存在を自覚しながら、克服できるものであるととらえ、回復・適応への努力が行われる。障害の永続性を自覚するときでもあり、心理的防衛反応を繰り返しながら回復・適応へと努力している段階である。

5 **適応** 障害は自己の特性の1つであると受け入れることができるようになる。また、他者との比較ではなく、新たに獲得し固有の価値観によって判断し、行動することができる段階である。

上田のモデル

上田は、価値転換を障害受容の中核とした。価値の転換には、① 価値の範囲の拡大、② 障害の与える影響の制限、③ 身体の外観を従属的なものとすること、④ 比較価値から資産価値への転換、という4つの側面があり、さらに、これらの価値転換にいたるうえで次の5つのステージがあるとした[1]。

1 **ショック** 障害の発生の直後で、集中的な医療ケアを受けているときである。肉体的な苦痛はありうるが、心理的には平穏で感情が鈍麻した無関心な状態である。

2 **否認** 身体的状態が安定するとともに、障害がそう簡単には治らないことに気づく時期である。心理的防衛反応として、圧倒的な現実に対する障害の否認がおこる。

3 **混乱** 障害が完治しないことを受け入れられず、攻撃的もしくは抑うつ的な心理状態となる時期である。

4 **解決への努力** 自責が内面化され、自己の責任として自分で努力しなければならないことを悟ると同時に、現実的な明るい展望がある程度生まれることで前向きな努力が主になる時期である。

5 **受容** 障害に対する価値の転換が完成し、障害を自分の個性の一部として受け入れることができる時期である。

2 障害受容に影響する要因

障害受容は、障害の状態、個人的特性、社会的要因に影響を受ける。

● **障害の状態** 障害の原因、種類・程度、経過などである。たとえば、障害の原因が不明である場合、「なぜ自分が障害をかかえているのか」といった自己概念の混乱を生じ、障害受容に影響する。

先天性障害の場合は、他者とのかかわりのなかで周囲との違いに気づいて自身の障害を理解する。よって、社会、とくに重要他者である家族の障害へ

1）上田敏：リハビリテーションを考える——障害者の全人間的復権. 青木書店, 1983.

の理解や受けとめが，障害受容に影響を及ぼす。

　一方，中途障害の場合は，障害をかかえる前に習得していた ADL や，社会や家族内における役割が確立しているため，受傷後の ADL や与えられる役割との違いに直面しなければならない。できた経験があるからこそ，できなくなったことに対する失望は大きい。

　また，身体障害は形態異常や動作困難を認識しやすいが，高次脳機能障害（●200 ページ）などでは，本人が障害を理解することが困難な場合もある。

　筋萎縮性側索硬化症のような進行性の疾患に伴う障害は，経過とともにその程度が変化していく。一方，四肢欠損や脊髄損傷のように，変化の少ない障害であっても，加齢による筋力低下などはおこる。加齢に伴い障害による生活や ADL への影響がしだいに顕著となり，できていたことができなくなることもある。そのため，変化や状態に応じた受容が必要となる。

● **個人的特性**　自分や他者，ものに対する向き合い方や，これまでの価値観，嗜好などのパーソナリティは，障害受容に影響する。また，障害に対する知識や理解も重要な要因である。

● **社会的要因**　障害をもつ人が，社会のなかでどのような役割を果たしていたか，また，近隣や職場などの周囲の人々とどのような関係を結んでいたかも重要な要因である。とくに家族の理解は障害受容に大きく影響する。

3　障害受容の考え方の変化

　医療者が障害受容に固執すると，障害をもつ人に対して，現実的ではない回復の希望は捨てること，「できないこと」を認めること，できる範囲でふるまうことといった，医療者にとっての「こうあるべき」障害者像や能力主義的な障害観を押しつけることになってしまうことがある。リハビリテーション看護の目的は障害受容そのものではなく，障害をもつ人が望む生活を再構築するための全人的な支援である。障害受容ができていないことを過度に問題視したり，個人の問題にしたり，リハビリテーションが計画どおりに進まない原因を障害受容がなされていないことにのみ求めたりしていては，障害受容の過程にある人の生活の再構築に向けた支援を行うことはできない。なにが障害受容を妨げているのかを見きわめ，障害受容の状況がその人の生活に及ぼしている影響を理解する必要がある。

　また，上田は，「本人が障害を受容するためには，まず社会がその障害者を受容しなければならない」[1]とし，さらに「障害受容の条件は「可能な限り社会的不利が解決していること」であり，「受容」されるべき「障害」とは「機能・形態障害」が主であり，「能力障害」（活動制限）もあり得るが，「社会的不利」（参加制約）であってはならない」「障害の受容が達成されるための条件は可能な最大限の参加の実現である」[2]としている。つまり，障害によって社会参加することが制限されている状況にあっては，障害受容はな

1）上田敏：障害の受容——その本質と諸段階について．総合リハビリテーション8(7)：515-521，1980.
2）上田敏：「障害の受容」再論——誤解を解き，将来を考える．The Japanese Journal of Rehabilitation Medicine 57(10)：913-919，2020.

されていないことが強調されている。

　近年の保健医療福祉制度の変化に伴い，治療・回復ばかりではなく，地域での生活や活動・参加，環境整備が重視されるようになってきている。そのなかで，いま一度，障害受容がなにを目的に行われることなのかを検討し，障害受容という言葉の用いられ方を見直す時期にさしかかっているとも考えられる。

D　療養生活を支える家族への援助

　障害をもつ人にとって家族は，地域への移行や生活の自立に直接的な影響を及ぼす重要な存在である。たとえば，家族の介護力や精神的なサポート，経済力などによって，障害をもつ人の生活は大きく左右されることになる。したがって，家族が障害を理解し，障害に応じたかかわりを習得することは，障害をもつ人が地域で生活していくうえで欠かせないものである。

　そのため，リハビリテーション看護においては，障害をもつ人本人だけでなく，同時に家族を支えることも必要となる。家族への支援が，ひいては障害をもつ人自身の療養をたすけることにもなる。

　なお，家族への支援は，単に障害をもつ人とその家族にケアを提供するだけではなく，たとえば子どもに障害がある場合には，患児を含めた家族の発達に対する支援も必要となる。

1　障害の理解と介護方法の習得

　家族の障害理解を促し，障害に応じた介護の方法やかかわり方を習得できるように支援することは，障害をもつ人の地域での生活を安全に過ごすために重要である。

　家族の障害理解と介護方法習得に関する教育・指導は，おもに医療機関で行われる。多くの医療機関は，医師・看護師・PT・OT・MSWなどの医療・福祉の専門職がチームで活動しているため，家族が必要な知識や介護方法について習得できる環境にある。退院後は，医療機関，行政，福祉サービス，教育機関などで，同様の教育・指導が可能であるが，家族が積極的に連携をとっていかなければならないことが課題となる。

　とくに障害をもつ人の介護度が高い場合は，介護方法の習得がむずかしくなるため，障害をもつ人と家族が社会から孤立しないように注意する必要がある。

2　家族を支える社会資源

　家族支援にあたっては，活用できる社会資源の情報を提供し，医療・行政・福祉とのつながりを構築したり，生活を維持していくための経済的基盤

の安定をはかったりするなどのかかわりも重要である。家族を支えるための
社会資源として，次のものがある。

● **家族会**　家族会は，障害をもつ人を家族にもつ人たちが，互いに悩みを
分かち合い，共有し，連携することで互いに支え合う自助グループの一種で
ある。家族会には，病院や保健所が基盤となって行う家族会と，地域ごとに
設置される家族会，全国や都道府県ごとの連合会などがある。家族会では，
家族どうしの交流や，専門家による障害に関する勉強会が行われる。近年は，
SNS を活用した情報発信や活動が行われており，インターネットを介して
同じ境遇の家族とつながったり，情報を得たりすることが可能になった。

● **レスパイトケア**　レスパイトケア respite care とは，家族から被介護者を預
かり，介護から離れて休息する時間を提供する社会サービスと定義される[1]。
レスパイトケアには，障害をもつ人と家族の生活空間を一時的に分けるため
の医療機関へのレスパイト入院や短期入所施設の利用のほか，家にいながら
家族が介護から離れる時間を提供する訪問介護や訪問看護などの居宅サービ
スがある。さらに障害児が利用できるサービスとして放課後デイサービスな
どがある。

3 家族に対する心理的援助

● **家族の受けとめ**　障害をもつ本人だけでなく，家族もまた障害に対する
衝撃や不安から心理的に不安定となるため支援を要する。まずは，家族の心
理状況，障害に対する受けとめを確認し，情緒の安定に向けた支援を行った
うえで，家族がどのように障害をもつ人とかかわっていくべきかをともに検
討することが必要である。

　また，障害をかかえる時期によって，家族の障害に対する受けとめ方は異
なる。先天性障害の場合，とりわけ母親は妊娠・出産の過程において，自分
に非があるのではないかととらえやすい。一方，中途障害の場合，家族は，
障害をもつ人と同様に喪失と悲嘆を経験する。

　家族が障害に対して否定的なイメージをもっていると，周囲に障害がある
ことを知られたくないという思いから，他者との接点をもつことを避けがち
になる。福祉の世話になることや，家庭内に他人を入れることをきらい，社
会から孤立しやすい状態となる。しかし，家族のみで介護を担うことには限
界があり，問題解決には地域の資源をうまく活用することも大切になる。こ
のような場合には，家族の障害に対する受けとめ方をかえられるようなはた
らきかけが必要となる。

● **家族の関係性への援助**　障害によって家族内で担っていた役割を遂行す
ることが困難となった場合，役割移行が必要となる。障害による役割の移行
は，結婚や出産に伴う役割移行と異なり，突発的で準備なく行わざるをえな
い。また，もともとの役割に加え，障害をもつ人が担っていた役割も担うこ

1）廣瀬貴一：レスパイトサービスについての基礎的研究の概要．月刊福祉 76(4)：74-79，1993.

とになるため，家族の負担は心身ともに大きくなる。

　役割移行だけでなく，障害をもつ人と家族は，新たに介護者・被介護者という関係性が生じることにもなる。障害の程度や介護の必要性によっても異なるが，多くは障害をもつ人中心の生活へと変容するため，障害をもつ人と家族の地域社会における役割を喪失してしまう可能性がある。

　これらの家族内における役割移行や新たな役割獲得にあたっては，特定の家族員への役割集中がおきないように，家族内で障害をもつ人が果たせる役割はないかを検討し，役割遂行の方法を検討することが必要である。

●**家族の健康に対する援助**　障害をもつ人を介護する家族は，自身の存在が障害をもつ人の生命・生活の維持において重要であることを認識している。そのため，障害をもつ人の健康に関心を寄せやすく，ともすれば自分の健康をないがしろにしがちである。また，医療者も，家族に対して障害をもつ人に関する情報共有を行うだけにとどまりやすい。

　家族が自身の健康に関心を向けることができるように，看護師は，家族を支援者としてとらえるだけでなく，障害をもつ人を含む家族全体を対象者としてとらえてかかわる必要がある。家族のかかえる課題を明確にするために，現在の家族の健康を確認し，思いを表出できるようにかかわっていく。

●**障害をもつ人の社会参加・自立を促進する家族のかかわり**　障害をもつ人とともに生活を送る家族は，最も障害をもつ人を理解している重要他者となり，また，家族もそれを自覚していることが多い。このような家族と一緒に暮らすことは，障害をもつ人と家族の双方の安心につながる一方で，家族以外の他者に支援をゆだねることができなくなったり，障害をもつ人の社会参加や自立の妨げになったりすることもある。家族のふだんの介護の様子や，介護に対する考え方を把握し，家族以外が介護する場合との違いやその影響を家族と共有することで，家族の他者支援に対する不安の軽減につなげていく。

　また，ときにはレスパイトケアなどを活用し，家族以外からの支援でも生活できる環境を整えておく必要がある。

　障害をもつ人の未来を考え，支援を家庭内だけにとどめず，社会資源の活用やコミュニティとのつながりの構築を進めていくことが大切である。

E　社会資源の活用

1　社会資源の特徴

●**社会資源の種類**　社会資源とは，生活をするうえでおこるさまざまな問題を解決するための福祉制度やサービスで，施設・資金・法律・情報・知識や技術などの総称である。大きく，社会保障制度に組み込まれているフォーマルなものと，家族・友人・ボランティアなどによるインフォーマルなもの

に分けられる。

● **リハビリテーション看護における社会資源**　リハビリテーション看護では，生活上の問題を有する個人や家族に対して，ADL の自立や活動・参加を促進し，地域での生活に結びつけることが求められる。地域でその人らしい生活を再構築するために，社会資源の活用は欠かせない。看護師は，本人・家族が主体的に最良の社会資源を選択できるように，社会資源を利用した場合の生活の変化について具体的に説明する必要がある。そのためには，つねに ADL を評価し，できることとできないこと，すなわち生活の場で実際に実行している動作を見きわめることが必要である。さらに，障害をもつ前からの生活習慣や住環境，家族や友人を含めた介護力や得られる人的資源，経済状況なども把握しておく。

　障害をもつ人に対するフォーマルな社会資源として，「障害者の日常生活及び社会生活を総合的に支援するための法律」（障害者総合支援法）や「介護保険法」などによる生活支援サービスが整備され，選択できるようになっている（●42 ページ）。ここでは，社会資源の代表的なものとして，障害をもつ人の ADL を向上させるための福祉用具と，社会活動の広がりにつながる就労支援，そして，インフォーマルな社会資源であるボランティア活動を取り上げる。

2 福祉用具

　「福祉用具の研究開発及び普及の促進に関する法律」第 2 条では，福祉用具を「心身の機能が低下し日常生活を営むのに支障のある老人（中略）又は心身障害者の日常生活上の便宜を図るための用具及びこれらの者の機能訓練のための用具並びに補装具」と定めている。したがって福祉用具には，「障害者総合支援法」で定められている補装具や日常生活用具のほか，広く障害されている機能を補助・代償するための自助具などが含まれることとなる。

　福祉用具の役割は，疾病や事故，加齢などにより変化した心身機能を補い，生活の不自由を軽減することである。それは同時に，介助者の身体的・精神的な負担を軽減することにもつながる。福祉用具にはさまざまな種類があり，1 人ひとりの障害に合ったものを活用することで，それぞれの残存機能を引き出し，より多くの面での自立を実現することができる。

1 補装具の種類と選択時の視点

　補装具とは，「障害者総合支援法」第 5 条第 25 項において「障害者等の身体機能を補完し，又は代替し，かつ，長期間にわたり継続して使用されるものその他の厚生労働省令で定める基準に該当するものとして，義肢，装具，車いすその他の厚生労働大臣が定めるもの」❶と定められている（●表 6-12）。身体障害者手帳を取得している者や難病患者などが，市区町村に申し込むことで，原則 1 割負担で購入できる。

● **車椅子**　歩行困難をきたした場合の姿勢保持と移動に有用である（●図

NOTE

❶厚生労働省令で定めるものは「障害者総合支援法施行規則」第 6 条の 20 で定められており，次のいずれにも該当することとされている。

一　障害者等の身体機能を補完し，又は代替し，かつ，その身体への適合を図るように製作されたものであること。

二　障害者等の身体に装着することにより，その日常生活において又は就労若しくは就学のために，同一の製品につき長期間にわたり継続して使用されるものであること。

三　医師等による専門的な知識に基づく意見又は診断に基づき使用されることが必要とされるものであること。

▶表6-12　補装具の種類

おもな障害	おもな補装具
肢体不自由	義肢，装具，歩行補助杖，座位保持装置，歩行器，車椅子，電動車椅子，重度障害者用意思伝達装置
視覚障害	白杖，義眼，眼鏡
聴覚障害	補聴器，人工内耳用音声信号処理装置

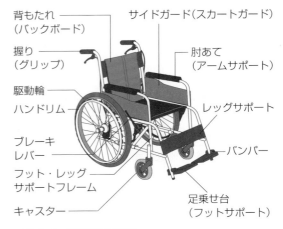

▶図6-6　車椅子の構造

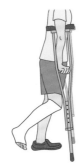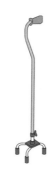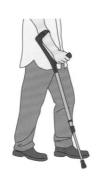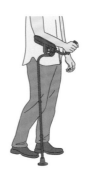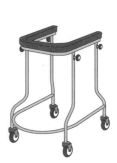

a. 松葉杖　　b. 多点杖　　c. ロフストランドクラッチ　　d. プラットフォームクラッチ　　e. 歩行器（歩行車）

▶図6-7　歩行補助具の種類

(a)松葉杖：骨折などの場合に患肢の免荷をはかるために用いられる。腋窩ではなく手と側胸部で支持する。
(b)多点杖：接地面が3〜4点に分岐しているため安定度が高く，筋力低下や片麻痺のある場合に適しているが，平地でしか使用できない。
(c)ロフストランドクラッチ：前腕部にカフがついており，肘の伸展をサポートする。握りから手を離しても前腕から離れないため，ドアノブの操作などもらくに行える。なお，上腕にカフがついたものはカナディアンクラッチとよばれる。
(d)プラットフォームクラッチ：肘が伸展できない場合や可動性が失われている場合に用いられる。前腕部全体で支持することができる。
(e)歩行器（歩行車）：キャスタ（小輪）がついたもののほか，フレームを4脚で支持するものがある。

6-6)。使用者がみずから駆動・操作可能な手動車椅子や，介助者が手押しして操作する介助型車椅子，モーターを搭載した電動車椅子などがある。そのほかにもさまざまな形態やオプションがあり，障害の程度や，残存機能をいかした操作方法・移乗方法，身体のサイズなどを考慮して適したものを選択する。

● 歩行補助具　歩行の補助となる杖や歩行器などの福祉用具を，広く歩行補助具という（▶図6-7）。「障害者総合支援法」「介護保険法」「労働災害保険法」のそれぞれで，支給の対象となる品目や用語が異なる（▶表6-13）。疾患・障害・麻痺など，個別性の状態を評価し，目的・必要性をふまえて選定

○表6-13　制度による歩行補助具の違い

	歩行器	歩行補助杖
「障害者総合支援法」の支給品目	六輪型，四輪型，三輪型，二輪型，固定型，交互型	松葉杖，多点杖，ロフストランドクラッチ，カナディアンクラッチ，プラットフォーム杖
「介護保険法」の対象	二輪，三輪，四輪，六輪，四脚を有するもの	松葉杖，多点杖，ロフストランドクラッチ，カナディアンクラッチ，プラットフォームクラッチ
「労働災害保険法」の支給品目	歩行器(歩行車)	歩行補助杖

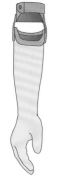

a. 前腕義手
（装飾用）

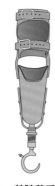

b. 前腕義手
（作業用）

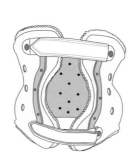

c. 体幹装具(胸腰椎用
硬性コルセット)

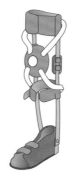

d. 下肢装具
（長下肢装具）

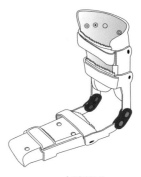

e. 上肢装具
（肘装具）

○図6-8　義肢・装具

する。ある期間や特定の目的で使用する場合もあり，恒久的に使用する場合は，適切に評価し，破損や不具合がないかを確認する。

● **義肢**　義肢とは，「義肢装具士法」第2条において，「上肢又は下肢の全部又は一部に欠損のあるものに装着して，その欠損を補てんし，又はその欠損により失われた機能を代替するための器具機械」と定められている（○図6-8-a, b）。切断された形態および機能を補完する目的で使用する。失った部位に取りつけ，物を持つ，歩くといった機能の代替や，外見を再現するために使用される。大きく義手と義足に分かれ，義手は使用目的により装飾用義手・作業用義手・能動義手の3種，義足は常用義足・作業用義足の2種に分類される。適応条件は，義手・義足ともに切断部位により異なり，さまざまな種類・形態があるため，障害の程度や残存機能を考慮して適したものを選択する。

● **装具**　装具とは，「義肢装具士法」第2条において，「上肢若しくは下肢の全部若しくは一部又は体幹の機能に障害のあるものに装着して，当該機能を回復させ，若しくはその低下を抑制し，又は当該機能を補完するための器具機械」と定められている（○図6-8-c～e）。四肢・体幹の機能障害に対して，関節を固定して安静にしたり，体重を支持して痛みを軽減させたり，姿勢保

持や動きを制御したりする機能をもち，治療・リハビリテーション，矯正
を行うこと目的として使用する。下肢装具は立位保持，拘縮，変形の予防
および矯正，立位運動の制御，体重の支持および免荷を目的として用いられ
る。体幹装具は，障害部位の固定または保持・体幹の変形の防止，矯正，不
随意運動の抑制を目的として用いられる。上肢装具は，機能を失った筋また
は低下した筋力・関節の補助，固定・保持および矯正，牽引を目的として用
いられる。

　義肢・装具には，種類によって定められた耐用年数があり，耐用年数をこ
えていない場合は原則として新しくつくりかえることはできない（自費でつ
くる場合を除く）。

2　日常生活用具の種類と選択時の視点

　日常生活用具は，「障害者総合支援法」第77条第1項第6号で，「日常生
活上の便宜を図るための用具であって厚生労働大臣が定めるもの」と定めら
れており，地域生活支援事業の1つと位置づけられている（◯表6-14）。おも
に在宅で生活している障害者が市区町村に申し込むことで，原則1割負担で
利用できる。在宅での生活をより快適に過ごすことができるようにさまざま
なものがあり，市区町村によって用具の種類が異なる。

　日常生活用具として，在宅の場で多く導入されているものに介護用電動
ベッド（特殊寝台）がある。

◯表6-14　日常生活用具の要件と用途および形状

用具の要件		・障害者等が安全かつ容易に使用できるもので，実用性が認められるもの ・障害者等の日常生活上の困難を改善し，自立を支援し，かつ，社会参加を促進すると認められるもの ・用具の製作，改良または開発にあたって障害に関する専門的な知識や技術を要するもので，日常生活品として一般に普及していないもの
用具の用途および形状	介護・訓練支援用具	特殊寝台，特殊マットその他の障害者などの身体介護を支援する用具ならびに障害児が訓練に用いる椅子などのうち，障害者および介助者が容易に使用できるものであって，実用性のあるもの
	自立生活支援用具	入浴補助用具，聴覚障害者用屋内信号装置その他の障害者などの入浴，食事，移動などの自立生活を支援する用具のうち，障害者などが容易に使用することができるものであって，実用性のあるもの
	在宅療養等支援用具	電気式痰吸引器，盲人用体温計その他の障害者などの在宅療養などを支援する用具のうち，障害者などが容易に使用することができるものであって，実用性のあるもの
	情報・意思疎通支援用具	点字器，人工喉頭その他の障害者などの情報収集，情報伝達，意思疎通等を支援する用具のうち，障害者などが容易に使用することができるものであって，実用性のあるもの
	排泄管理支援用具	ストーマ装具その他の障害者などの排泄管理を支援する用具および衛生用品のうち，障害者などが容易に使用することができるものであって，実用性のあるもの
	居宅生活動作補助用具	障害者などの居宅生活動作等を円滑にする用具であって，設置に小規模な住宅改修を伴うもの

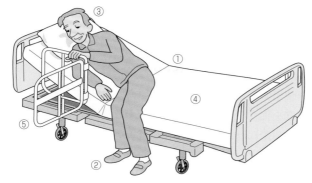

● 図 6-9　ベッドを選択する際の留意点
①幅：寝返りや起き上がりがしやすい幅のものを選択する。
②高さ：端座位をとったときは足底の着く高さにするなど，目的に合わせて調整可能なものを選択する。
③背上げ機能：次の動作に必要な背上げが可能なものを選択する。
④マットレス：身体が沈み込むことなく，寝返りや起き上がりがしやすいかたさのものを選択する。
⑤付属品：サイドレール，ベッドサイドテーブルなど，必要に応じて選択する。

● **介護用電動ベッド**　ベッドは快適な睡眠のための寝具であるが，起き上がり動作から次の活動（食事，排泄，整容など）につなげるための用具でもある。苦痛なく自身でらくに起き上がれることは，さらなる活動への意欲を引き出し，QOL の向上につながる。

　介護用電動ベッドを活用することで，起き上がり動作が容易になり，またその後の端座位や立位もとりやすくなる。さらに，車椅子やポータブルトイレなどへの移乗も行いやすく，介護の負担を軽減することができる。一方で，設置には十分なスペースが必要であり，また，転落の危険があることには注意をはらわなくてはならない。

　介護用電動ベッドの導入にあたっては，このような特性を考慮し，障害をもつ人の心身機能・構造，活動の範囲や程度に応じて，適したものを選択する必要がある。ベッドの機能，マットレス，付属品などについて検討し，快適に過ごすことができるように環境調整を行う（●図 6-9）。

3　自助具の種類と選択時の視点

● **自助具とは**　自助具とは，障害されている機能を補い，代償することにより，生活のなかで不便になった動作や困難になった動作を，容易にできるように工夫された道具のことである。自助具を導入する際に大切なことは，使用目的と障害をもつ人の身体機能を理解し，適切な自助具を選択することであり，自助具の構造，大きさ，重さ，形状，色，デザインなどをよく検討する。使いやすい自助具は，まるで身体の一部のように活用されることもある一方，使ってみないと使えるかわからないのも事実である。自助具は恒久的に使われる場合もあるが，機能が回復して自助具なしで動作が可能になれば不必要な使用は避けるようにする。

　近年では，インターネットでの販売のほか，展示会やカタログ販売などで

既製品を購入しやすくなっている。一方，障害をもつ人の個々のニーズに応じて専門職が作成する場合もある。また，当事者自身や家族が作成することもある。

● **食事動作を補助する自助具**　食事には，生命維持だけでなく，生活に楽しみをもたらす役割もあり，自助具を使用することでみずから食事がとれるようになることは生活を再構築し，自立を促すうえで大きな意義がある。そのため，食事動作を補助する自助具を選ぶ際には，健康状態や機能障害を評価するだけでなく，家族や友人とのつながりといった環境因子や個人因子との関係性など，その人の全体をとらえる必要がある（○156ページ）。

● **整容動作を補助する自助具**　整容には顔を洗う，歯をみがく，髪をとかす，ひげをそる，爪を切るなどの動作がある。身だしなみを整えることは，衛生面の管理だけでなく社会的交流への参加意欲を高めることにもつながる大切な活動である。みずから安全に実施できるように自助具を選択する。

● **更衣動作を補助する自助具**　更衣動作には，上肢・体幹・下肢の関節を大きく動かす動作と，服をつかむ力やボタンをとめるなどの指先の巧緻性が求められる。麻痺や心身機能の低下，関節の拘縮や変形による可動域制限を評価し，衣服も適したものを選定する必要がある。自助具を使用することで更衣動作が1人でできるようになれば，人と会うことや外出への意欲につながっていく（○142ページ）。

● **入浴動作を補助する自助具**　入浴動作は，更衣や洗体，移動といった複数の動作が含まれるため，難易度が高い動作である。また，裸で行うため，道具の素材に配慮し，皮膚の損傷や転倒などによる外傷に注意する必要がある（○142ページ）。

3 就労支援

　障害をもつ人の就労に対して，障害の種類や程度，適性，教育歴や職業歴などをふまえ，さまざまな機関による職業紹介，職業訓練，職業評価，相談支援助成金などを活用したしくみが設けられている。こうしたサービスの提供には，「職業安定法」に基づく公共職業安定所（ハローワーク）や，「障害者の雇用の促進等に関する法律」（障害者雇用促進法）に基づく障害者職業センター，障害者就業・生活支援センターなどがあたっている。

(1) 公共職業安定所（ハローワーク）：専門の相談員（障害者担当雇用指導官など）が配置され，職業紹介，雇用保険，就労支援対策等の支援を一元的にサポートすることが特徴である。

(2) 障害者職業センター：障害者職業総合センター，広域障害者職業センター，地域障害者職業センターの3種類があり，障害者本人，事業者，就労支援関係者の3者に対する支援の中核を担う。

(3) 障害者就業・生活支援センター：就職希望，もしくは就労中の障害者が，安定して自立した職業生活を送れるように，就業面と生活面で相談支援を行う。

（4）障害者職業能力開発校：障害者に対する職業訓練を行っている。障害者
がさまざまな職種に関して専門的な知識や技術などを習得し，社会で活
躍するための職業能力開発校であり，身体障害者手帳・療育手帳・精神
障害者保健福祉手帳の所持者や，発達障害者が利用対象となる。授業料
は無料で，ハローワークに健康診断書等の必要書類を添えて申請し，機
能検査や学力検査，面接などの選考を受ける。

（5）障害者職場適応訓練：障害者が事業所に雇用される前に，仕事や職場環
境に慣れるための訓練で，終了後はそのまま事業所に雇用されることに
なる。障害手帳所持者が利用可能である❶。ハローワークに相談し，2
週間（重度障害者は4週間）の短期コースか，6か月（重症障害者は1年
以内）の通常コースが利用可能である。本人に訓練手当や交通費が支給
され，事業所に対しては委託費が支払われる。

NOTE
❶精神障害者の場合は，精神障害者保健福祉手帳がなくても利用可能であるが，医師の意見書が必要である。

　そのほか，「障害者総合支援法」の訓練等給付として提供される就労支援
として，就労移行支援，就労定着支援，就労継続支援A型・B型がある。

4　ボランティア

　ボランティアは，公的な社会資源だけでは対応できない場合の支援として
重要や役割を担っている。たとえば，聴覚障害をもつ学生が授業を受ける際
に，隣に座って授業の内容を文字通訳したり，教室の雰囲気を伝えたりする
ノートテイクボランティアや，病院の外来案内や傾聴ボランティア，趣味や
余暇活動のための外出介助など，障害に応じたさまざまなボランティア活動
があり，障害をもつ人の活動や社会参加を支えている。

F　リハビリテーション看護における倫理的課題

● **リハビリテーション看護における看護倫理**　リハビリテーション看護の
対象となる人は，ADLに援助が必要となり，自身の生活に関する自己決定
や自律が制限されやすい。本来，このようなADLは，他者に干渉されずに
自分自身でどうするか決めて，自由に行うものである。生活機能に支障をき
たしADLに援助が必要になるという状況そのものが，その人の権利をおび
やかすことにつながるかもしれないということを看護師は理解し，つねに尊
厳あるケアを心がけなければならない。

　アメリカリハビリテーション看護師協会の倫理基準に，「リハビリテー
ションナースはクライエントの擁護者として行動する」[1]とあるように，リ

1）アメリカリハビリテーション看護師協会編，奥宮暁子監訳：リハビリテーション看護の実践──概念と専門性を示すARNの
　コアカリキュラム．p.33，日本看護協会出版会，2006.

ハビリテーション看護の基盤は，なによりも障害をもつ人の人間としての尊厳および権利を尊重し，みずからの意向や価値観にそった選択ができるように自己決定の権利を擁護することである。当事者を主体に考え，当事者の自律をたすけることは，リハビリテーション看護を支える倫理的な態度であり，看護師としてよりよいあり方やよりよい行動をみずから見いだし，正しく進むための指標となる。

● リハビリテーション看護を実践するうえで生じやすい倫理的課題　リハビリテーション看護を実践していくなかでは，さまざまな道徳的価値の対立やジレンマが発生し，割り切れない思いをかかえる状況に陥ることが多々ある。

　たとえば，転倒・転落のリスクがあり行動制限が必要な場合に，いかに安全を確保しつつ障害をもつ人の自律を保持するか，あるいは障害によって自身の意思や思いを表出することが困難な人の意思決定をどのように行うか。また，障害をもつ人自身が望む回復のゴールと，医療者が考える回復のゴールが異なるときにどのような意思決定をするかなどである。

　医療者のなかでも看護師は，障害をもつ当事者や家族に近い存在として，生活の視点で障害をとらえ，治療や療養に当事者が主体的に取り組めるように支援していかなくてはならない。

　ここでは，リハビリテーション看護に特徴的な倫理的課題をいくつか取り上げ，その解決のための取り組みについて述べる。

1 安全の確保と尊厳の保持の問題

● 倫理的課題　リハビリテーション看護は，障害をもつ人の安全・安楽をつねに心がけ，残存能力や強みをいかしてセルフケア能力を最大限に引き出すことを目ざす。しかし，認知機能の障害や高次脳機能障害による病識の欠如があるなど，自制がきかない状態のため転倒・転落のリスクが高い際には，その予防として，ベッドを柵で囲み自力で下りられないようにしたり，車椅子から立ち上がれないようにベルトを装着したりすることを，やむをえず選択する場合もある。

　このような身体拘束は，医師の指示のもと，切迫性，非代替性，一時性の要件を満たした場合に，必ず本人・家族の同意を得て実施されることになっているが，医療の観点から必要と判断されるものであっても，障害をもつ人やその家族からすれば尊厳をそこなうものとして感じられるものである。安全を重視した家族の意向や，医療者の人的資源という問題があったとしても，心身の自由を妨げる行為は，基本的人権や人間の尊厳にもかかわる大きな問題である。そのため，本当に身体拘束が必要な差し迫った状況であるのか，身体拘束以外の安全に活動を向上させる手段も慎重に検討し，やむをえず行う場合でも一時的なものにとどめることが必要である。

● ていねいな説明と信頼関係の構築　安全確保のためにやむをえず身体拘束を行わなければならないときには，コミュニケーションを工夫し，身体拘

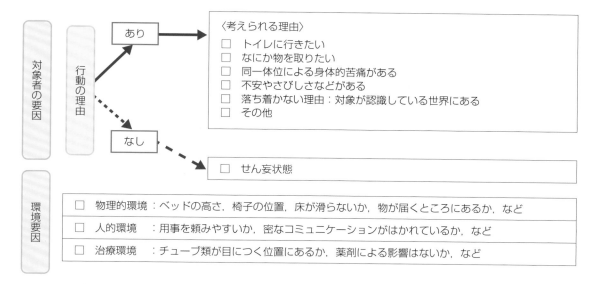

◉**図 6-10　転倒・転落の危険性が高い場合のアセスメントの視点**
（日本看護倫理学会臨床倫理ガイドライン検討委員会：身体拘束予防ガイドライン．2015-08-31＜http://jnea.net/pdf/guideline_shintai_2015.pdf＞＜参照 2022-12-12＞による，一部改変）

束を行う理由などについて本人・家族にわかりやすく説明することを心がける。また，これまでの生活様式や職業，趣味など，その人が大切にしていることや希望を聴く姿勢も大切である。真剣に理解しようとする姿勢は，安心感を与え，信頼関係の構築につながる。

●**代替手段の検討**　身体拘束を行った際には，その原因について，個人因子と環境因子の両方からアセスメントし，ケアを見直すことが必要である（◉図 6-10）。せん妄などでない限り，障害をもつ人が転倒・転落の危険がある行動をとる際には，その人なりの理由がある。たとえば「トイレに行きたい」「のどが渇いた」「不安で眠れない」など，障害をもつ人の訴えから行動を予測し，事前に適切な対応や環境を整える。

　また，食事・排泄・睡眠などの基本的ニーズの充足をはかるとともに，認知機能の低下などにより自分の行動や思いを十分に伝えられない場合は，看護師が伝えたいことをくみ取れるように声かけを行う。これらの対策は転倒・転落の予防にもつながる。また，訓練に患者の希望や趣味を取り入れ，安心しておだやかに過ごせる時間を確保するなど，できる限り抑制をしない支援を試みる。

●**多職種との協働**　やむをえず身体拘束を行っている場合も，その必要性や方法について定期的かつ継続的に評価し，見直さなくてはならない。そのためには，多職種との協働が必要になる。医師や薬剤師と薬剤の量や効果を検討したり，PT・OT・ST と対象者の身体機能や認知機能の評価を行ったりする。日常生活の状況を共有し，身体拘束を全面解除することが困難であれば，短時間の解除から導入することも考慮する。

2 意思決定能力の問題

● **倫理的課題**　障害をもつ人が，自分自身の意思で適切な治療・療養を選択できるように支援することは，リハビリテーション看護の重要な役割の1つである。しかし，リハビリテーション看護の対象者のなかには，交通外傷や事故，脳血管障害などによって意識障害があり，本人の意思を確認することがむずかしい人もいる。さらに，事前の意思表示もないまま，突然発症する場合もある。

　このようなときは，家族などが本人の意思を推定して代理意思決定❶を行っていくことになる。代理意思決定者は，本人の意思が不明のまま生命にかかわる重要な決定を迫られるという倫理的ジレンマに陥り，強いストレスを感じることになる。また，家族員間などの代理意思決定者間で意見の相違が生じると，倫理的な迷いや葛藤が生じることになる。

　一方，高次脳機能障害などによってコミュニケーションに困難をかかえる人もいる。自身の思いや希望をうまく表出できず，周囲もまた本人の意思を判断できずに倫理的ジレンマに陥る。看護師は，本人の意思決定能力を高めるはたらきかけを行い，本人の意向をできる限り尊重できるように支援する必要がある。

● **意思決定能力の評価**　意思決定能力には，説明を理解する力，それを自分のこととして認識する力，論理的に考え判断する力，意思の選択を表明できる力などが含まれる。意思決定能力を適切に評価するためには，本人の認知機能や身体および精神状態に関する情報と，本人の生活状況などに関する情報を把握する必要がある。

● **本人の知る権利と自己決定の尊重**　自身の今後の生活に応じた最善の選択ができるように理解を促すことが重要である。障害をもつ本人の認識と自己決定を支援するために，あらゆる情報と選択肢を提供するとともに，本人が安心して自由に意思表示できるように支援する。

● **リハビリテーションにおけるインフォームドコンセント**　リハビリテーションの方針や訓練内容は回復過程とともに変化していく。そのため，障害をもつ人や家族は，説明を受けた際に「前と言っていることが違う」といった混乱が生じる可能性がある。医療者と障害をもつ本人・家族との相違を早期に解決し，信頼関係を構築することが重要である。看護師は，本人・家族の混乱を予測し，自身の思いの表出をたすけ，疑問が解消されるようにはたらきかける。また，インフォームドコンセントの場に同席し，本人・家族の反応を確認し，自己決定による合意形成が促進されるように支援を行うことが求められる。

✏ work 復習と課題

❶ リハビリテーションを阻害する要因と促進する要因について，身体的要因，心理・社会的要因，環境的要因に分けて，代表的なものをいくつかあげてみよう。

❷ ノーマライゼーションを説明しなさい。

❸ セルフケア，自己効力感，エンパワメント，ストレングス，レジリエンスといった理論・概念がリハビリテーション看護にどのようにいかせるかを考えてみよう。

❹ ADL の測定尺度をいくつかとりあげ，それぞれの特徴をまとめてみよう。

❺ できる ADL，している ADL の違いについて述べなさい。

❻ リハビリテーション看護において，協働的パートナーシップの構築することの意義について考えてみよう。

❼ 自分の住んでいる地域のリハビリテーションに関連する社会資源を調べてみよう。

❽ リハビリテーション看護における倫理的葛藤が生じる場面を想定し，みんなで話し合ってみよう。

参考文献
1. アメリカリハビリテーション看護師協会著，奥宮暁子・宮腰由紀子監訳：リハビリテーション専門看護──その活動範囲と実践基準．日本看護協会出版会，2003.
2. 市川洌：ひとりひとりの福祉用具──福祉用具支援概論．日本工業出版株式会社，2021.
3. 上田敏監修：標準リハビリテーション医学，第3版．医学書院，2012.
4. 上田敏・三井さよ：「生きるを支える」リハビリテーション（Nursing Today ブックレット）．日本看護協会出版会，2020.
5. 江川幸二：回復意欲を高める看護実践．Jounal of Academy of Critical Care Nursingl13(1)：19-29, 2017.
6. 貝塚みどりほか編：QOL を高めるリハビリテーション看護，第2版．医歯薬出版，2006.
7. 公益社団法人日本看護協会：看護職の倫理綱領，2021-03-15(https://www.nurse.or.jp/nursing/practice/rinri/rinri.html)（参照 2022-12-06）.
8. 厚生労働省意思決定支援ワーキング・グループ：意思決定支援を踏まえた後見事務のガイドライン，2020-10-30(https://www.mhlw.go.jp/content/000750502.pdf)（参照 2022-02-10）.
9. 厚生労働省：認知症の人の日常生活・社会生活における意思決定支援ガイドライン．2018-06(https://www.mhlw.go.jp/file/06-Seisakujouhou-12300000-Roukenkyoku/0000212396.pdf)（参照 2022-02-22）.
10. 南雲直二：リハビリテーションと心理的援助──相互作用という方法．Quality Nursing10(7)：18-23, 2004.
11. 平野真理：レジリエンスの資質的要因・獲得的要因の分類の試み──二次的レジリエンス要因尺度(BRS)の作成．パーソナリティ研究19(2)：94-106, 2010.
12. 平成30年度厚生労働行政推進調査事業費補助金(地域医療基盤開発推進研究事業)「医療現場における成年後見制度への理解及び病院が身元保証人に求める役割等の実態把握に関する研究」班：身寄りがない人の入院及び医療に関わる意思決定が困難な人への支援に関するガイドライン，2019-05(https://www.mhlw.go.jp/content/000516181.pdf)（参照 2022-02-22）.
13. 山勢博影：危機理論と危機モデル．ハートナーシング 14(10)：968-973, 2001.

第 7 章

生活者としての対象を支える
リハビリテーション看護

- □ 日常生活を支えている各機能について学び，それが障害されることで生活行動にどのような影響があらわれるかを理解する。
- □ リハビリテーション看護に必要な基本的な評価尺度を学ぶ。
- □ ICFの枠組みによるアセスメントについて学ぶ。
- □ 各機能障害に対するリハビリテーション看護の実践を学ぶ。

A 運動機能障害

1 動くという生活行動

1 日常生活における運動機能の重要性

　私たちの毎日の日常生活と社会参加は，すべて意図をもって身体を動かすことでなりたっている。たとえばベッドから起き上がること，食事をとること，トイレに行くこと，身なりを整えること，学校や仕事へ行くこと，余暇を楽しむことといった活動のためには，座り，立ち，歩行し，手足を動かし，それぞれの動きに合った姿勢を保つなど，能動的に身体を動かす必要がある。したがって，思いどおりに身体を動かせることは，目的をもって行動し，自己の可能性を発展させ，自己実現を果たすための基盤であり，その人らしく生きるうえで欠かせないものといえる。

　身体を動かす機能，すなわち運動機能に障害をもつ人へのリハビリテーション看護にあたっては，身体を動かすことの意義，そして動きのメカニズムをつねに念頭におき，その人の望む生活の再構築を目ざす必要がある。

2 運動機能を支えるメカニズム

　身体を動かすためには，脳から動きの指令が出ること，その指令が神経を伝わって骨格筋へと達すること，そして，骨格筋の収縮・弛緩によって，骨と骨との連結部である関節が屈曲・伸展することが必要である。運動を可能としている神経・筋・骨・関節といった器官を**運動器**という。身体の運動は，さまざまな運動器が連携してはたらくことでなりたっている。なお，運動には，自覚的に行われる随意運動と，意図せず出現する不随意運動（●120ページ）があるが，ここでは随意運動に関するメカニズムについて解説する。

◆ 意識のメカニズム

　意識には多様な意味があり，簡単に定義することはむずかしい。おもに，目を覚ましている覚醒状態であり，自分がおかれている状況について把握できていることが正常な状態であるとされる。前者を意識水準，後者を意識内

容ともいう。

　意識は，大脳皮質と上行性網様体賦活系❶のはたらきによって明晰に維持されている。これらになんらかの障害が生じ意識障害に陥ると，身体を意図的に動かすことができなくなる。

◆ 神経系のメカニズム

■ 運動機能と神経伝達

● **運動野**　随意運動の中枢は，前頭葉の中心前回にある**一次運動野**である（◯図7-1）。一次運動野には身体各部の機能が局在しており，巧緻な運動を要する手（とくに母指）や口，顔にかかわる領域が広くなっている（◯図7-2-a）。また，中心前回前方にある**高次運動野**は，書字やはさみなどの道具を用いるような，学習や経験によって得られる複雑な運動の遂行を支配する。

NOTE

❶上行性網様体賦活系
　意識の発現・維持にかかわる脳幹網様体を主体とした構造のことである。外部刺激や内臓感覚は，上行性に脳幹網様体に伝わり，視床・視床下部を中継して大脳皮質に送られる。その刺激によって大脳皮質は活性化（賦活）され，覚醒状態にいたると考えられている。

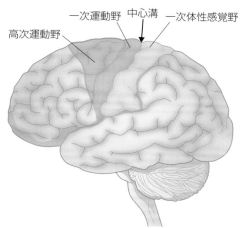

◯**図 7-1　運動野**
一次運動野は前頭葉の最後部に位置する中心前回にあり，後方には一次体性感覚野がある。高次運動野は一次運動野の前方を占めている。

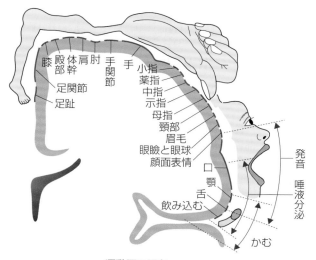

a. 運動野の局在

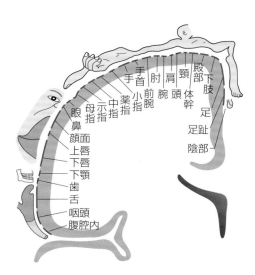

b. 感覚野の局在

◯**図 7-2　運動野，感覚野における身体各部局在**

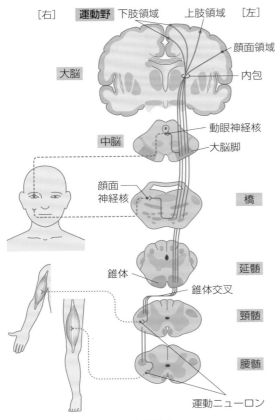
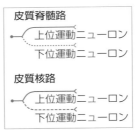

◉**図 7-3　皮質脊髄路と皮質核路**
本書では皮質脊髄路と皮質核路を合わせて錐体路としているが，狭義には皮質脊髄路のみを錐体路ということもある。

　　これらの運動野から出された運動の指令は，錐体路という遠心性の神経経路を通って伝達される。なお，運動野からの運動の指令の一部は大脳基底核・小脳にも伝わる。大脳基底核や小脳では，運動の調節を行っている。

● **錐体路**　錐体路は，大脳皮質から脊髄へと下降する神経路で，骨格筋を支配する❶。錐体路は，皮質脊髄路と皮質核路に分けられる（◉図 7-3）。錐体路の多くは経路の途中で交叉するため，たとえば左半球の運動野から出た神経は，身体の右側を支配する。ただし，一部同側を支配する神経もある。

　　①**皮質脊髄路**　皮質脊髄路は，運動指令を四肢や体幹へと伝達する経路である。一次運動野・高次運動野のニューロンから始まり，内包❷を経由して中脳，橋，延髄の錐体へと下降する。大部分が延髄下部の錐体交叉で反対側に移り，外側皮質脊髄路を下降して，さまざまな高さにある脊髄前角の運動にいたる。錐体で交叉しない一部の神経は，同側の前皮質脊髄路を下降し，そのうちの一部はそのまま同側，残りは下部で交叉して反対側の運動ニューロンに向かっている。

　　②**皮質核路**　皮質核路は，頸部より上部の筋に運動指令を伝える経路である。皮質脊髄路と同様に運動野から出て内包を経由するが，錐体ではなく大脳脚・橋・延髄で交叉し，反対側の三叉神経，顔面神経，舌下神経などの

▭ NOTE
❶錐体路以外で運動にかかわる神経経路を錐体外路系という。ただし，錐体外路系という具体的な解剖学的部位があるわけではなく，大脳基底核やそれに関連した神経路を総称した用語である。おもに大脳基底核の損傷による運動機能障害を，錐体路の損傷によるものと区別して，臨床では錐体外路症状とよぶことがある。
❷内包
　視床とレンズ核にはさまれた白質の領域で，大脳皮質から視床，脳幹，脊髄へと向かう遠心性神経と，視床や脳幹から大脳皮質に向かう求心性神経の通路となっている。

脳神経核からその支配筋に伝わり，眼や顔面や口腔を動かす。皮質核路の一部は両側支配となる。

なお，皮質脊髄路における一次運動野・高次運動野から脊髄前角の運動ニューロンまでの神経路を**上位運動ニューロン**(**一次運動ニューロン**)，上位運動ニューロンから末梢へと伝える神経路を**下位運動ニューロン**(**二次運動ニューロン**)という。

感覚と神経伝達

● 感覚の種類　感覚は，体性感覚，内臓感覚，特殊感覚に分類され，とくに運動とかかわりが深いのは体性感覚と特殊感覚である。

体性感覚は表在感覚と深部感覚に分けられる。表在感覚は温度覚，痛覚，触覚などの皮膚を感覚器とする感覚のことで，たとえば，立位歩行において足底の皮膚の表在感覚は重要な情報となる。一方，深部感覚は，筋・腱などを感覚器とする感覚で，位置覚・運動覚・振動覚・深部覚などがあり，立位姿勢の維持などに役だっている。

特殊感覚は，視覚・聴覚・平衡覚といった，頭部にある特殊な感覚器で受容される感覚で，運動時の身体のバランスを保つうえで重要な役割を果たしている。

● 体性感覚の神経伝達　感覚器が受容した体性感覚の刺激は，求心性の神経路を伝わり，視床を経由して頭頂葉の一次体性感覚野へと伝達される(▶115 ページ，図 7-1)。伝達の途中，一部の感覚を除いて脊髄や延髄・橋で交叉するため，多くの感覚は身体と反対側の大脳半球に伝わる。運動野と同様に，一次体性感覚野にも機能局在がある(▶115 ページ，図 7-2-b)。

◆ 骨・関節・骨格筋のメカニズム

● 骨　骨にはさまざまな形のものがあり，長管骨，短骨，扁平(へんぺい)骨などに分類される。成人では，約 200 個の骨が連結して身体を支えている。また，骨は成長が停止したあとも活発に代謝を繰り返し，骨量を一定に保っている。これを**骨改変**(**リモデリング**)といい，骨芽細胞による**骨形成**と，破骨細胞による**骨吸収**によって行われている。

● 関節　関節は，2 つ以上の骨が連結した構造で，身体に可動性をもたらしている❶。連結する骨の骨端間には関節腔という間隙があり，さらに関節腔は関節包に取り囲まれている。関節包の内面は滑膜でおおわれ，滑液が分泌されている。滑液には，潤滑作用のほか，関節に加わる衝撃の緩和作用や，関節軟骨への栄養作用といったはたらきがある。また，関節包の周囲には，これを補強する靱帯があり，関節内外で骨と骨とをつなぎ，関節の安定性の保持や関節運動の制限・誘導を行っている。そのほか，関節を形成する骨の適合性を高めるため，関節円板や関節半月，関節唇といった構造をもつ関節もある。

● 骨格筋　骨格筋は随意筋で，おもに関節を形成する両側の骨に付着している。ある運動の際に最も収縮する筋を主動筋といい，その運動を補助する筋を協力筋という。また，その運動とは反対向きの運動の際に収縮する筋を

NOTE

❶脊椎椎間板や恥骨結合など，可動性のない関節もある。これらは支持性にすぐれており，体重を支えて姿勢を保つ役割を果たしている。

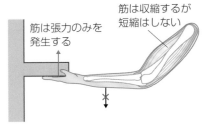

筋は張力のみを発生する

筋は収縮するが短縮はしない

a. 等尺性収縮

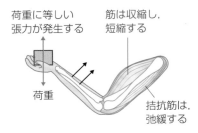
荷重に等しい張力が発生する

筋は収縮し，短縮する

荷重

拮抗筋は，弛緩する

b. 等張性収縮

◯図 7-4　等尺性収縮と等張性収縮

拮抗筋という。これらの筋のはたらきによって，運動の速さや強さが調節されている。

　骨格筋は多くの**筋線維**（筋細胞）からなり，筋線維は多数の**筋原線維**からなる。筋原線維では，**ミオシン**によって形成される太いフィラメント（**ミオシンフィラメント**）と，**アクチン**によって形成される細いフィラメント（**アクチンフィラメント**）が規則正しく配列され，縞模様（横紋）を構成している。筋線維は筋内膜につつまれて束となり，それらの束がさらに筋膜につつまれて大きな筋組織としてはたらいている。

　神経を介して運動の指令が届くと，ミオシンの頭部の運動によりアクチンフィラメントは筋節の中央に滑り込み，その結果，筋の長さが縮む。これが骨格筋収縮のメカニズムである。

　なお，骨格筋の収縮の仕方には，収縮時に筋線維の長さがかわらない**等尺性収縮**と，筋線維の長さがかわる**等張性収縮**の 2 つがある（◯図 7-4）。

2 運動機能障害の原因と特徴

● **運動機能障害が生活に与える影響**　運動機能障害とは，運動器の障害などによって基本的な身体の運動ができない状態をいう。運動機能は，あらゆる日常生活活動（ADL）の基本となるものであり，障害された結果，いままで自立していた日常生活のさまざまな面で問題が生じる。また，身体的な問題だけでなく，うまく動けないことで心理的な問題をかかえたり，社会参加にも影響を及ぼしたりすることがある。

1 意識障害

　随意運動を行うためには，能動的な運動の指令を出すための意識が保たれている必要がある。大脳皮質や上行性網様体賦活系に障害があると，意識障害が生じ，運動の指令を出すことができなくなる。

2 神経の障害による運動機能障害

　運動にかかわる神経系が障害されると，さまざまな運動機能障害が生じる。ここでは運動麻痺，不随意運動，運動失調について解説する。

◆ 運動麻痺

　大脳の運動野から骨格筋にいたるまでの遠心性ニューロンに障害がおこると，骨格筋が随意的に収縮できなくなる。この状態を運動麻痺という。運動麻痺は，その程度や障害部位などによって分類される。

▍完全麻痺と不完全麻痺

　随意運動がまったくみとめられない麻痺を**完全麻痺**，ある程度の随意運動が可能な部分的な麻痺を**不全麻痺**という。

▍中枢性麻痺と弛緩性麻痺

　上位運動ニューロンの障害による麻痺を**中枢性麻痺**，下位運動ニューロンの障害による麻痺を**末梢性麻痺**という。中枢性麻痺では**痙性麻痺❶**，末梢性麻痺では**弛緩性麻痺❷**が特徴的である。

　中枢性麻痺と末梢性麻痺は，障害のある部位によって症状のあらわれ方が異なり，おもに次の４つに分けられる（◎図7-5）。

　① **片麻痺**　一側の上下肢におこる麻痺である。上位運動ニューロンの障害，とくに内包や運動野といった，中脳より中枢側の錐体路に病変があるとおこりやすい。脳血管障害や頭部外傷，脳腫瘍，多発性硬化症などがおもな原因である。

　前述したように，錐体路は錐体交叉によって多くが反対側に移るため，障害された部位と反対側の身体に麻痺がおこる。

　② **単麻痺**　四肢の一肢だけの麻痺である。末梢神経障害を含む下位運動ニューロンの障害がおもな原因となるが，上位運動ニューロンの障害でも，運動野の限局的障害の場合には単麻痺がおこり，この場合は痙性麻痺がみられる。

　③ **対麻痺**　両側の下肢におこる麻痺である。おもな原因は胸髄以下の脊

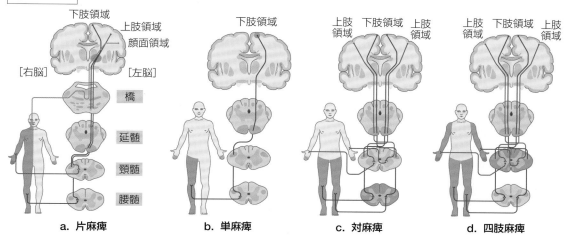

●障害部位

a. 片麻痺　　b. 単麻痺　　c. 対麻痺　　d. 四肢麻痺

◎**図7-5　障害部位と麻痺の種類**

◎表7-1　不随意運動の種類と特徴

一定の運動が繰り返し生じるもの	律動性あり		振戦
	律動性なし		チック，バリズム，痙性斜頸
不規則な運動が連続するもの	速い		ミオクローヌス，舞踏運動
	遅い	遠位筋に出現	アテトーゼ
		体幹に出現	ジストニア

髄の外傷や，脊髄腫瘍などの脊髄の横断性障害，または多発性硬化症などである。

　④　四肢麻痺　四肢すべてに及ぶ麻痺である。橋や頸髄に病変がある場合におこりやすい。頸髄損傷や，脳血管障害，多発性硬化症，筋萎縮性側索硬化症，多発性神経炎などが原因となる。

◆ 不随意運動

　不随意運動とは，自身の意に反して筋の異常な緊張がおこり，身体全体あるいは一部が，勝手に動いてしまう状態である。代表的な不随意運動として，振戦や舞踏運動，アテトーゼ❶様運動などがある（◎表7-1）。原因はさまざまであり，パーキンソン病にみられる静止時振戦や，多発性硬化症や脊髄小脳変性症，肝性脳症などを原因とする企図振戦❷のほか，ハンチントン病による舞踏運動，脳卒中発作後に麻痺側にみられるアテトーゼなどが知られている。

◆ 運動失調

　運動失調とは，協調運動❸を制御する機能が障害されることにより，麻痺や不随意運動がないにもかかわらず円滑な運動が行えない状態をいう。原因となる代表的な疾患は，小脳の腫瘍や血管障害，脊髄炎，脊髄癆，多発性硬化症，外傷，半規管の疾患などである。

　運動失調は，障害された部位によって次のように分けられる。

　①　小脳性運動失調　小脳の障害によって，正確な運動やなめらかな運動，協調運動が障害された状態をさす。歩行の際に歩幅が広くなり，歩行スピードも安定しなくなるなど，酩酊歩行とよばれる酔っぱらいのような歩行を示す。また，小脳虫部の障害では，立位や座位姿勢の保持が困難となる体幹失調があらわれる。

　②　脊髄性運動失調　脊髄の障害により，筋や関節からの深部感覚が大脳皮質や小脳に正しく伝わらない状態である。閉眼時や暗いところで運動失調が増強するロンベルグ徴候を示す。

　③　前庭性運動失調　内耳にある前庭の機能障害により，平衡覚に異常をきたして生じたものをさす。歩行が安定せず，回転性のめまいや眼振がおこる。

3　骨・関節の障害による運動機能障害

　外傷や関節リウマチ，変形関節症，骨肉腫などにより骨・関節がおかされると，運動機能障害をきたす。運動機能障害の原因となる代表的な骨・関節の病態として，ここでは骨折，骨萎縮，関節拘縮を取り上げる。

● **骨折**　骨折による疼痛，腫脹，骨変形などは運動機能を著しく低下させる。骨折の分類はさまざまで，原因による分類（外傷性骨折，病的骨折，疲労骨折）や，発生機転による分類（屈曲骨折，剪断骨折，捻転骨折，圧迫骨折，裂離骨折），皮膚損傷の有無による分類（開放骨折，閉鎖骨折）などがある。とくに骨粗鬆症を有する高齢者においては，転倒により大腿骨近位部骨折をおこしやすく，それが原因となって寝たきりとなる可能性が高いため注意を要する。

● **骨萎縮**　骨量が減少することを**骨萎縮**といい，骨折のリスクを高める要因となる。骨萎縮の原因として，加齢のほか，寝たきりや過度の安静などによる長期間の不活動などがある。

● **関節拘縮**　**関節拘縮**とは，関節包や関節周囲の靱帯・筋などが収縮や癒着をきたし，関節の運動に制限が生じた状態である。原因としては感染症，関節リウマチ，変形性関節症などによる炎症や，外傷などがある。関節がまったく動かなくなった状態を関節強直という。

● **二次障害**　骨・関節の障害によって，長期間，運動が制限されると，廃用症候群（◎69ページ）を生じるリスクが高まる。また，疼痛がある場合，その部位をかばいながらの運動となるため，姿勢や歩容❶に変化を及ぼすこともある。

NOTE
❶歩容（歩様）
　歩行時の姿勢や身体各部位の運動の様子をいう。異常な歩容を跛行といい，関節痛などによる疼痛性跛行のほか，神経障害によって痙性跛行，失調性跛行，麻痺性跛行などが生じる。

---

plus　神経障害による歩行の異常

　中枢神経および末梢神経のいずれかが障害されることで，さまざまな歩行の異常があらわれる。障害部位によって異なる特徴があり，歩行の観察が病態を把握するうえで重要にもなる。代表的な歩行障害には次のものがある。

（1）痙性片麻痺歩行：痙性麻痺が片麻痺として生じた場合にみられる歩行で，おもに脳血管障害が原因となる。上肢は内転して屈曲し，下肢は伸展し，つま先は垂れる。このような姿勢をウェルニッケ-マン肢位という。股関節を中心として半円を描くように患側下肢を振りまわして前進するため，ぶんまわし歩行ともよばれる。

（2）痙性対麻痺歩行：痙性麻痺が両下肢の対麻痺として生じた場合にみられる歩行で，おもに脊髄損傷が原因となる。下肢は伸展かつ内転し，内反した足尖を使って床をこすりながら両足をはさみのように交叉しながら前進する。また，両膝をこすり合わせるようにして前進する歩行もみられる。はさみ脚歩行ともよばれる。

（3）小きざみ歩行：パーキンソン病などによる大脳基底核の障害により生じる。前かがみで床をするように小きざみに歩く。なお，パーキンソン病では，歩きたいときになかなか足が前に出ないすくみ足や，いったん歩き出すと停止することができない加速歩行といった歩行障害もみられる。

（4）鶏歩：足を高くもち上げて，つま先から着地するような歩行である。腓骨神経障害などにより垂れ足（下垂足）の状態になっていることが原因である。

4　骨格筋の障害による運動機能障害

● **筋力低下**　筋の収縮する力がなんらかの原因によって弱まることを**筋力低下**という。筋力低下は，前述した運動麻痺のほか，重症筋無力症などの神経筋接合部疾患，筋炎や進行性筋ジストロフィーなどの筋疾患，甲状腺機能亢進症などの内分泌疾患や代謝疾患などでも生じる。

● **筋萎縮**　筋線維が病的に減少し，筋の体積が減少することを**筋萎縮**という。筋萎縮は，多くの場合，筋力低下を伴う。筋萎縮には次のような種類がある。

[1] **神経原性筋萎縮**　末梢神経障害によって，その支配筋が萎縮する。筋萎縮性側索硬化症や脊髄性進行性筋萎縮症などが原因となる。

[2] **筋原性筋萎縮**　神経に異常はなく，筋自体に原因があっておこる筋萎縮である。多発性筋炎や進行性筋ジストロフィーがおもな原因疾患となる。

[3] **廃用性筋萎縮**　加齢に伴う筋量の減少や，病気や障害によって筋を使用しない状態が長期間続き，サルコペニア❶や廃用症候群をきたすことで生じる筋萎縮である。

□**NOTE**
❶**サルコペニア**
　加齢に伴う骨格筋量の減少と骨格筋力の低下のことをいう。加齢のみが原因となる一次サルコペニアと，加齢以外にも原因がある二次サルコペニアに分けられる。サルコペニアは転倒，骨折，フレイル（加齢に伴い諸機能が低下した虚弱状態）のリスクを高める。

3　評価尺度

　運動機能障害をもつ人への援助にあたり，まずは身体機能を正しく評価することが必要となる。評価尺度の結果を把握し，障害が生活に及ぼす影響を理解することが，次項で述べるアセスメントの視点へとつながる。

1　意識の評価

　まずは運動の指令を出すために必要な意識の評価を行う。多く用いられているのはジャパン-コーマ-スケール（JCS）と，グラスゴー-コーマ-スケール（GCS）である（●208ページ）。覚醒度や意識内容を評価したうえで，アイコンタクトができるか，会話に注意・集中が向けられているか，会話が成立しているか，話した内容を覚えているかなどの認知面についてアセスメントする。回復に伴って自身の身体についてどう感じているか，ボディイメージの混乱はあるかなどについてもアセスメントする。

2　神経の障害の評価

　運動機能にかかわる神経系の評価にあたり，まずは全身状態を確認し，意識障害や運動麻痺による転倒などの危険性がないかを確認する。心肺機能の低下は意識レベルに影響を与えるため，呼吸・循環機能についても注意をはらう。なお，臨床では，CT・MRIといった画像検査，脳波などの電気生理学的検査などが行われることが多い。

● **上肢バレー徴候**　上肢バレー徴候を評価することで，上肢の運動麻痺や，それに伴う筋力低下の有無がわかる。被験者の両上肢を前方に水平に伸展・挙上させ，閉眼のうえで，そのままの姿勢を保つようにさせる。健側はその

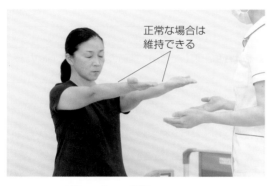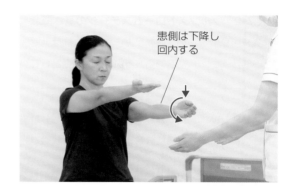

正常な場合は維持できる

患側は下降し回内する

▶図7-6　上肢のバレー徴候
閉眼のうえ，手掌を上にして上肢を前方へ伸展させた肢位を保ってもらう。健側は肢位を維持できる（左図）が，麻痺や筋力低下のある上肢は下降し，前腕が回内する（右図）。

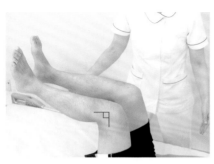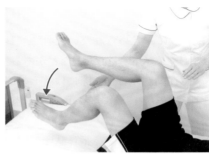

▶図7-7　ミンガッツィーニ試験
仰臥位になり，閉眼のうえ，股関節と膝関節を90度屈曲した肢位を保ってもらう。健側は肢位を維持できる（左図）が，麻痺や筋力低下のある下肢は下降する（右図）。

まま保持できるが，運動麻痺がある側の上肢は徐々に下降し，前腕が回内する（▶図7-6）。

● **ミンガッツィーニ試験**　ミンガッツィーニ試験は，下肢の運動麻痺や，それに伴う筋力低下の有無を確認するための手技である。被験者に仰臥位になってもらい，閉眼のうえ，両下肢の股関節・膝関節ともに90度の屈曲位を保つようにさせる。健側はそのまま保持できるが，運動麻痺がある側の下肢は徐々に大腿・下腿ともに下降する（▶図7-7）。

● **ブルンストロームステージ**　脳血管障害などによる片麻痺の回復過程を6段階で評価する方法である（▶表7-2）。

● **反射の評価**　腱反射，表在反射，病的反射などを確認することで，神経の障害部位が中枢か末梢かを調べることができる。

　1 **腱反射**　腱の上を打腱器（ハンマー）で打ち，筋が収縮する様子を観察する。下顎反射，上腕二頭筋反射，上腕三頭筋反射，膝蓋腱反射，アキレス腱反射などがあり，反射の亢進は上位運動ニューロンの障害，反射の消失・低下は脊髄反射をおこす反射弓❶の障害による。

　2 **表在反射**　皮膚または粘膜の刺激により筋収縮が引きおこされる反射

┌ NOTE
❶反射弓
　感覚器で受容された刺激が，求心性ニューロン，反射中枢を経て遠心性ニューロンに伝わり，効果器にいたって反射がおこるまでの経路全般をいう。

○表7-2　ブルンストロームステージの基本概念

ステージⅠ	随意運動がみられない。筋は弛緩性である。
ステージⅡ	随意運動あるいは連合運動として，共同運動がわずかに出現した状態。関節の動きにまではいたらなくてもよい。痙性が出はじめる。
ステージⅢ	随意的な共同運動として関節の運動が可能な段階。痙性は高度となる。
ステージⅣ	共同運動パターンがくずれ，分離運動が部分的に可能になった状態。痙性は減退しはじめる。
ステージⅤ	さらに分離運動が進展した状態で，ステージⅣよりも複雑な逆共同運動の組み合わせが可能となる。しかし，一部の動作には相当な努力が必要。
ステージⅥ	分離運動が自由に，速く，協調性をもって行える状態。諸動作は正常あるいは正常に近い（多少の拙劣さは許される）。痙性は消失するかほとんど目だたない。

である。腹壁反射，足底反射，角膜反射などがある。中枢性神経障害では消失するものもあれば，出現または亢進するものもある。末梢神経障害では消失する。

　③ **病的反射**　健常者では一般にみとめられない反射で，おもに錐体路障害を示す。バビンスキー反射❶やチャドック反射❷などがある。

● **不随意運動の評価**　不随意運動がみられた際には，その部位や程度，パターン，速度，頻度などを観察する。後述する鼻指鼻試験や図形の模写，書字などは不随意運動の観察に役だつ。

● **運動失調の評価**　運動失調の評価には，鼻指鼻試験，回内・回外試験，踵膝試験，つぎ足歩行の観察などがある。安全に留意して評価を行う。

　① **鼻指鼻試験**　小脳機能検査の一種である。被検者の示指で，自分の鼻先と検査者の指先を交互に触るように指示する。検査者は，1回ごとに指の位置を移動させ，被験者の示指が正確に指先や鼻先をとらえられるかをみる（○図7-8）。また，被験者の示指の動きの速度やなめらかさも評価する。目標に近づくとふるえる場合は企図振戦（○120ページ）があるとわかる。また，目標を示指がこえる，あるいは距離が足りないなど，なかなか触れられない場合は測定異常❸が疑われる。

　② **回内・回外試験**　両上肢の肘を軽く曲げ，前腕を挙上して回内・回外をすばやく繰り返すことができるかをみる（○図7-9）。左右の上肢のどちらかの動きが円滑でなく，不規則となる場合は，同側の小脳の障害が疑われる。

　③ **踵膝試験**　被験者に仰臥位になってもらい，片方の踵部でもう一方の脚の膝から足先まで脛部の上を滑らせながら移動できるかをみる（○図7-10）。繰り返し行い，動きが円滑でなく不規則である場合や，踵部が脛部から外れてしまう場合には，小脳性の運動失調の可能性がある。

　④ **つぎ足歩行の観察**　一歩ごとに踵部を前の足のつま先につけるように直線上を歩いてもらう（○図7-11）。一直線上を歩けない場合は，小脳性の運動失調や麻痺，パーキンソン病などが疑われる。観察の際には，転倒などがおこらないように安全に留意する。

■NOTE

❶ **バビンスキー反射**
　棒の鈍端などで足底の外側を踵から足趾に向けて刺激すると，正常の場合は足指が底屈するのに対し，中枢神経に障害がある場合は背屈する（○図）。これをバビンスキー反射陽性という。

異常

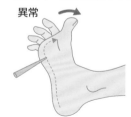

❷ **チャドック反射**
　棒の鈍端などで足背を外顆の下から前方へ刺激すると，中枢神経に障害がある場合は母趾が背屈する。

❸ **測定異常（測定障害）**
　手足の運動を目的のところでとめることができないなど，身体の動きの範囲をコントロールできなくなる症状である。おもに小脳の障害が原因となって生じる。

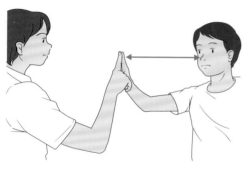

◉図7-8　鼻指鼻試験
検査者は1回ごとに指の位置をかえる。

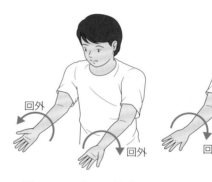

◉図7-9　回内・回外試験
動きの円滑さやリズムを観察する。

踵部を膝の上にのせ，脛部にそってスムーズに
滑り下ろすことができるかを観察する。

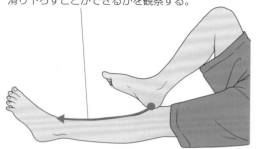

◉図7-10　踵膝試験

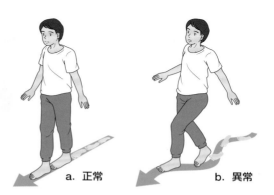

a．正常　　　　　　b．異常

◉図7-11　つぎ足歩行

3　関節可動域の評価

　各関節には，その構造に基づいた運動の方向や角度，動かせる範囲があり，それを**関節可動域** range of motion（**ROM**）という（◉323ページ）。ROM を評価することで，関節の異常や，リハビリテーションの効果を調べることができる。ROM は，年齢や性別，生活様式によっても異なり，また，疾患や長期間の不活動によっても影響を受ける。自力で能動的に動かしうる範囲の自動関節可動域と，他人の外力によって動かしうる範囲の他動的関節可動域があり，いずれかについて，必要に応じて角度計を用いて評価する。筋力低下や関節拘縮があると，自動関節可動域と他動的関節可動域に差が生じる。また，動かすと痛みやしびれなどが生じる部位についても確認する。

4　筋力の評価

　筋力を評価する際には，**徒手筋力テスト** manual muscle test（**MMT**）が用いられる。MMT は，重力と徒手による抵抗を組み合わせて，0〜5の6段階の判定基準に基づいて筋力を評価する方法である（◉表7-3，図7-12）。部位によって筋力に差が生じることがあるほか，利き腕や利き脚は筋力が強い場合があるため左右差も確認する。

◯表7-3　徒手筋力テスト（MMT）の評価

5：強い抵抗を加えても，なおそれと重力に打ち勝って正常可動域いっぱいに動く。
4：いくらか抵抗を加えても，なお重力に打ち勝って正常可動域いっぱいに動く。
3：抵抗を加えなければ，重力に打ち勝って正常可動域いっぱいに動く。
2：重力を除いた状態なら，正常可動域いっぱいに動く。
1：関節の運動はみとめられないが，筋の収縮がわずかにみられる。
0：筋の収縮もまったくみとめられない

数字は評価値。さらに細かく段階をつけるために，5に「－」，4，3，2に「＋」か「－」，1に「＋」を付け加えることができる。

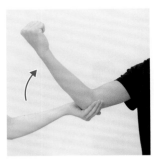
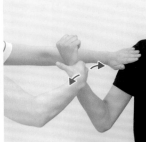

→：対象者が動かす方向
➡：測定者が抵抗を加える方向

a. 肘関節屈曲筋群
（左写真：MMT3，右写真：MMT4・5）
座位で前腕を回外させ肘関節を屈曲させる。抵抗を加える場合は，片手で対象者の前腕遠位部を把持し，伸展方向に力を加える。他方の手で対象者の肩を固定し，ほかの筋群のはたらきを防ぐ。

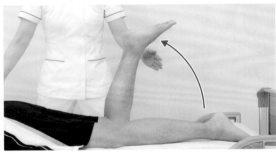
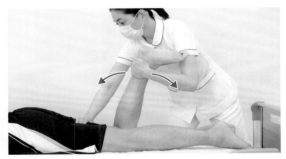

b. 膝関節屈曲筋群（左写真：MMT3，右写真：MMT4・5）

腹臥位で下肢伸展位から膝を約90度屈曲させる。抵抗を加える場合は，片手で対象者の下腿遠位部を把持し，伸展方向に力を加える。他方の手で対象者の股関節周辺を固定し，ほかの筋群のはたらきを防ぐ。

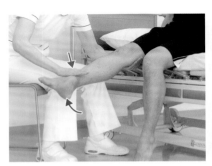
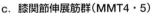
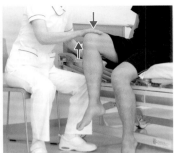
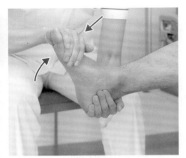

c. 膝関節伸展筋群（MMT4・5）　　**d. 股関節屈曲筋群（MMT4・5）**　　**e. 足関節背屈筋群（MMT4・5）**

◯図7-12　徒手筋力テスト（MMT）
MMT3の判定を行い，その結果によって，MMT4か5か，またはMMT2〜0かの判定を行う。MMT4・5の判定の際，抵抗を加える部位は，運動がおこる関節の遠位部に力を加えることが基本である。

　末梢神経障害による神経原性筋萎縮など，筋力低下には神経の障害がかかわっていることが多い。そのため，筋力の評価として，前述した上肢バレー徴候やミンガッツィーニ試験のほか，脳血管障害の場合にはブルンストロームステージが用いられる場合もある（●123ページ）。

5 ADL の評価

　ここまで解説した評価尺度によって，対象者の運動機能を把握するとともに，ADL を評価することも重要である。ADL の評価尺度としては，バーセルインデックスや，機能的自立度評価法が用いられる（●85ページ）。

4 リハビリテーション看護の方法

1 アセスメントの視点

　運動機能障害のアセスメントを行う際には，障害をもつ人の動作が，その人の生活や社会参加，人生にどのように反映されているか，また，なぜそのような動作を行っているのか，という視点でみることが必要である。その人のできる動き，できない動きは，疾患や障害が原因となっているだけでなく，環境や個人的背景が関連している場合もあるため，さまざまな要因の関連性に着目してアセスメントすることが重要である。ここでは ICF の視点に基づいたアセスメントについて解説する（●図7-13）。

◆ 心身機能・身体構造

　障害部位や障害の機序の把握は，障害をもつ人の動きを理解するためのアセスメントの原点である。また，障害だけでなく，障害の原因となっている疾患の病態・症状，今後の治療の見通しも把握する。障害をもつ人は，身体機能や構造の変化に伴い，ボディイメージ（●93ページ）に混乱をきたしている可能性もある。障害による心理的反応についてもアセスメントすることが適切なケアにつながる。

◆ 活動・参加

● **している ADL とできる ADL**　身体機能や構造が変化することにより，日常生活のなかの動きにも変化が生じる。変化した動きによる本人の能力（できる ADL）と実際の活動（している ADL）をアセスメントすることは，今後の支援を検討するうえで重要な情報となる。たとえば，している ADL からは，その人ならではの自立のための工夫やコツを把握することができる。また，ふだんは「していない」動きが，実は「できる」動きであったり，一部の支援を受ければできる ADL になったりすることもある。している ADL を増やすために，できる ADL という潜在的な力を把握することが必要である。

● **安全面への配慮**　障害をもつ人が安全面に配慮できている部分と，でき

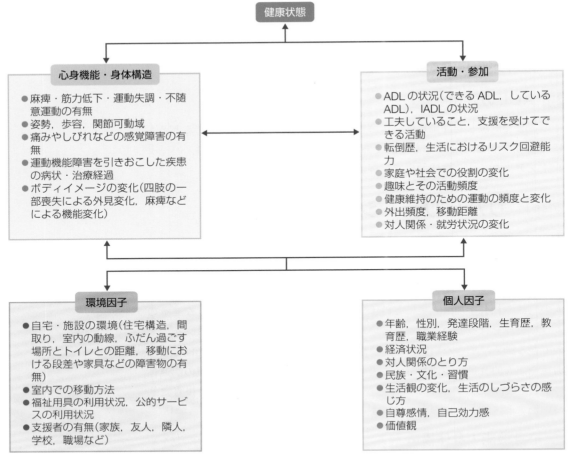

◉図7-13　ICFに基づく運動機能障害をもつ人のアセスメントの視点

ていない部分を把握するために，転倒歴や危機回避能力もアセスメントする必要がある。とくに運動機能障害をもつ人は，疲れ・しびれ・痛みに日内変動が生じることで，朝方・日中・夜間で活動性が異なることがあるため，している ADL のゆらぎに着目する必要がある。

　障害をもつ人のセルフケア能力を促進するためには，安全かつ必要最小限の援助を行うことが肝心である。アセスメントの結果を支援者間で共有し，病棟で自立している ADL を，在宅・地域でも同様に行えるように調整をはかっていく。

● **社会参加**　運動機能障害による ADL の変化は，障害をもつ人の家庭生活や社会における役割にも影響を及ぼす。社会参加や，周囲との付き合いについてアセスメントを行うことで，本人のなりたい姿が見え，支援の糸口をつかめることもある。

◆ 環境因子

　運動機能障害をもつ人の生活は，退院や転院などの環境変化によって大きな影響を受ける。退院・転院先でも，必要な環境が整っていることが，本人

の自立を促すことにつながる。

　たとえば，住まいの構造や動線，移動方法，福祉用具の利用状況などが，本人の身体機能やADLに合っているかをアセスメントすることで，環境調整やできるADLの工夫の提案などにつながる。また，自宅周囲の環境を把握し，安全・安楽に外出できる方策を考えることは，社会参加を促進するためにも重要である。さらに，社会資源の利用についてアセスメントすることも，本人の望む暮らしを支える環境整備につながる。

◆ 個人因子

　自身の病状や，ボディイメージの変容に対する受けとめは，障害をもつ人の年齢や発達段階，性格，人生経験などとも関連し，非常に個別性が高い。障害をもつ人が思いを表出できるように促し，生活のしづらさに対する感じ方や，ボディイメージの変容に伴う心理的反応や自尊感情・自己効力感の変化について把握する必要がある。看護師が障害をもつ人のつらさや悲嘆に寄り添い，語りのなかからこれからの暮らしで大切にしたいことや価値観を明らかにすることは，本人の主体性を引き出し，なりたい姿へと進むエンパワメントにつながる。

2　運動機能障害をもつ人への支援

　障害をもつ人が自立して動くことができるように，看護師は多職種と連携しながら生活のなかでセルフケアの再獲得を導いていく。これは，障害をもつ人の活動・社会参加の促進につながる大切なかかわりである。ここでは，運動機能障害をもつ人の移動・移乗，更衣，整容，入浴を支える支援を取り上げる。

◆ 移動・移乗の支援

▐ 生活リズムを整えるケア

　移動・移乗の支援のために最初に看護師が行うことは，障害をもつ人の覚醒と睡眠のリズムを整え，移動・移乗のための訓練に必要な活動と休息のバランスをとることである。障害をもつ人は，疾患などによって体力が低下し，姿勢を保持するだけでも疲労する場合がある。適宜，休憩を取り入れながら，活動時間にメリハリをつくるようにする。さらに，決まった時間に起床し，日光を浴びることも重要である。

　また，エネルギーやタンパク質などの栄養を十分に摂取し，脱水予防のために水分補給を促す。これは排泄を整えることにもつながる。血糖値の変動にも注意し，とくに糖尿病患者でインスリンを用いている場合には，頻脈・動悸・冷汗・振戦などの低血糖症状を確認する。このように生活を整えることで，障害をもつ人の意識が活性化し，移動・移乗のための訓練に適応できるようになる。

▐ 姿勢保持と基本動作獲得への支援

　床上での安静が長期間続くと，筋力低下や関節拘縮などの廃用症候群をま

ねく。とくに頸部や体幹の筋力低下は，姿勢保持を困難にするため，早期に
ベッドサイドで座位訓練・立位訓練を行い，座位・立位の姿勢を保持できる
ように支援する必要がある。ここでは，おもに片麻痺のある場合の動作と援
助について解説する。

● **起居動作**　座位・立位を保持するためには，寝返りや起き上がりといっ
た基本的な起居動作を自身で安全に行えるようになることが必要である。は
じめは援助を行うが，少しずつ援助する量を減らしていき，最終的には自立
できるように進める。

　1 寝返り　患側肩関節の保護と体位変換の容易さを考慮し，健側が下に
なる側臥位が望ましい。寝返り後にベッド柵に近づきすぎないように，まず
は身体とベッド柵との間にスペースを確保する。

（1）自立した寝返り動作：仰臥位の状態で患側前腕を腹部の上にのせ，健側
　　　下肢を患側下肢の下に入れる（○図7-14-a-①）。健側上肢で患側上肢を

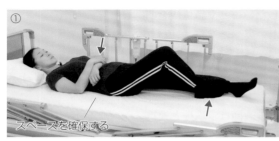
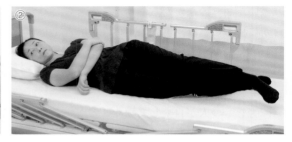
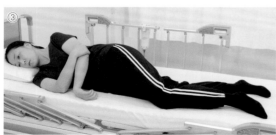

a. 左片麻痺のある人の自立した寝返り動作
①寝返り後にベッド柵に近づきすぎないように，身体と
　ベッド柵との間にスペースを確保する。患側前腕を腹部
　の上にのせ（➡），健側下肢を患側下肢の下に入れる
　（➡）。
②健側上肢で患側上肢を把持し健側に引き寄せ
　る。健側下肢で患側下肢を寝返る方向に導く。
③側臥位をとる。
注）見やすいようにベッド柵は外している。

MOVIE

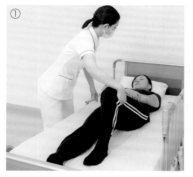
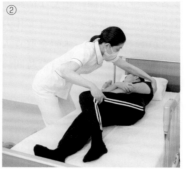
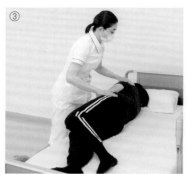

b. 左片麻痺のある人の寝返り動作の介助
①健側に立ち，患側の膝を立てる。患側前腕は腹部の上にのせてもらう。
②顔と視線を寝返りする側に向いてもらう。患側の肩と膝に手をあて，手前にゆっくり回転していく。
③後方に倒れないように肩と腰部を支える。

MOVIE

○**図7-14　左片麻痺のある人の寝返り動作**

把持して健側に引き寄せ，健側下肢で患側下肢を寝返る方向に導く（◉図 7-14-a-②③）。

（2）看護師が介助する場合：看護師は対象者の健側に立ち，対象者の患側の膝を立て，患側前腕を腹部の上にのせてもらう。対象者の肩と膝に手をあてて回旋する（◉図 7-14-b）。

2 **起き上がり（ベッド上端座位）**　健側下肢を下にした側臥位から開始する。

（1）自立した起き上がり動作：健側下肢で患側下肢を保持してベッドサイドに下ろす（◉図 7-15-a-①）。その後，健側の肘を立て，前腕，手掌の順について上体を起こす（◉図 7-15-a-②〜④）。起き上がったあとは足底を床に，手掌をベッドサイドについてバランスを保持する（◉図 7-15-a-⑤）。

（2）看護師が介助する場合：健側に立ち，健側を下にした側臥位の状態から，

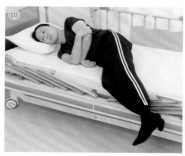
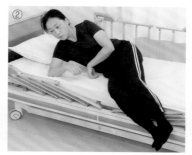
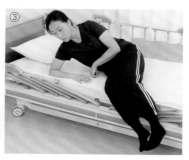
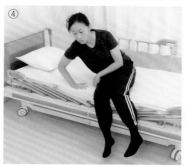
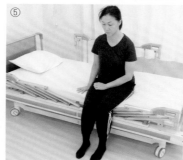

a．左片麻痺のある人の自立した起き上がり動作（ベッド上端座位）

健側を下にした側臥位の状態から，健側下肢で患側下肢を保持してベッドサイドに下ろす（①）。健側上肢の肘を立て（②），前腕（③），手掌（④）の順について起き上がり，足底を床に，手掌をベッドについてバランスを保持する（⑤）。

MOVIE

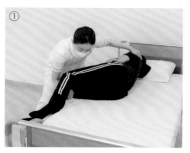
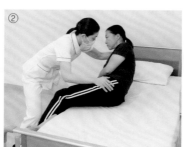
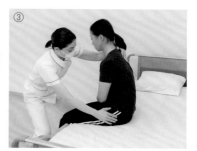

b．左片麻痺のある人の起き上がり動作（ベッド上端座位）の介助

健側を下にした側臥位の状態から，肩と膝窩を支えてベッドサイドに下ろす（①）。肩と腰部を支えながら上体を起こしていく（②）。足底を床に，手掌をベッドにつき安定した端座位を確保する（③）。

MOVIE

◉**図 7-15　左片麻痺のある人の起き上がり動作**

肩と膝窩を支えてベッドサイドに足を下ろし，肩と腰部を支えながら上体を起こしていく（◯図7-15-b）。起き上がったあとは足底を床に，手掌をベッドサイドについて安定した端座位を確保する。

● **座位訓練・立位訓練**　長期安静臥床していた場合や，脳血管障害などの疾患が自律神経に影響を及ぼしている場合などには，臥位から座位・立位に変換した際に起立性低血圧をおこすことがある。したがって，座位訓練・立位訓練はベッドのギャッチアップから段階的にはじめ，失神やめまいに注意しながら少しずつ進めることが大切である。

　脳血管障害の場合，座位訓練は座位耐性訓練基準にそって進める（◯表7-4）。立位訓練は，座位が安定したところで開始する。立ち上がる際は，端座位の状態で健側下肢を患側下肢よりも後方に引き，上半身を前屈して健側に力を入れて立ち上がり，徐々に患側下肢にも体重がかかるようにする（◯図7-16）。立位訓練時は，バランスをくずして転倒・転落しないように十分

◯**表7-4　座位耐性訓練基準**

1）安静度・座位訓練開始時期
①脳卒中急性期には，2〜5割の確率で増悪がみられ，まれに座位による血圧下降が増悪の誘因になるので，数日間は安静が無難であることを患者・家族に説明する。
②意識障害と麻痺の程度により，（増悪の危険率は異なるので）安静期間を区別する。
　a）意識がJCSで2・3桁例は1桁に回復するまでは安静
　b）意識がJCSで1桁でBRS*4以下の（中等度〜重度）麻痺は4割増悪するので，3日間は床上安静
　c）意識がJCSで1桁でBRS5以上の（軽度）麻痺や意識清明例は増悪頻度は5%程度
　　・すでに発症後数日経過しており症状が安定していた場合　　　　　　には入院初日から可能
　　・患者が座位での排泄・食事を強く希望する場合
　　　　ただし，上記①について説明し，（座位による血圧下降が増悪の誘因になりうるので）軽症例でも初回は，血圧・症状の観察下で行う。
③全身状態が安定していること，増悪がみられた場合，停止を確認してから開始する。
2）訓練方法
①来院時あるいは医師の診察時に起座・歩行可能なものは，はじめから端座位でよい。
②上記（①）以外は，30度，45度，60度，最高位（80〜90度）ギャッチアップした座位，車椅子の5段階とし，30分可能となれば，次の角度にあげる。
③患者・家族に以下の説明をしてから開始する。
　a）増悪の危険が高い時期が過ぎたので座る訓練を開始する。
　b）まれに頭部挙上で増悪するが，血圧や症状などの観察下で行うので危険はない。
④訓練は，可能なら午前と午後の2回行う。
3）観察項目
①患者の意識レベル，話しかけに対する反応，顔貌，座位バランス
②血圧と脈拍：開始前，直後，5分後，10分後，15分後，30分後
③患者の自覚症状（気分不良，吐きけ，めまい，疲労感など）を問いながら行う。
4）中止基準
①意識や反応が鈍くなったときには中止する。
②血圧低下が30mmHg以上のときには中止する。
③血圧低下が30mmHg未満のときには，その後の回復や自覚症状で判断する。
④血圧上昇時は，脳梗塞では自覚症状がなければ続行してよい。
　脳出血時には，30mmHg以上の上昇，180mmHg以上になった場合には中止。
⑤自覚症状を訴えたときには，他覚症状をみて総合的に判断する。

＊BRS：ブルンストロームステージ

（近藤克則ほか：急性期リハビリテーションの安全管理．総合リハビリテーション23（12）：1051-1057，1995による，一部改変）

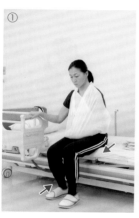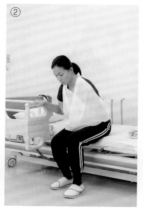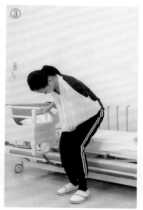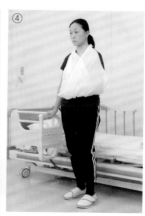

◗図 7-16　左片麻痺のある人の端座位からの立ち上がり
①殿部を前方に移動させ，ベッド端に浅く腰かける（➡）。健側足部を後方に引き寄せる（➡）。ベッド柵をつかむ
　（ベッド柵がなければベッドに手掌をつく）。
②③上体を前傾させて健側に力を入れて立ち上がる。
④最初は健側下肢で支え，徐々に患側下肢にも体重をかけるようにする。目線は前方に向ける。
注）看護師が介助する場合は，患側の前方に立ち，ふらつきや膝折れ時に支えられるようにする。

注意する必要がある。看護師は，患側の前方位置に立ち，ふらつきや膝折れ時に支えられるようにする❶。

　急性期の場合，障害をもつ人は，訓練の時間以外は，疲労を理由に臥床しがちである。気分転換の時間を設け，できる限りベッドのギャッチアップを行って座位を保つ機会や，足浴や更衣などを通して端座位をとる機会をつくるとよい。訓練で学習してきたことを生活の一場面で実施できるようになると，障害をもつ人の自己効力感の向上や主体性の回復につながるため，安全に行える機会をつくることが重要である。

▌車椅子への移乗の支援

　座位訓練によって，ベッド上の座位が 30 分以上可能となったところで，車椅子移乗を開始する。その後，車椅子の乗車時間を長くしていくことで，生活活動範囲を拡大することができる。

● **環境調整**　車椅子への移乗の訓練に先だって，環境調整を行う必要がある。片麻痺などがある場合は，対象者の健側のベッドサイドに車椅子を設置できるように，また，ベッドに対して 30〜45 度の角度で車椅子を設置できるように空間をつくる。ベッドの高さは，車椅子の座面と合わせる。対象者の体格が大きい場合や，骨折などで創外固定❶されていて下肢に支持性がない場合などは，スライディングボードを用いて座位のまま移乗することも有効である。スライディングボードを使用する場合は，ベッドに対して 180 度または 90 度の角度で車椅子を設置する場合もあり，援助者の立ち位置も含めて考えてベッドサイドの空間を調整する必要がある。

● **障害の程度に合わせた援助**　基本的に，対象者が自分できることは本人に行ってもらい，必要な部分の援助を行う。ここでは立位保持が困難な場合と，立位保持が可能な場合の車椅子移乗の援助について解説する。

　1 立位保持が困難な場合の車椅子移乗の援助　四肢に重度の運動機能障

◗MOVIE
❶立位訓練の援助

▭NOTE
❶創外固定
　骨折部位の近位と遠位に経皮的にねじやピンを刺入し，体外の連結器で固定する治療法である。

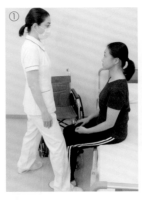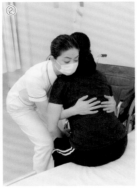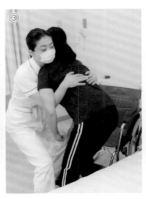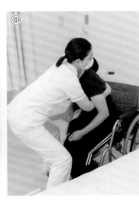

◉**図7-17　立位保持が困難な場合の車椅子移乗の援助**
①看護師は対象者と正面で向かい合い，車椅子側の足を少し後ろに引き，支持基底面を広げる。患側の膝折れを防止するため，看護師の膝で支える。
②対象者の腋下から腕を入れ手掌を肩甲骨部にあて，対象者を前傾させる。
③対象者の健側下肢に体重がのるように重心を移動させ，同時に看護師の重心を後ろ側の足に移すことで対象者の殿部を浮かせる。
④アームサポートの高さまで浮いたら，中腰の状態のまま対象者の健側下肢と看護師の下肢を軸にして方向転換し，ゆっくりと対象者の殿部を車椅子の座面に接近させ，深く着席してもらう。

害がある対象者は，体幹・下肢の支持性がなく立位保持が困難であるため，車椅子移乗に援助を要する。ここでは看護師1名による移乗動作を解説するが，対象者の体格が看護師より大きい場合などは，安全性を考慮し，複数名の看護師で行う，もしくはリフトを使用することが望ましい。

(1)車椅子にブレーキがかかっていることを確認し，フットサポートを上げる。

(2)対象者を安定した端座位とし，看護師は車椅子側の足を後ろ側に引いて支持基底面を広げる（◉図7-17-①）。患側の膝折れを防止するため，看護師の膝を患側の膝に接触させ，支える。

(3)看護師は腋下から腕を挿入して肩甲骨部に手掌をあて，対象者の身体を前傾するように誘導する（◉図7-17-②）。

(4)看護師の左肩と対象者の健側下肢に体重がのるように重心を移動させ，同時に看護師の重心を後ろ側の足に移すことで，対象者の殿部を浮かせる（◉図7-17-③）。

(5)アームサポートの高さまで殿部が浮いたら，対象者の下肢と看護師の下肢を軸にして方向転換し，ゆっくりと対象者の殿部を車椅子の座面に接近させ，深く着席してもらう（◉図7-17-④）。

　　②**立位保持が可能な場合の車椅子移乗の援助**　片麻痺や廃用症候群などがあるが立位保持が可能な対象者の場合は，健側の支持性や上肢の筋力などを見きわめたうえで，膝折れ防止のための支持や体幹の回旋の援助を行う。

(1)車椅子にブレーキがかかっていることを確認し，フットサポートを上げる。

(2)対象者に端座位になってもらい，殿部を前方にずらしてベッドサイドに浅く腰かけてもらう。

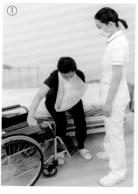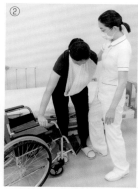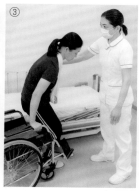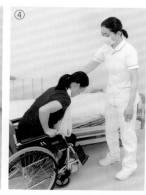

MOVIE

◉図 7-18　立位保持が可能な場合の車椅子移乗の援助
①健側上肢でアームサポートを握ってもらう。
②立位を促し，膝折れがおこらないように看護師の下肢で患側の膝を支える。
③健側下肢を軸に方向転換を促し，必要に応じて看護師は対象者の身体を支える。
④ゆっくりと着席してもらう。

（3）健側上肢でアームサポートを握ってもらう（◉図 7-18-①）。

（4）前傾姿勢をとってもらい，声かけによって立位を誘導する。その際，膝折れがおこらないように対象者の膝を看護師の下肢で支える（◉図 7-18-②）。

（5）安定した立位が確保されたところで，対象者の膝から下肢を離し，健側下肢を軸に方向転換を促す（◉図 7-18-③）。方向転換のための体幹の回旋は，一連の移乗動作のなかでも難易度が高いため，必要に応じて看護師が身体支持や動作の誘導を行い転倒予防に努める。

（6）座面位置を確認し，ゆっくりと腰を下ろすように声をかける（◉図 7-18-④）。

● **車椅子移乗の援助のポイント**　移乗時の転倒・転落の予防として，あらかじめ，つかまる場所，重心の移動スピード，移乗時の目線などの注意点を示しておくとよい。これにより，障害をもつ人自身が配慮できるようになる。

　また，車椅子移乗の手順は，本人の能力や意見，動きやすさに合わせて変化していくものである。本人と援助者が意見を出し合うことで，よりよい方法を互いに編み出すことができる。さらに，移乗方法をみずから決定することは，本人のやる気や自信のみなもとにもなる。

● **心理的援助**　障害によってボディイメージが変容している場合，はじめての車椅子への移乗は，バランスが安定しないことによる恐怖を伴う。看護師は，障害をもつ人の困難に対して理解を示しながら，車椅子への移乗によって活動範囲が拡大することなどのメリットを伝え，小さな成功をフィードバックしながら，よい体験を積み重ねられるようにかかわる。

　車椅子への移乗動作が自立すれば，活動範囲が広がり，トイレや洗面台へ行くことなどが可能となるため，セルフケア能力や自信の高まりにつながる。本人が安全面への配慮ができているかなども評価しながら，活動・参加の促進に向けて支援する。

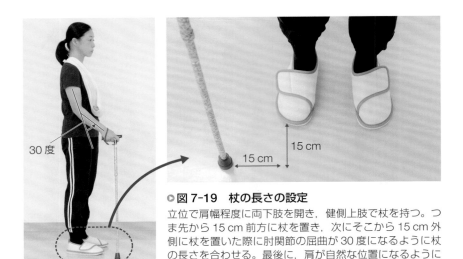

◉**図7-19　杖の長さの設定**
立位で肩幅程度に両下肢を開き，健側上肢で杖を持つ。つま先から15 cm前方に杖を置き，次にそこから15 cm外側に杖を置いた際に肘関節の屈曲が30度になるように杖の長さを合わせる。最後に，肩が自然な位置になるように調整する。

▌杖歩行の指導

●**杖の種類**　杖には，①上肢による体重の支持，②立位・歩行時の基底面の拡大，③歩行時の重心移動といった機能があり，立位・歩行が困難となる障害，すなわち骨折などの下肢の外傷や，片麻痺・対麻痺，パーキンソン症候群といった多様な病態に適応される。握りの形状によりT字杖やC字杖などに，杖先の形状により単脚杖や多脚杖などに分けられるほか，松葉杖やロフストランドクラッチなどさまざまな種類がある（◉102ページ）。

●**長さの設定**　杖の長さの設定については，立位でつま先の前外方15 cmに杖先を置いたときに肘関節が30度の屈曲位をとる長さがよいとされる。しかし，これはあくまで一般的な目安であり，使いやすい長さや握りの高さは個々で異なる（◉図7-19）。また，杖の種類によっても異なり，松葉杖の場合は，腋窩受けと腋窩の間は2〜3横指あけて，直接腋窩に体重がかからないように調整する必要がある。

●**杖歩行**　歩行の練習の前に，床がぬれて滑らないか，障害物がないかなどを確認し，環境を整備する。ここでは片麻痺がある場合の杖歩行について解説する。

　杖を健側に持ち，杖→患側下肢→健側下肢の順に前進する3動作歩行（常時2点支持歩行）を基本とし，上達すれば，杖と患側下肢を同時に出す2動作歩行（交互2点1点支持歩行）に移行する（◉図7-20）。

　また，階段昇降の昇りは，杖→健側下肢→患側下肢の順に進む。下りは，杖→患側下肢→健側下肢の順に進む（◉図7-21）。

　練習の開始当初，障害をもつ人は恐怖心から目線が足もとへと下がり，前傾姿勢となって重心が不安定となるため，前方を向いて歩くように促す。また，下りの際は，看護師は患側の前方位置から見まもり，安全を確保する。

▌移動・移乗ができない場合の支援

　長期にわたって動けない状態が続くと，関節拘縮や筋萎縮，心肺機能低下

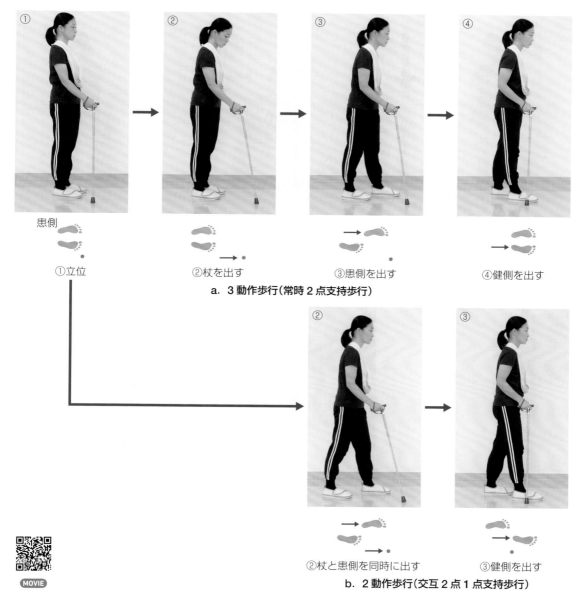

患側

①立位　　②杖を出す　　③患側を出す　　④健側を出す

a. 3動作歩行（常時2点支持歩行）

②杖と患側を同時に出す　　③健側を出す

b. 2動作歩行（交互2点1点支持歩行）

MOVIE

◉**図7-20　左片麻痺のある人の杖歩行**

などの廃用症候群をおこし，より一層，運動が困難な状態に陥る。このような状況になると，転倒・転落のリスクが高まるだけでなく，動くことへの不安や無力感を生み，自発性・活動性が低下したり，抑うつ状態になったりする。運動しない状態が続き，さらに障害が悪化するという，このような悪循環に陥らないように，廃用症候群の発生を予防するケアを行う必要がある。

● **廃用症候群の予防**　重度の意識障害や麻痺がある場合，股関節の外転拘縮・外旋拘縮や，肘の屈曲拘縮，尖足位といった関節拘縮がおこりやすい。つねに良肢位を保ち，同一の体位や関節角度を保持しすぎないようにする必要がある。

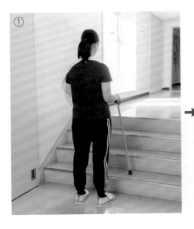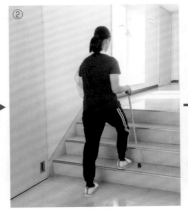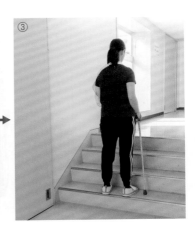

a. 階段昇り

杖→健側下肢→患側下肢の順に昇る。

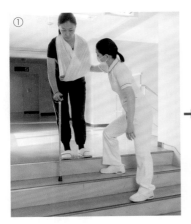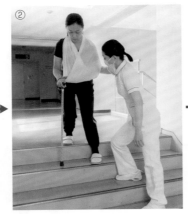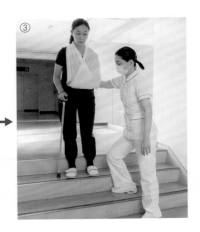

b. 階段下り

①杖→②患側下肢→③健側下肢の順に下りる。看護師は患側の前方位置から見まもり，安全を確保する。

◦図7-21　左片麻痺のある人の杖歩行による階段昇降

MOVIE

　関節拘縮の予防には，**関節可動域訓練**が有効である（◦図7-22）。1日1回以上，1回の運動につき10回程度，関節を動かすことで，関節可動域が維持あるいは改善する。また，低負荷の運動ともなるため筋力低下の予防にもなるほか，身体の緊張をほぐして痛みを緩和することにもつながる。関節可動域訓練を，排泄や清潔などの生活動作や，移動を伴う検査や治療などの合間に，看護師によって行うことも有効である。

● **褥瘡予防**　皮膚の感覚障害があると体動が減り，身体の除圧が適度に行われず，皮膚への血流が妨げられ褥瘡の原因となる。また，ギプスなどによる長期固定や，長期臥床による栄養障害も褥瘡の原因となる。

　看護師は，体位変換の頻度や，座位姿勢，除圧の程度，栄養状態，皮膚の湿潤の有無などをアセスメントしたうえで，褥瘡の発生を予防する。具体的には，体位を整える，クッションを用いて安楽な姿勢にする，体圧分散マッ

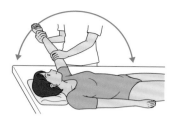

a. 肩関節屈曲
対象者の肘と手関節を把持し，腕をゆっくりと挙上する。

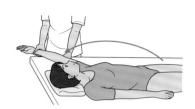

b. 肩関節外転・内点
対象者の肘と手関節を把持し，腕をゆっくりと側方へ広げる。

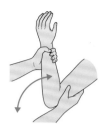

c. 肘関節屈曲・伸展
上腕下部と手関節を把持し，肘をゆっくりと曲げのばしする。

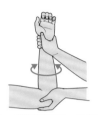

d. 前腕の回内・回外
肘関節を90度に屈曲し，肘関節と手関節を把持して前腕をゆっくりと内側・外側にまわす。

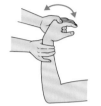

e. 手関節屈曲・伸展
手関節の下と手掌を把持し，手関節をゆっくりと掌屈・背屈する。

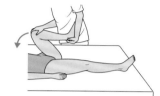

f. 股関節・膝関節屈曲
踵を把持し，膝に手を添え，膝を胸に近づけるように股関節と膝関節をゆっくりと屈曲させる。

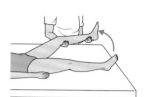

g. 股関節内転・外転
膝窩部と足関節を把持し，下肢を少し持ち上げ，ゆっくりと内側・外側に動かす。

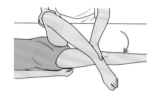

h. 股関節内旋・外旋
股関節・膝関節を90度に屈曲し，足関節を把持し，膝に手を添え，下腿をゆっくりと内側・外側に動かす。

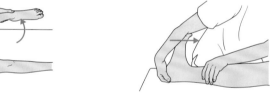

i. 足関節伸展（背屈）
踵を把持し，足底にあてた前腕をゆっくりと倒す。

▶**図 7-22　関節可動域訓練**

トレスを活用する，排泄物を除去して清潔に保つ，衣服のしわやベッドシーツのしわをのばす，などの援助を行う。

◆ 更衣動作の支援

　病床生活では，終日，寝衣のまま過ごすことも多いが，更衣動作を習慣化することで生活にリズムが生まれるだけでなく，関節可動域訓練にもなり，生活の再構築につながる。ただし，衣服の着脱には，袖通しやボタンかけといった複雑な動作が必要となり，障害をもつ人が習得するにはかなりの時間と労力を要する。具体的な更衣動作の指導や見まもりだけでなく，習得への意欲が持続できるような援助を行っていく必要がある。

● **安全への配慮**　更衣動作の自立のためには，可能な限り座位や立位を保持できることが望ましい。しかし，麻痺があるなど姿勢の保持が困難な場合には，転倒・転落の危険がある。その予防には，適切な姿勢の選択が重要で

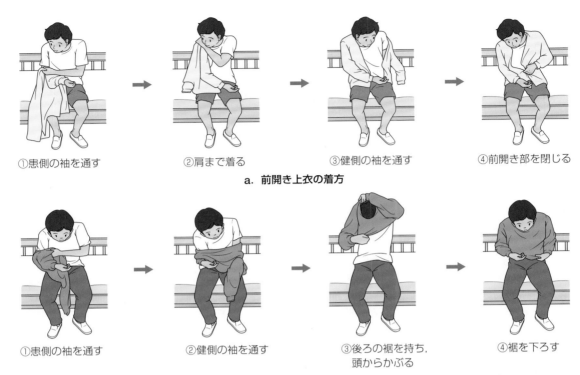

①患側の袖を通す　②肩まで着る　③健側の袖を通す　④前開き部を閉じる

a. 前開き上衣の着方

①患側の袖を通す　②健側の袖を通す　③後ろの裾を持ち，頭からかぶる　④裾を下ろす

b. かぶり式上衣の着方

◉図 7-23　右片麻痺のある人の上衣の更衣

あり，座位・立位のバランスや起居動作の安定性をよく確認する。また，周囲の環境を整理すること，両足底面がしっかりと床につく椅子やベッドの高さに調整すること，状況に応じて体幹の支持を行うこと，つねにそばで見まもることといった安全への配慮が必要である。

● **上衣の着脱**　座位で行う。片麻痺がある場合は，健側から脱ぎ麻痺側から着る脱健着患が原則である（◉図 7-23）。上衣は，ゆったりとしたかぶり式のものが着脱しやすい。前開きの上衣は，着脱は容易だが，ボタンやファスナーの操作に自助具を必要とする場合がある。

　脊髄損傷者の上衣の着脱は，第 4・5 頸髄損傷の場合は全介助となるが，第 6 頸髄以下の損傷であれば車椅子上座位で自立して行うことができる。残存機能によって動作はさまざまであるが，一例として，着衣は両腕の肘まで袖を通したあとに頭を入れるという方法がある（◉図 7-24）。また，脱衣は片腕を服の中に入れて反対側の腕の肘を袖から引き抜き，背中・肩・頭を抜いて，最後に服の中に入れていた腕を抜く方法がある。

● **下衣の着脱**　座位で行う。ゆったりとしたサイズで伸縮性があるものが着脱しやすい。片麻痺がある場合と，第 6 頸髄以下の脊髄損傷者の場合の例を次に示す。

　1 片麻痺がある場合　着衣は，①患側下肢を健側下肢の上にのせる，②患側下肢の膝のあたりまで下衣を通す，③患側下肢を下ろして健側下肢の

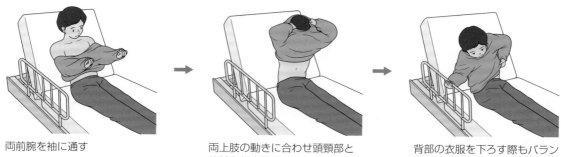

両前腕を袖に通す　　両上肢の動きに合わせ頭頸部と体幹を軽度前屈する　　背部の衣服を下ろす際もバランスに注意する

▶図 7-24　第 6 頸髄以下の脊髄損傷患者の上衣の更衣

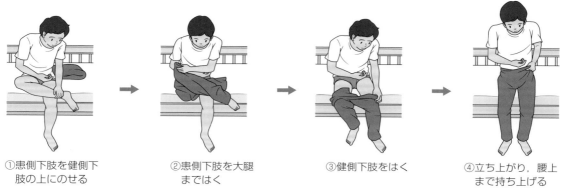

①患側下肢を健側下肢の上にのせる　　②患側下肢を大腿まではく　　③健側下肢をはく　　④立ち上がり，腰上まで持ち上げる

▶図 7-25　右片麻痺のある人の下衣の更衣

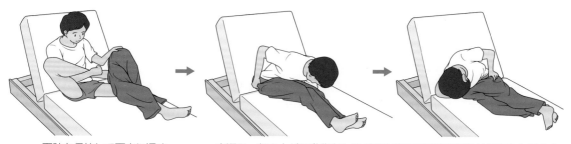

下肢を保持して下衣に通す　　寝返り・起き上がり動作をしながら片側ずつ殿部を浮かせて下衣を引き上げる

▶図 7-26　第 6 頸髄以下の脊髄損傷患者の下衣の更衣

大腿のあたりまで下衣を通す，④ 立位になり下衣を引き上げる，という順序で行う（▶図 7-25）。脱衣はこれを逆の手順で行う。

　　❷ 第 6 頸髄以下の脊髄損傷の場合　着衣は，① ベッドをギャッチアップして座位をとる，② 片手で下肢を持ち，もう一方の手で下衣に通す，③ 両下肢とも下衣に通したら，前傾して左右への重心移動を行って片方ずつ殿部を浮かせながら両側の下衣をなるべく上げる，という順序で行う（▶図 7-26）。③ の際には，臥位をとり，寝返りを行って側臥位の状態で行ってもよい。

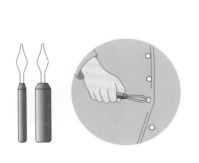

a. ボタンエイド
ループの部分をボタン穴に通し，ボタンを引っかけて引く。

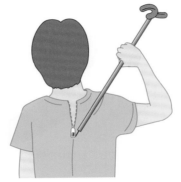

b. フック付き整容エイド
ファスナーのリング部分にフックを引っかけることによりファスナーを上げる。

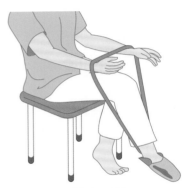

c. 靴下エイド
靴下エイドの先に靴下を入れ，床に置く。ひもを引きながら足が靴下に入るよう操作し，徐々に引き上げていく。

◖**図 7-27　更衣に用いるおもな自助具**

脱衣はこれを逆の手順で行う。

● **自助具の使用**　ボタンかけやファスナーの上げ下ろしなどの動作の際には，必要に応じて自助具を活用する（◖図 7-27）。自助具は，個々人の運動機能の状態，関節可動域，手の巧緻性といったさまざまな要因が関係するため，作業療法士（OT）などと連携をはかり，障害をもつ人の意見を取り入れ，最適な自助具の選定および使い方の工夫を行う必要がある。

◆ 整容動作の支援

運動機能障害をもつ人の整容動作は，さまざまに工夫された自助具を用いることで，ある程度自立できる。たとえば準備のみ看護師が行い，実施は本人が行うなど，なるべく自立をはかれるように促す。

● **洗顔**　立位での前屈姿勢が安定しない場合は，椅子を利用して安定をはかり，洗面台の高さを調整する。関節可動域に障害がある場合は，長柄の洗顔ブラシを用いる。片麻痺などにより顔に感覚障害がある場合は，鏡で洗い残しを確認するように促す。

● **歯みがき**　関節可動域に障害がある場合は，電動歯ブラシや長柄の歯ブラシを用いる。手の巧緻性や握力に障害がある場合は，万能カフに歯ブラシを固定して用いるとよい。口腔に感覚障害がある場合は，口腔内の残渣を見て確認するように促す。

● **ひげそり**　電気カミソリを用いるのが安全である。持てない場合は万能カフを用いる。

● **爪切り**　入浴後などの爪がやわらかくなっているときに行う。台に固定された爪切りを用いるか，ヤスリを用いる。

◆ 入浴動作の支援

● **環境調整**　安全に入浴するための設備・備品の準備が必要である。浴室

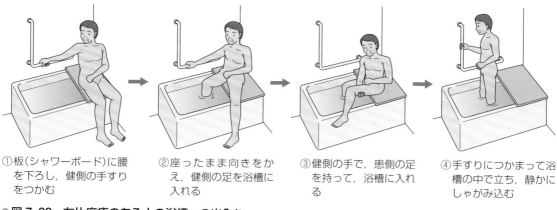

①板（シャワーボード）に腰
　を下ろし、健側の手すり
　をつかむ

②座ったまま向きをか
　え、健側の足を浴槽に
　入れる

③健側の手で、患側の足
　を持って、浴槽に入れ
　る

④手すりにつかまって浴
　槽の中で立ち、静かに
　しゃがみ込む

▷**図 7-28　左片麻痺のある人の浴槽への出入り**

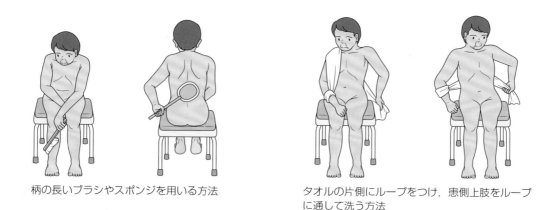

柄の長いブラシやスポンジを用いる方法

タオルの片側にループをつけ、患側上肢をループ
に通して洗う方法

▷**図 7-29　右片麻痺のある人の自助具を用いた身体の洗い方**

内には，滑らないように浴室用マットや手すりを設置するほか，片麻痺があ
る場合は，座位で健側から浴槽に入れるようにシャワーボードやシャワー
チェアを準備する（▷図 7-28）。浴槽内でしゃがむことが困難，または浴槽が
深く立ち上がりが不安定な場合は，浴槽内椅子を利用する。在宅では，障害
に合わせて浴槽の改築を行うことが望ましい。

● **身体を洗う**　感覚障害がある場合は，健常な部位で水温を確認するよう
にする。身体の洗い方は，その人に合った自助具を用いることでさまざまに
工夫できる。長柄のブラシ，ループつきタオル，ミット型のタオルなど，障
害に合わせて使いやすいものを選択する（▷図 7-29）。

B 摂食嚥下障害

1 食べるという生活行動

1 食べることの意義

　食べることは，生命を維持するために必要な栄養を摂取するだけでなく，食事に喜びや楽しみを感じてその人らしく生きていくために必要不可欠なものである。このように，食べることには，生理的欲求の充足だけでなく，情緒的欲求の充足や社会的欲求の充足といった意味もある（◎表 7-5）。

　人は，これらの欲求を充足させるために体調に合わせて食事を摂取し，心身を整えている。とくに健康障害時には，障害から回復するため，そして回復への意欲を高めるために，食べることが重要となる。

　健康障害時における食事には次のような意義がある。

（1）適切な食事摂取により，体力の増進と疾病からの回復をはかる。

（2）食べられるという意識が闘病意欲につながる。

（3）食事の摂取状況により回復の状況が判断できる。

2 摂食嚥下を支えるメカニズム

　食べるという動作は，食べ物を認識する感覚機能，刺激を伝達する神経機能，食べ物を口に運ぶ運動機能，食べ物を体内に取り込む消化機能といった全身のさまざまな機能が組み合わさってなりたっている。

　なかでも，リハビリテーション看護で重要となるのは，食物を口腔内に取り込み，咀嚼し，飲み込んで胃へと送る摂食嚥下の機能である。摂食嚥下を理解するためのモデルはいくつかあるが，①先行期，②準備期，③口腔期，④咽頭期，⑤食道期に分類する5段階モデルが多く用いられる（◎図 7-30）❶。

▶MOVIE
❶嚥下のメカニズム

◎表 7-5　食べることの意味

生理的欲求の充足	・生命の維持 ・活動エネルギーの確保 ・成長・発達 ・健康の保持・増進 ・疾病の予防・回復 ・生活リズムの調整
情緒的欲求の充足	・人間らしく生きるうえでの満足や生きがい ・おいしい・楽しい・食べて幸せという感覚
社会的欲求の充足	・人間関係を円滑にする ・情報交換の場となる ・祭りや儀式など文化の伝承の場となる

摂食嚥下の段階	おもな器官の動き
①先行期 （食物の認知と口腔への取り込み）	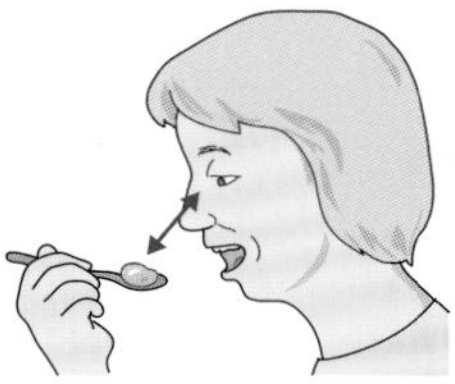 1）視覚・嗅覚・触覚・記憶により目の前の食物を認知する。 2）摂取するためのひと口量や食具の選択をする。 3）口唇の刺激に反応し，反射的に開口し，舌が前方に出てホールをつくり，口腔内に取り込む。
②準備期 （咀嚼と食塊形成） 食塊	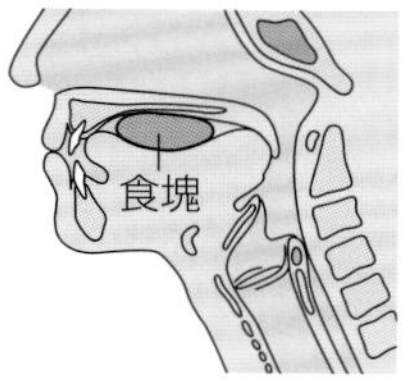 1）口唇が閉鎖することで食物を口腔内に保持し，咀嚼可能となる。 2）食物は歯と舌の咀嚼運動によって唾液とまざることで食塊を形成する。
③口腔期 （咽頭への送り込み）	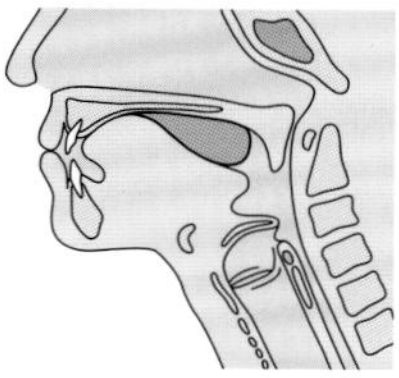 1）食塊は舌の運動により咽頭へ送り込まれる。 2）このとき口唇は閉じ，下顎は奥歯をかみしめる。
④咽頭期 （咽頭通過） 喉頭蓋 甲状軟骨	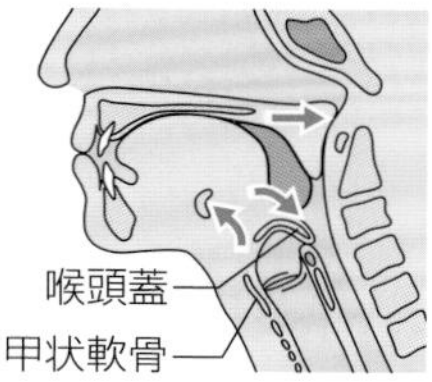 1）喉頭入口部を通過した食塊が咽頭後壁に触れると，喉頭が挙上して，一瞬のうちに嚥下反射がおこり，食塊は咽頭を通過し，食道に流れ込む。 2）このとき軟口蓋が後上方へと動き，鼻腔を閉鎖して逆流を防ぎ，喉頭蓋が気道を閉鎖することで誤嚥を防止している。
⑤食道期 （食道通過）	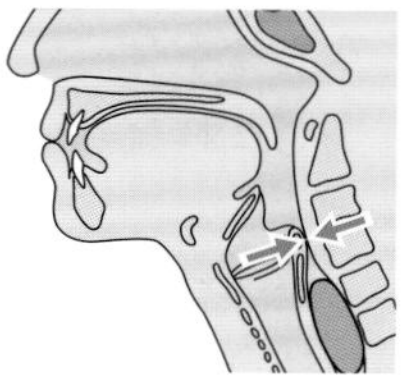 1）食道に食塊が届くと，食道括約筋は閉鎖して逆流を防ぐ。 2）蠕動運動によって食塊が胃に送られる。

▶図7-30　摂食嚥下の段階

2　摂食嚥下障害の原因と特徴

　摂食嚥下が障害されると食事摂取が困難となる。前述の5段階のどの段階が障害されるかによって，あらわれる症状が異なる（▶表7-6）。

● 摂食嚥下障害の原因　摂食嚥下障害はさまざまな疾患によって生じる（▶表7-7）。徐々に機能が低下する場合や，突然機能を失う場合など，障害のあらわれ方も多様である。また，摂食嚥下障害による低栄養から，さらなる機能低下をもたらすこともある。疾患だけでなく，加齢に伴う口腔機能の低下や，嚥下反射の遅延などにより摂食嚥下障害がおこることも多い。

●表7-6　摂食嚥下障害の各段階におけるおもな症状

先行期の障害	・食物に反応を示さない。 ・摂食を拒否する。 ・開口しない。 ・食べ方がわからない。 ・食べつづける。	口腔期の障害	・食物が口腔内に残留する。
		咽頭期の障害	・咽頭に食物が残留し，呼吸停止や誤嚥がおこる。
準備期の障害	・食塊が形成されない。 ・食物が口からこぼれ落ちる。 ・唾液が垂れる。	食道期の障害	・胃液，または胃液が混合した食物が，食道や咽頭に逆流し，誤嚥がおこる。

●表7-7　摂食嚥下障害の原因となるおもな疾患

原因	疾患名
脳血管障害	脳梗塞，脳出血，高次脳機能障害，認知症
神経・筋疾患	パーキンソン病，進行性筋ジストロフィー，重症筋無力症，筋萎縮性側索硬化症，食道アカラシア
腫瘍	脳腫瘍，口腔がん，咽頭がん，喉頭がん，食道がん
外傷	頭頸部外傷
炎症・膿瘍	脳炎，口内炎，咽頭膿瘍，ギラン-バレー症候群
形態異常	口唇口蓋裂，食道奇形，食道憩室，強直性脊椎骨増殖症
心因性疾患	神経性食欲不振，拒食，うつ病

● **摂食嚥下障害による生活への影響**　摂食嚥下障害が生じると，栄養状態の悪化や脱水，さらには誤嚥性肺炎などをきたして生命の危機に直面する。また，活動性が低下することも多く，それに伴い周囲への関心もなくなるなど，QOLの低下もまねく。このように摂食嚥下障害は，単に食事がとれないだけでなく，生命予後やリハビリテーションに重大な影響を及ぼす。

　生命の危機を回避するために，経管栄養法や経静脈栄養法といった非経口的栄養摂取法が必要となる場合もある。しかし，非経口的栄養摂取法は，口から食べることによる充足感が得られなくなることに加え，経カテーテル感染や抜去事故といったリスクが伴う。治療上必要な場合を除き，できる限り経口摂取とする。

3　評価尺度

　摂食嚥下障害のスクリーニングテストとして，反復唾液嚥下テスト，改訂水飲みテスト，フードテストなどがある。また，ベッドサイドで簡単にできるスクリーニングテストとして，頸部聴診や血中酸素飽和度モニタリングがある。これらのスクリーニングテストの結果，摂食嚥下障害の疑いがあれば，嚥下造影検査と嚥下内視鏡検査を行い，機能を評価する。

　また，より簡易的に評価する方法として，摂食嚥下の場面を観察し，その状況から摂食嚥下機能を10段階のグレードであらわす方法もある（●表7-8）。

▶表7-8　摂食嚥下障害のグレード

Ⅰ．重症 （経口不可）	1	嚥下困難または不能
	2	基礎的嚥下訓練のみ可能
	3	厳密な条件下の摂食訓練が可能
Ⅱ．中等症 （経口と補助栄養）	4	楽しみとしての摂食が可能
	5	一部（1〜2食）経口摂取
	6	3食経口摂取プラス補助栄養
Ⅲ．軽症 （経口のみ）	7	嚥下食で，3食とも経口摂取
	8	特別に嚥下しにくい食品を除き，3食経口摂取
	9	常食の経口摂取可能，臨床的観察と指導が必要
Ⅳ．正常	10	正常の摂食嚥下能力

（藤島一郎：脳卒中の摂食・嚥下障害．p.72, 医歯薬出版，1993による，一部改変）

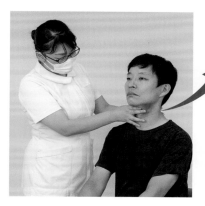
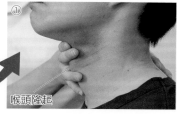
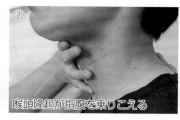

喉頭隆起　喉頭隆起が指腹を乗りこえる

▶図7-31　反復唾液嚥下テスト（RSST）
示指で舌骨部を，中指で喉頭隆起を触知した状態で30秒間空嚥下を行ってもらう。喉頭隆起が指腹を乗りこえ，そのあと下降してもとの位置へ戻ったところで空嚥下が1回完了したと判定する。

MOVIE

1 スクリーニング検査

● 反復唾液嚥下テスト repetitive saliva swallowing test（RSST）　口腔内を湿らせたあと30秒間で空嚥下を何回繰り返すことができるかをみる検査である。随意的な嚥下の繰り返し能力を手軽にみることができる。ただし，認知機能に異常があり指示に従えない人や，頸部の術後の患者には実施できない。

　30秒間の嚥下回数が2回以下だと障害の可能性が高い。高齢者では3回以上を正常としている。次の手順で行う（▶図7-31）。
（1）頸部をやや前屈させた坐位（リクライニングも可）にする。
（2）口腔内を湿らせる。
（3）甲状軟骨の突起部および舌骨部にそれぞれ指腹をあて，30秒間唾液を連続して嚥下するよう指示する。
（4）喉頭隆起が嚥下運動に伴い指腹を乗りこえて上前方に移動し，もとの位置に戻る回数を記録する。
（5）この運動を30秒間観察し，触診で確認できた嚥下回数を観察値とする。

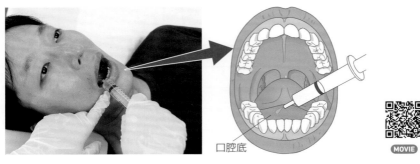

▶**図 7-32　改訂水飲みテスト**
ベッド上，セミファウラー位で行う。冷水 3 mL を口腔底に注ぎ，嚥下を指示する。咽頭に直接水が流れ込むのを防ぐため，舌背ではなく口腔底に水を注ぐようにする。

▶**表 7-9　改訂水飲みテストの評価基準**

スコア	評価
1	嚥下なし，むせる and/or 呼吸切迫
2	嚥下あり，呼吸切迫
3	嚥下あり，呼吸良好，むせる and/or 湿性嗄声
4	嚥下あり，呼吸良好，むせない
5	スコア 4 に加え追加嚥下が 30 秒以内に 2 回可能

● **改訂水飲みテスト** modified water swallowing test（**MWST**）　冷水を 3 mL 嚥下させることで誤嚥の有無を観察する方法である（▶図 7-32）❶。次の手順で行い，嚥下やむせの有無をみる（▶表 7-9）。

（1）3 mL の冷水を注射器で口腔底に注入し，嚥下させる。

（2）2 回空嚥下する。

● **フードテスト（食物テスト）**　固形物に対する摂食嚥下障害のスクリーニング検査である。手技は改訂水飲みテストに類似しており，4 g のプリンやゼリーをスプーンで舌背に置き，嚥下を観察する。評価基準は改訂水飲みテストに準ずるが，口腔内残留も評価する。

● **頸部聴診**　嚥下する際に咽頭で生じる嚥下音・呼吸音を聴診する。聴診する場所は輪状軟骨より下方の気管外側上付近とする（▶図 7-33）。正常な場合，嚥下音はおおむね 0.8 秒以内に終了し，嚥下後には再開した呼吸音が聞こえる。嚥下音が長い場合や弱い場合，または嚥下時にうがいのようなゴロゴロした音や，むせに伴う喀出音，湿声や喘鳴様呼吸音が聞こえた場合には，誤嚥もしくは咽頭や梨状陥凹への貯留が疑われる（▶表 7-10）。

● **血中酸素飽和度モニタリング**　水・食物などを嚥下させた際の血中酸素飽和度を経皮的にモニタリングする。誤嚥があると血中酸素飽和度が低下する。確立された判定基準はないが 2% 以上の低下を有意とする報告が多い[1]。

NOTE
❶改訂水飲みテストは，従来の水飲みテストでは誤嚥が多く危険と判断される症例があることから開発された。

1）一般社団法人日本耳鼻咽喉科学会編：嚥下障害診療ガイドライン，2018 年版．p.17，金原出版，2018.

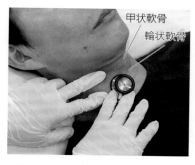

◉図 7-33　**頸部聴診**
輪状軟骨より下方の気管外側上付近を聴診し，嚥下前後の呼吸音や嚥下音を評価する。

甲状軟骨
輪状軟骨

MOVIE

◉表 7-10　**頸部聴診で疑われる障害**

		聴診音	疑われる障害
嚥下音	長い嚥下音		舌による送り込みの障害
	弱い嚥下音		喉頭収縮の減弱
	複数回の嚥下音		喉頭挙上障害や食道入口部の弛緩障害など
	泡だち音		誤嚥
	むせに伴う喀出		誤嚥
	嚥下音の合間の呼吸音		呼吸・嚥下パターンの失調，喉頭侵入，誤嚥
呼吸音	湿性音		誤嚥や喉頭侵入
	嗽音		咽頭部における液体の貯留

2 嚥下機能評価検査

　スクリーニング検査で嚥下障害をみとめた場合には，次の検査を行う。
● **嚥下造影検査** videofluorographic examination of swallowing（**VF**）　造影剤を嚥下させて，造影剤の動きや嚥下運動を X 線透視装置で観察する。次に述べる VE では観察できない誤嚥の程度や食道入口部開大の状況などを評価することができる。
● **嚥下内視鏡検査** videoendoscopic examination of swallowing（**VE**）　内視鏡を用いて，嚥下の状態を直接観察する。VF と異なり被曝がなく，場所を選ばずに実施することができる。

4　リハビリテーション看護の方法

　ナイチンゲール Nightingale, F. の『看護覚え書』では，看護師がすべきこととして，「看護とは，新鮮な空気や陽光，暖かさ，清潔さ，静けさなどを適切に整え，これらを活かして用いること，また食事内容を適切に選択し適切に与えること――こういったことのすべてを，患者の生命力の消耗を最小にするように整えること」[1]があげられている。
　ここからもわかるように食べることにおける看護師の役割として，食行動に関連するさまざまな身体機能や，1 人ひとりの習慣や食に対する考え方も考慮したアセスメントを行い，その人の食べる能力を最大限に引き出し，食べることによってその人の療養生活がゆたかになるよう援助することが求められている。

---

1 ）Nightingale, F. 著，湯槇ますほか訳：看護覚え書，第 7 版. pp.14-15，現代社.

1 アセスメントの視点

　摂食嚥下障害があっても，再び口から食べたいという願いを多くの障害者がもっている。看護師は，安全・安楽かつ主体的な経口摂取への移行を目ざし，その人の思いや障害の状況を的確にとらえることが求められる。そのためには，摂食嚥下機能や栄養状態，食事にかかわる運動機能などの身体的要因だけでなく，精神的な要因，生活環境，社会・文化的要因についてもアセスメントする必要がある。

　以下に，摂食嚥下障害に対する ICF に基づくアセスメントについて解説する（◐図 7-34）。

● **心身機能・身体構造**　呼吸・循環器症状や消化器症状はないか，口腔内の状態や義歯の有無，摂食嚥下に必要な筋肉量，栄養状態，認知機能など，全身状態について確認する必要がある。さらに，摂食嚥下障害を引きおこし

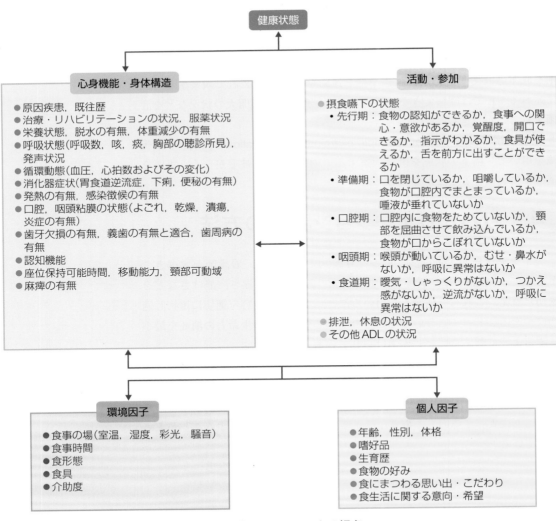

◐**図 7-34　ICF に基づく摂食嚥下障害をもつ人のアセスメントの視点**

ている原因疾患や既往歴，治療・リハビリテーションの状況といった情報も把握しなくてはならない。術後の痛みや，治療薬の影響による吐きけは，摂食嚥下障害を増悪させる要因となる。

　また，思うように食べられないことでストレスや不安を感じ，食欲が低下しているなどといったように，心理的な要因が摂食嚥下に影響を及ぼしている場合もある。障害者の疾患や症状に対する受けとめや，ストレスコーピングなどの心理的要因についてもアセスメントを行う。

● **活動・参加**　摂食嚥下の過程を観察し，障害があらわれている部位・程度・段階（先行期・準備期・口腔期・咽頭期・食道期）を確認する。また，食事以外の ADL の確認も重要である。とくに食生活と密接にかかわっている排泄の確認は重要である。たとえば，便秘は，摂食嚥下障害によって必要な水分量・食事量が摂取できないことが影響を及ぼしていることが考えられる。ほかにも，きちんと睡眠・休息がとれており，疲労感なく食事に望めているかの確認も重要である。

　また，摂食嚥下障害により，家庭や仕事，地域との交流などの機会が減少していないかについてもアセスメントする。たとえば，楽しみにしていた家族での食事や，さまざまな文化的活動（花見，お祭り，宴会など）ができないことなどにより，活動・参加に対する意欲の低下がおこりうる。

● **環境因子**　適切な食形態や食具が選択されているか，食事時間は適切か，盛りつけは適切か，食事場所の環境は整備されているかなどについてアセスメントを行う。

● **個人因子**　嫌いな食物はむせを誘発することもある。好物や思い出の料理，食へのこだわりなどを把握することは，心を満たすゆたかな食生活の支援につながる。また，摂食嚥下機能は加齢による影響を受けやすい。加齢による変化や今後の食生活に対する意向・希望も確認する。

2 摂食嚥下障害をもつ人への支援

◆ 早期支援の重要性

　摂食嚥下障害は，栄養状態の悪化，脱水，誤嚥性肺炎，窒息などといった生命の危機に直結する障害であり，早期の介入が予後を左右する。

　脳血管障害による摂食嚥下障害では，急性期から専門的な摂食嚥下訓練を受けることで，3か月以内に75〜80％の患者が経口摂取可能となるという報告[1]もある。とくに摂食嚥下障害は，入院や手術，絶食を契機とした全身状態の変化によって顕在化することもあり，ベッドサイドでの観察の機会が多い看護師による早期発見が重要となる。

　さらに，原因疾患によっては麻痺などが併発する場合もあり，摂食嚥下障害をもつ人への看護はより複雑になる。看護師には，リスク管理を行いつつ，障害の程度に応じた環境整備や生活の再構築の支援が求められる。また，理

1）藤島一郎編著：ナースのための摂食・嚥下障害ガイドブック．p.244，中央法規，2005．

学療法士(PT)・作業療法士(OT)などによって行われる摂食嚥下訓練が，生活でも定着するようにかかわる。

◆ 間接訓練と直接訓練

摂食嚥下訓練には，食物を用いない間接訓練と，食物を用いる直接訓練とがある。

▌間接訓練

間接訓練とは，嚥下に直接関与する器官に対する運動療法や，嚥下反射運動の促通訓練，呼吸と嚥下の協調運動訓練などを行うことである。これらの訓練とあわせ，誤嚥を防止するための呼吸訓練も行われる。間接訓練は急性期から実施可能であり，食べるための土台づくりとなる。訓練の目標や情報を，障害をもつ人に加え，多職種で共有しながら実施していくことが重要である。

● **嚥下体操**　呼吸状態を整えるための深呼吸・腹式呼吸や，肩や首の緊張をとくための頸部・体幹のリラクセーション，口腔器官の運動の改善，唾液の分泌を促進するための頰・口唇・舌の運動などを行う（●図7-35）。ただし，肩や首の運動は，頸椎損傷や頸部手術後の場合には注意が必要である。

● **アイスマッサージ**　咽頭期に障害がある場合は，嚥下反射を誘発するために，凍った綿棒を水で湿らせ，軟口蓋や舌根部を刺激するアイスマッサージを行う（●図7-36）。刺激後は閉口して空嚥下を促す。

● **K-point 刺激法**　K-point とは，口をみずから開けることがむずかしい場合に，刺激により開口反射が誘発される口腔内の部位をさす。K-point は，臼後三角後縁のやや後方内側にあり，先端を凍らせた綿棒やスプーンで刺激すると，嚥下反射が誘発される（●図7-37）。

● **ブローイング訓練**　ストローなどを用いて，口から持続的に呼気を吐き出す（●図7-38）。鼻咽腔閉鎖を促進し，強化する効果がある。

● **プッシング訓練・プリング訓練**　プッシング訓練とは，全力で壁を押しながら「アッ」と発声する訓練法である（●図7-39-a）。一方，プリング訓練は，腰をかけた椅子の座面を全力で引き上げ，「アッ」と発声する訓練法である（●図7-39-b）。この運動では息をこらえるため，軟口蓋が挙上して声帯の内転が促され，喉頭閉鎖を促す。

● **頭部挙上訓練**　仰臥位になり，頭部だけを持ち上げ，足趾の先を見る訓練法である。その際，肩は床についたままとする。この運動は舌骨上筋群を強化し，喉頭挙上の強化と食道入口部開大を改善する。

● **メンデルソン手技**　喉頭挙上訓練の1つであり，喉頭挙上時間の延長を目的とする。嚥下により喉頭を挙上させ，その位置で保持させる。

▌直接訓練

直接訓練とは，実際に食物を用いる訓練である。直接訓練は，障害者の「食べたい」という欲求を満たすことにつながるため，リハビリテーションへの意欲を向上させることにもなる。しかし，摂食嚥下機能の回復状況に応じて段階的に慎重に進める必要があり，とくに誤嚥のリスクには注意しなけ

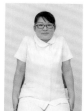 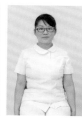

a. 肩の運動

肩をゆっくりと上げてストンと落とす。

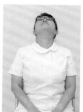 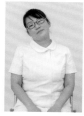 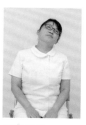 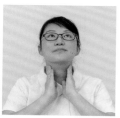

b. 首の運動

首をゆっくりと前後左右に倒し，左右 1 回ずつ回旋する。また，マッサージを行う。

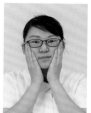 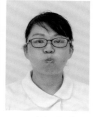 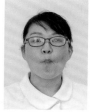

c. 頰の運動

マッサージを行い，頰をふくらませたりすぼめたりする。

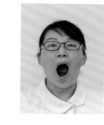 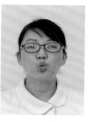 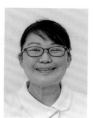

d. 口の運動

口を大きく開けたり，すぼめたり，横に引いたりする。

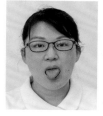 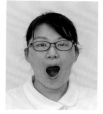

e. 舌の運動①

舌を前に出したり，奥へ引いたりする。

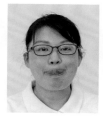 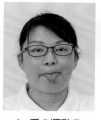

f. 舌の運動②

舌を上下左右に動かす。

MOVIE

▶**図 7-35　嚥下体操の例**

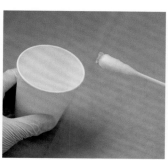 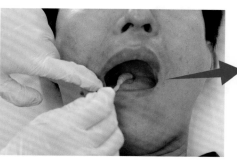 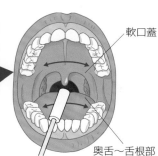

軟口蓋

奥舌～舌根部

▶**図 7-36　アイスマッサージ**

先端を凍らせた綿棒を水につけ，軟口蓋や舌根部を 2 往復ほど触れる。食事前に行い嚥下反射を誘発させる目的で行う。急に軟口蓋や舌根部に触れると吐きけを誘発するため，ゆっくりと触れる。

MOVIE

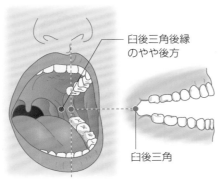

臼後三角後縁
のやや後方

臼後三角

a.　K-point の位置

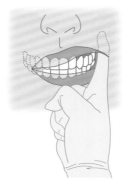

歯列にそって
指を奥に入れ
て K-point を
触る。

b.　K-point 刺激法

▶図 7-37　K-point 刺激法

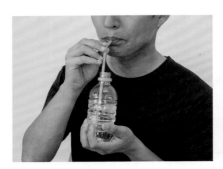

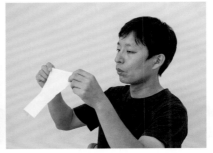

▶図 7-38　ブローイング訓練
ストローで静かにできるだけ長くぶくぶくと泡だつように吹く。水を誤嚥する
危険性がある場合は，ティッシュペーパーに息を吹きかけるようにする。

MOVIE

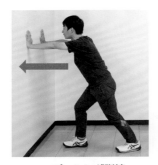

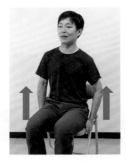

a.　プッシング訓練

b.　プリング訓練

▶図 7-39　プッシング訓練とプリング訓練
手で壁を押しながら，または，椅子の座面を引き上げなが
ら，「アッ」と強く声を出す。

ればならない。
● **開始基準**　直接訓練の開始基準として，① 著明な発熱や病状の進行がな
く全身状態が安定している，② 意識レベルが JCS（▶208 ページ）の 0〜1 桁で
ある，③ 唾液の嚥下が可能である，④ 口腔内の清潔が保たれている，⑤ 十
分な咳嗽ができる，などがある。そのほか，嚥下造影検査と嚥下内視鏡検査
の結果により誤嚥が少ないとわかっていることなども開始基準となる。

● **環境調整**　室温，湿度，光，においなど，快適な環境を整えることで安楽に食物を摂取することができる。また，誤嚥のリスクに備え，パルスオキシメーターと吸引器，ナースコールも準備する。

　注意障害や認知機能の低下などの高次脳機能障害をもつ人は，テレビの音や人の出入りにより食事に集中できなくなるため，テレビを消し，カーテンを引くなどして刺激を少なくすることも有効である。

● **食形態の調整**　一般的に液体にとろみをつけたものやゼリーなどから嚥下訓練を開始する。日本摂食嚥下リハビリテーション学会では，障害の重症度などから嚥下調整食の食形態を段階的に分類している（◉表7-11）。

◉**表7-11　嚥下調整食分類2021**

コード		名称	形態	目的・特色
0	j	嚥下訓練食品0j	• 均質で，付着性・凝集性・かたさに配慮したゼリー • 離水が少なく，スライス状にすくうことが可能なもの	• 重度の症例に対する評価・訓練用 • 少量をすくってそのまま丸飲み可能 • 残留した場合にも吸引が容易 • タンパク質含有量が少ない
	t	嚥下訓練食品0t	• 均質で，付着性・凝集性・かたさに配慮したとろみ水 （原則的には，中間のとろみあるいは濃いとろみのどちらかが適している）	• 重度の症例に対する評価・訓練用で少量ずつ飲むことを想定 • ゼリー丸飲みで誤嚥したりゼリーが口中でとけてしまう場合 • タンパク質含有量が少ない
1	j	嚥下調整食1j	• 均質で，付着性，凝集性，かたさ，離水に配慮したゼリー・プリン・ムース状のもの	• 口腔外ですでに適切な食塊状となっている（少量をすくってそのまま丸飲み可能） • 送り込む際に多少意識して口蓋に舌を押しつける必要がある • 0jに比し表面のざらつきあり
2	1	嚥下調整食2-1	• ピューレ・ペースト・ミキサー食など，均質でなめらかで，べたつかず，まとまりやすいもの • スプーンですくって食べることが可能なもの	• 口腔内の簡単な操作で食塊状となるもの（咽頭では残留，誤嚥をしにくいように配慮したもの）
	2	嚥下調整食2-2	• ピューレ・ペースト・ミキサー食などで，べたつかず，まとまりやすいもので不均質なものも含む • スプーンですくって食べることが可能なもの	
3		嚥下調整食3	• 形はあるが，押しつぶしが容易，食塊形成や移送が容易，咽頭でばらけず嚥下しやすいように配慮されたもの • 多量の離水がない	• 舌と口蓋間で押しつぶしが可能なものの押しつぶしや送り込みの口腔操作を要し（あるいはそれらの機能を賦活し），かつ誤嚥のリスク軽減に配慮がなされているもの
4		嚥下調整食4	• かたさ・ばらけやすさ・はりつきやすさなどのないもの • 箸やスプーンで切れるやわらかさ	• 誤嚥と窒息のリスクを配慮して素材と調理方法を選んだもの • 歯がなくても対応可能だが，上下の歯槽堤間で押しつぶすあるいはすりつぶすことが必要で舌と口蓋間で押しつぶすことは困難

注）表の理解にあたっては「嚥下調整食学会分類2021」の本文を参照のこと。
（日本摂食嚥下リハビリテーション学会嚥下調整食委員会：日本摂食嚥下リハビリテーション学会嚥下調整食分類2021．日本摂食嚥下リハビリテーション学会誌25（2）：135-149，2021による，一部改変）

　ゼリーやとろみ水が嚥下できたら，ピューレ・ペースト・ミキサー食へと移行する。これらはもとの形状がわからなくなるため，見た目から食欲が失われやすい。メニューを伝える，においをかいでもらうといった方法で食欲を増進させるとよい。このように摂食嚥下障害のどの段階にあっても，食べる喜びが感じられるようなケアを考えることは大切である。徐々に食形態や食事量，食事回数を変更していき，むせや発熱，呼吸状態の悪化が見られた場合にはいったん中止し，再評価を行う。

● **訓練の準備**　訓練前に看護師は，障害をもつ人に対し，① 覚醒を促す，② 呼吸を整える，③ 排泄を確認する，④ 体調のよい時間帯を把握する，⑤ 苦痛の緩和を行う，⑥ 口腔ケアを行う，といった準備を整える。

　また，訓練時の姿勢は誤嚥に大きく影響する。一般的に，頸部前屈の姿勢をとると嚥下運動が行いやすくなるとされている。ベッド上でのリクライニング姿勢で訓練を行う場合は，頸部が後屈しないように大きめの枕を使用して位置を調整することが大切である。麻痺側は倒れやすいため，枕で安定をはかる。車椅子で訓練を行う場合は，支えがないことから頸部が後屈しやすい。テーブルの高さを調整し，フットサポートにではなく，床に足底がしっかりとつくようにする。

● **自助具の活用**　食具は障害をもつ人に合わせたものを使用する（◉図7-40）。自助具の活用は，摂食嚥下の自立をたすけ，人から介助を受けるという心理的負担を軽減する。道具の使用がむずかしい場合は，手に持って食べることのできるおにぎりやサンドイッチなどを用意するとよい。

● **誤嚥・咽頭残留を予防するための方法**　通常，無意識に行われる嚥下を意識化し，嚥下運動を確実にすることで，誤嚥や咽頭残留が減ると考えられている。前述したように食事に集中できる環境を整えるほか，「ハイ，飲みましょう」などと声かけをすることも有効である。

　ひと口量は多すぎても少なすぎても嚥下反射がおこりにくい。障害をもつ人に合わせた適切な量をすくうようにする。ゼリーの場合は，スライス状にすくうと誤嚥または咽頭残留を予防できる（◉図7-41）。スプーンを上側から運ぶと，障害者の頸部が後屈しがちになるため，口の正面から運び，舌の中央に置いてしっかり口唇を閉じてもらう。スプーンを引き抜く際には，上口唇を刺激するようにゆっくりと引き抜く。

　誤嚥・咽頭残留を予防するための嚥下方法には次のようなものがある。

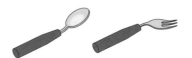

a. 先が曲がるスプーンとフォーク
すくいやすくなり，口までの距離が短くなるため，食事がしやすくなる。

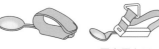

固定用カフ

b. スプーンのホルダー（左）やカフ（右）
しっかりと把持できない場合に使用する。

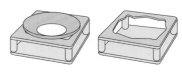

c. 食器ホルダー
食器が安定するとともに，台の高さによって口までの距離が短くなるために，食事がしやすくなる。

◉**図7-40　食事に用いる自助具**

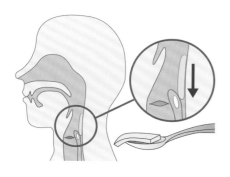

▶図 7-41　スライス型ゼリーの咽頭通過

スライス型にすくうことで，くずれにくく咽頭をスムーズに通過できるため，誤嚥および咽頭残留を予防できる。

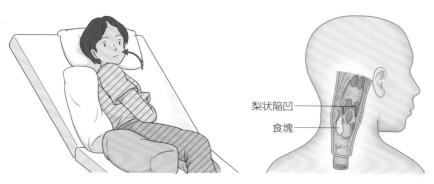

梨状陥凹
食塊

▶図 7-42　右片麻痺の場合の一側嚥下

ギャッチアップして健側を下にした側臥位をとり，重力を利用して健側に食塊を送り込むとともに，患側に頸部を回旋させることで患側の梨状陥凹が狭くなり健側の梨状陥凹が広がる。

　1 複数回嚥下　1 回の摂取ののち，嚥下を数回繰り返すことで残留を減らす方法である。

　2 横向き嚥下　梨状陥凹への残留を防ぐために，咽頭機能のわるい側に頸部を回旋し，通過しやすい側の咽頭に食物を誘導させて嚥下する方法である。

　3 一側嚥下　通過しやすい側の咽頭を下にした側臥位をとり，咽頭機能のわるい側に頭頸部を回旋させることで，重力を利用して健側に食物を集めて嚥下する方法である（▶図 7-42）。

C 排泄機能障害

1 排泄という生活行動

1 排泄の意義

排泄とは，生物が生きていくために行う物質代謝の結果生じた代謝産物を

体外に出すことである。二酸化炭素を排出する呼吸や，皮膚からの不感蒸泄や発汗なども含まれるが，排尿と排便をさすことが多い。ここでは，排尿・排便という排泄機能に障害をもつ人へのリハビリテーション看護を解説する。

　排尿・排便のためには，腎臓・尿管・膀胱・尿道・消化管などの器官が正常にはたらいているだけでなく，尿意・便意を知覚してトイレがどこにあるのかをさがす知覚・認知機能，トイレまで移動して便器を使用する移動・移乗動作，排泄前後での衣服の着脱動作，排泄に適した体位をとり排泄が終了するまで維持する姿勢保持動作，排泄後の清潔動作といった複雑な身体機能・動作を必要とする。また，排泄に対する羞恥や排泄習慣などの個人因子，トイレや家屋の構造などの環境因子も関連し合っている。そのため，排泄機能障害をもつ人へのリハビリテーション看護は，対象となる人の生活全体をとらえて行っていく必要がある。

2 排泄のメカニズム

◆ 排尿のメカニズム

　排尿には，尿を膀胱にためる畜尿機能と，尿を短時間に排出する尿排出機能がある（●図7-43）。2つの機能を総称して下部尿路機能という。
● **蓄尿機能**　腎臓で生成された尿は，体外へ排出されるまで膀胱内にためられる。膀胱には300〜500 mL程度の尿を蓄尿することができる。蓄尿時の膀胱は，交感神経性の下腹神経の興奮により排尿筋が弛緩する一方，内尿道括約筋が収縮し，また，体性神経性の陰部神経の興奮により外尿道括約筋

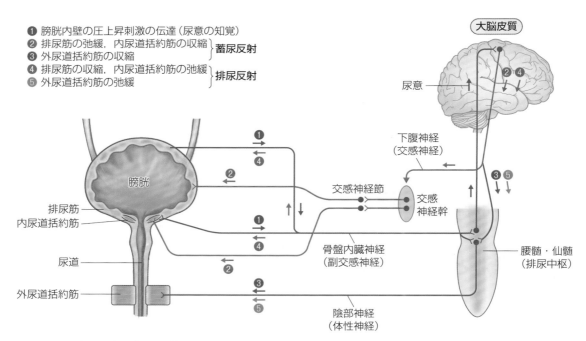

● 膀胱内壁の圧上昇刺激の伝達（尿意の知覚）
● 排尿筋の弛緩，内尿道括約筋の収縮 ｝蓄尿反射
● 外尿道括約筋の収縮
● 排尿筋の収縮，内尿道括約筋の弛緩 ｝排尿反射
● 外尿道括約筋の弛緩

●図7-43　蓄尿反射と排尿反射のメカニズム

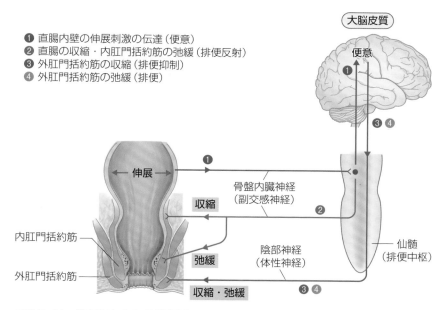

❶ 直腸内壁の伸展刺激の伝達（便意）
❷ 直腸の収縮・内肛門括約筋の弛緩（排便反射）
❸ 外肛門括約筋の収縮（排便抑制）
❹ 外肛門括約筋の弛緩（排便）

大脳皮質

便意

❸ ❹

伸展　❶

骨盤内臓神経
（副交感神経）

❷

収縮

弛緩

内肛門括約筋

外肛門括約筋

陰部神経
（体性神経）

収縮・弛緩　❸ ❹

仙髄
（排便中枢）

◉図7-44　排便にかかわる神経系

が収縮することで，尿がもれ出ることをふせいでいる。

● **尿排出機能**　膀胱にある程度の尿がたまると膀胱壁が伸展し，その刺激は副交感神経性の骨盤内臓神経を通って大脳に伝わり尿意を感じる。排尿の準備が整うと，骨盤内臓神経の興奮および下腹神経の抑制による排尿筋の収縮と内尿道括約筋の弛緩，陰部神経の抑制による外尿道括約筋の弛緩をもたらし，排尿にいたる。

◆ 排便のメカニズム

　口から摂取して咀嚼された食物は，食道を通り胃・小腸を経て大腸へと送られていく。大腸では便塊が形成され，便塊が直腸内にたまると直腸壁が伸展し，便意を感じる。排便の準備が整うと，直腸の収縮と内肛門括約筋の弛緩が生じる（◉図7-44）。外肛門括約筋は一過性に収縮して便塊をすぐに排出しないようにはたらくが，意識的に排便を促進すると弛緩し，さらに努責による腹圧の上昇などが加わることで便塊が排出される。排便時に前傾姿勢をとると，直腸が肛門に対して鈍角，つまりより直線になり排便がスムーズになる。

2　排泄機能障害の原因と特徴

1　排泄動作の障害

　前述したように，排泄のためには，下部尿路や消化管，知覚・認知機能が正常にはたらくだけでなく，移動・更衣・保清といった多岐にわたる動作を適切に行う必要がある。ここでは，排泄のための一連の動作に障害がある場

合の原因と特徴を述べる。

● **尿意・便意の知覚の障害**　脊髄や骨盤内の手術，糖尿病，および神経難病などにより神経が損傷されると，尿意・便意を知覚できない場合がある。また，おむつや膀胱留置カテーテルの安易な長期使用によって，尿意・便意の知覚が失われてしまうこともある。また，失語症や認知症がある場合は，尿意・便意を表出できないことがある。

● **起居・移乗・移動の障害**　寝返りや，座位保持，立位保持，歩行といった運動機能に障害があると，トイレや便器への移動が困難となる。原因としては，拘縮や麻痺，筋力低下，疼痛，めまい，視覚障害などがあげられる。そのほか，段差や階段が障害となりトイレにたどり着けない場合のように，環境の不適合が原因となることもある。

● **衣類の着脱の障害**　手先の麻痺・拘縮・振戦や，認知症などがある人では，排泄のためのズボンの着脱が困難となる。

● **便器の利用の障害**　膝関節に問題があったり，バランスが不良で座位保持が困難であったりすると，便器での排泄ができない場合がある。

● **あと始末の障害**　手先の巧緻性の低下をはじめとした運動機能障害や，視力障害，認知症などにより，トイレットペーパーを切れない，陰部や肛門をふけない，水を流せないといった問題が生じる。

2　排尿障害

　蓄尿機能，排尿機能が障害されると発症するのが，それぞれ蓄尿症状，排尿症状である。また，排尿後にみられる症状を排尿後症状といい，これらを総称して**下部尿路症状** lower urinary tract symptom（**LUTS**）とよぶ。

◆　蓄尿症状

● **頻尿**　排尿回数は，年齢や季節，水分摂取量などにより個人差や変動が大きいが，1 日の排尿回数が 8 回以上のものは**頻尿**とされる。とくに，夜間就寝後に尿回数が増加した状態を**夜間頻尿**という。原因は，腫瘍や妊娠による膀胱圧迫や，神経因性膀胱❶，膀胱結石，膀胱炎，糖尿病，心因的要因など多岐にわたる。

● **尿意切迫感**　**尿意切迫感**とは，急に強い尿意が生じ，がまんすることが困難な症状である。神経因性膀胱や加齢，尿路感染症などが原因となる。尿意切迫感を主症状とし，これに頻尿や切迫性尿失禁を伴う症候群を**過活動膀胱**という。

● **尿失禁**　膀胱に尿を保持できず，不随意に尿が漏出（ろうしゅつ）してしまう症状を**尿失禁**という。次のような種類がある。

　１腹圧性尿失禁　尿道括約筋の障害や骨盤底筋群の筋力の低下などにより，立ち上がりなどの労作時や，運動時，くしゃみ・咳などの際に不随意に尿が漏出する。

　２切迫性尿失禁　尿意切迫感と同時または直後に不随意に尿が漏出する。脳血管障害や膀胱障害によるものが多い。

□ **NOTE**
❶神経因性膀胱
　下部尿路を支配する神経の障害によっておこる排尿障害の総称である。脊髄損傷や脳血管障害，糖尿病神経障害，パーキンソン病などが原因となる。蓄尿症状と排尿症状の両方を呈することが多く，十分な尿路管理が必要である。

[3] **混合性尿失禁**　腹圧性尿失禁と切迫性尿失禁の症状が混在したものである。

[4] **溢流性尿失禁**　膀胱内に尿が充満し，膀胱の収縮を伴わずに尿があふれ出てくる状態である。尿閉などの慢性的な下部尿路通過障害があり，残尿により膀胱が過度に拡張された際にみられる。

[5] **反射性尿失禁**　尿意を感じず，膀胱内に一定の尿がたまると意識とは関係なく尿が漏出する状態をさす。腰・仙髄にある排尿中枢より上位の脊髄損傷などの際にみられる。

[6] **機能性尿失禁**　認知機能や運動機能，視力などといった排泄機能以外の障害により失禁が生じている状態をよぶ。

◆ 排尿症状

おもな排尿症状は，前立腺肥大症や尿道狭窄などの下部尿路通過障害による排尿困難である。

● **尿勢低下**　尿の勢いが弱い状態である。
● **尿線途絶**　排尿中に意図せず尿の流出が途切れる状態である。
● **排尿遅延**　排尿の準備ができてから排尿の開始までに時間がかかる状態である。
● **腹圧排尿**　排尿の開始，尿線❶の維持または改善のために腹圧を要する状態である。
● **排尿終末時尿滴下**　排尿の終了が延長し，尿が滴下する程度まで尿勢が低下する状態である。
● **尿閉**　膀胱内に貯留している尿を排出できない状態である。

NOTE
❶尿線
外尿道口から排出された尿が描く尿流のことである。

◆ 排尿後症状

● **残尿感**　排尿後に尿が残っているように感じる状態である。膀胱炎などでは残尿がないのに強い残尿感を訴える。
● **排尿後尿滴下**　排尿直後，不随意に尿が滴下する状態である。

3 排便障害

◆ 便秘

便秘は本来体外に排出すべき糞便を十分量かつ快適に排出できない状態である。国際的には，排便回数減少を特徴とする大腸通過遅延型便秘と，排便困難を主症状とする便排出障害といった病態での分類が一般的であるが，わが国においては器質性・症候性・薬剤性・機能性(弛緩性・直腸性・痙攣性)の分類が広く用いられている。

● **器質性便秘**　胃や小腸，大腸，肛門など腸管自体の器質的な疾患によっておこる便秘をさす(◎表7-12)。
● **症候性便秘**　腸管自体の器質的異常とは別の疾患の症候としておこる便秘である。糖尿病や甲状腺機能低下症，腎不全などに合併する。

◎表7-12　器質性便秘をきたすおもな疾患

内分泌・代謝疾患	自律神経障害を伴う糖尿病，甲状腺機能低下症，慢性腎不全
神経疾患	脳血管障害，多発性硬化症，パーキンソン病，脊髄損傷，二分脊椎
膠原病	全身性硬化症，皮膚筋炎
精神疾患	うつ病，心気症
大腸の器質的異常	裂肛や痔核などの肛門病変による排便困難
その他	直腸脱，直腸瘤，骨盤臓器脱や大腸腫瘍による閉塞

● **薬剤性便秘**　内服している薬剤の副作用により生じる便秘である。
● **機能性便秘**　器質的な異常がなくおこる便秘である。次のような種類がある。

　⬜1 **弛緩性便秘**　大腸の蠕動の低下により，便が大腸を通過する時間が遷延することでおこる便秘である。
　⬜2 **直腸性便秘**　排便反射が鈍麻し，直腸に便塊がたまっても排出できないことで生じる便秘である❶。
　⬜3 **痙攣性便秘**　自律神経の緊張により大腸が収縮し，便の通過が障害されることによっておこる便秘である。

◆ **便失禁**

　便失禁とは，無意識または自分の意思に反して肛門から便がもれる症状のことである。便失禁は自尊心の低下や社会生活の制限にもつながり，ADLやQOLの低下をまねく。
● **漏出性便失禁**　便意を伴わず，気づかないうちに便をもらす症状である。漏出性便失禁の原因は，加齢に伴う内肛門括約筋の収縮力の低下や，直腸脱などである。
● **切迫性便失禁**　便意を感じたときに，がまんできずに便をもらす症状である。出産や肛門手術に伴う外肛門括約筋の損傷や，外肛門括約筋の収縮力の低下により生じる。
● **混合性便失禁**　漏出性便失禁と切迫性尿失禁が混在した症状をさす。
● **機能障害性便失禁**　排便に関連する筋群の機能低下や，器質的疾患がないにもかかわらず，認知機能や身体機能の障害により排泄行動が行えなくなった結果，便失禁が生じる状態をさす。

◆ **下痢**

　下痢とは，水溶性から泥状の形をなさない便が排出される状態をいう。臨床的な分類としては，急激に発症し，多くは一過性で軽快する急性下痢と，3週間以上持続する慢性下痢に分類される。急性下痢の原因は感染性腸炎や薬剤，慢性下痢の原因は過敏性腸症候群や炎症性腸疾患，生活習慣，腸管外の器質的疾患などである（◎表7-13）。

⊟ NOTE
❶直腸性便秘により便塊が直腸にたまり，自力で排出できない状態を嵌入便（かんにゅうべん）という（◎図）。このとき緩下薬を使用すると，貯留した便の表面がとけて泥状便や水様便となり，便塊と直腸壁のすきまからもれ出るため，下痢や便失禁と判断されることがある。

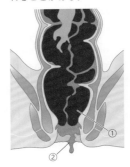

①直腸の下方に便がはまり込む。
②便塊のすきまから下痢状の便が流れ出る。

○表7-13　下痢の種類とおもな原因

種類		おもな原因
急性下痢症	感染性腸炎	細菌感染(サルモネラ属菌, 赤痢菌, カンピロバクター属菌, クロストリジウム属菌, 病原性大腸菌, 黄色ブドウ球菌など)
		ウイルス感染(ノロウイルス, ロタウイルス, アストロウイルス, アデノウイルスなど)
		原虫感染(赤痢アメーバなど)
		抗生物質, 抗がん薬など
慢性下痢症	過敏性腸症候群	消化管の運動異常や知覚過敏, ストレス, 遺伝など
	炎症性腸疾患	潰瘍性大腸炎, クローン病
	生活習慣による下痢	下剤の濫用, アルコール, 肉類・脂肪分の過食など
	腸管外器質的疾患による下痢	甲状腺機能亢進症, 糖尿病, アミロイドーシス, 強皮症, カルチノイドなど

3 評価尺度

1 排泄動作の評価

　排泄機能障害には, 膀胱尿道機能や消化器機能の低下だけでなく, 排泄動作にかかわる判断力の低下や運動機能の低下などが大きく影響する。そのため, 排泄機能障害の評価の前提として, 認知機能と運動機能の評価がなされなくてはならない。

　認知機能の評価としては, ベッドサイドや外来で簡単に行うことのできる改訂長谷川式簡易知能評価スケール(HDS-R, ○209ページ)や, 認知機能検査(MMSE, ○209ページ)が用いられる。一方, 運動機能の評価にあたっては, バーセルインデックスや, 機能的自立度評価法など, ADLの自立度を評価するツールが有効である(○83ページ)。

2 排尿障害の評価

　尿検査や血液検査, 画像検査, 尿量流動検査といった検査のほか, 下部尿路機能の評価として, おもに次のような検査が行われる。

● 残尿測定　残尿測定により, 排尿直後に排出されずに膀胱内に残った尿を測定することで, 自排尿で尿が出しきれているか, 導尿が必要かなどを判断することができる。測定には, カテーテルを用いた導尿によるもののほか, 超音波検査による方法がある。小型の携帯型超音波診断装置(ポケットエコー)は, 手軽に持ち運べ, 看護師がベッドサイドで非侵襲的に評価するのに適している(○図7-45)。

● パッドテスト　パッドテストは, 尿失禁の重症度の客観的な目安となる検査である。500mLを飲水後, 腹圧性尿失禁を誘発する動作を1時間実施し, 前後のパッド重量の差で失禁量を求める。1時間パッドテストと, 日常

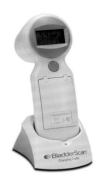

●図7-45　携帯型膀胱用超音波画像診断装置
　　　　　（ブラッダースキャンシステム® BVI6100）
仰臥位になった被験者の恥骨上部約3 cmにゼリーを塗布し，プローブを押しあて，測定ボタンを押すと膀胱尿量が表示される。ただし，残尿測定に用いられる携帯型超音波診断装置にはさまざまな機種があり，それぞれ使用法が異なるため，添付文書にそって測定する必要がある。
（写真提供：Verathon Inc）

・この1週間の状態にあてはまる回答を1つだけ選んで，数字に○をつけて下さい。

何回くらい，尿をしましたか					
1	朝起きてから寝るまで	0	1	2	3
		7回以下	8〜9回	10〜14回	15回以上
2	夜寝ている間	0	1	2	3
		0回	1回	2〜3回	4回以上

以下の症状が，どれくらいの頻度でありましたか		なし	たまに	ときどき	いつも
3	がまんできないくらい，尿がしたくなる	0	1	2	3
4	がまんできずに，尿がもれる	0	1	2	3
5	咳・くしゃみ・運動時に，尿がもれる	0	1	2	3
6	尿の勢いが弱い	0	1	2	3
7	尿をするときに，お腹に力を入れる	0	1	2	3
8	尿をした後に，まだ残っている感じがする	0	1	2	3
9	膀胱（下腹部）に痛みがある	0	1	2	3
10	尿道に痛みがある	0	1	2	3

・1から10の症状のうち，困る症状を3つ以内で選んで番号に○をつけてください。

1	2	3	4	5	6	7	8	9	10	該当なし

・上で選んだ症状のうち，もっとも困る症状の番号に○をつけてください（1つだけ）。

1	2	3	4	5	6	7	8	9	10	該当なし

・現在の排尿の状態がこのままかわらずに続くとしたら，どう思いますか？

0	1	2	3	4	5	6
とても満足	満足	やや満足	どちらでもない	気が重い	いやだ	とてもいやだ

●図7-46　主要下部排尿路症状スコア（CLSS）
（日本排尿機能学会・日本泌尿器科学会編：女性下部尿路症状診療ガイドライン，第2版. p.104，リッチヒルメディカル，2019による，一部改変）

生活のなかで24時間の失禁量を求める24時間パッドテストがある。
● **主要下部排尿路症状スコア** core lower urinary tract symptom score
（CLSS）　主要下部排尿路症状スコアは，10の症状について4段階でスコアをつけ，排尿障害の主要症状の頻度と全体像を把握するための質問票である（●図7-46）。時間をおいて何回か行うことで経過を追うこともできる。疾

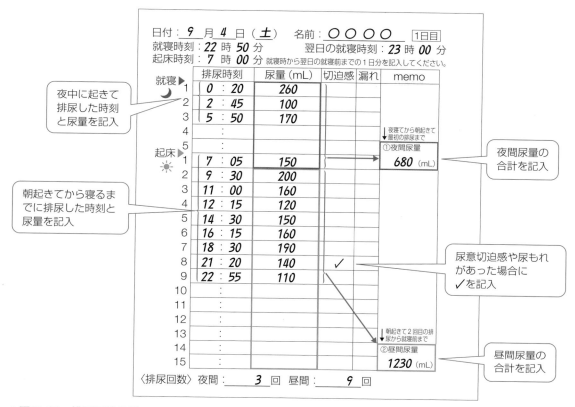

◐図7-47　排尿日誌の例
（夜間頻尿.com：排尿日誌の記入の仕方＜https://www.yakan-hinnyo.com/chart/chart03.php＞＜参照2022-09-12＞による，一部改変）

患特異性はなく，診断の補助として用いられる。

● **排尿日誌**　**排尿日誌**は，目盛り付きのコップに排尿し，排尿した時刻と排尿量，尿失禁の有無について記録してもらうものである（◐図7-47）。24時間経時的に排尿時刻や排尿量，尿失禁の有無などを記録することで，排尿の特性やパターンを把握し，排尿の状態を客観的に評価できる。排尿日誌は，その人に合わせた排尿ケアを援助者が計画するうえで有用であるだけでなく，障害をもつ本人が自身の排尿状態を理解することにもつながり，飲水量の調整や利尿薬の服用時間の調整などの日常生活における行動を見直すきっかけになる。

3　排便障害の評価

　腹部診察や排便造影検査，大腸内視鏡検査，糞便検査，CTなどにより排便障害の原因となる病変の診断が行われる。そのほか，排便状態を確認するために次のような評価尺度が用いられる。

● **ブリストル便性状スケール**　**ブリストル便性状スケール**は，便の性状を7つのタイプに区分し，他覚的に評価する指標である（◐図7-48）。タイプ1から7にしたがって，口から肛門までの通過時間が短くなる。

　医療者だけでなく，障害をもつ人にとってもわかりやすく，症状に対する

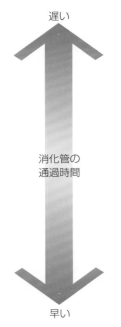

タイプ1			かたくてコロコロの兎糞状の便
タイプ2			ソーセージ状であるがかたい便
タイプ3			表面にひび割れのあるソーセージ状の便
タイプ4			表面がなめらかでやわらかいソーセージ状，あるいは蛇のようなとぐろを巻く便
タイプ5			はっきりとしたしわのあるやわらかい半分固形の便
タイプ6			境界がほぐれて，ふにゃふにゃの不定形の小片便，泥状の便
タイプ7			水様で，固形物を含まない液体状の便

◉図7-48　ブリストル便性状スケール

日付	排便時間	排便間隔	排便の量	ブリストルスケール	摘便の実施	摘便での反応便	備考欄
3月4日			付着・少・中・多		有・無	有・無	
3月5日			付着・少・中・多		㊲・無	有・㊉	
3月6日	9：30	4日	付着・㋛・中・多	1	㊲・無	有・㊉	
3月7日			付着・少・中・多		有・㊉	有・無	
3月8日	10：00	1日	付着・少・㊥・多	1・7	㊲・無	㊲・無	おむつより便もれ
3月9日	15：00	1日	付着・少・㊥・多	7	有・㊉	有・無	

◉図7-49　排便日誌の例

認識を共有できる。

● 排便日誌　排便日誌は，日々の排便の頻度，便の性状・量，下剤の内服回数・量，食事内容・量，水分摂取量などを記入することで，具体的かつ正確に排便状態や失禁状態を把握するツールである（◉図7-49）。排便日誌により，排便周期や便秘の種類，さらには下剤の調整の必要性が評価できる。また，障害をもつ人自身が記入することで，自身の排便パターンに気づくことにもつながる。

4　リハビリテーション看護の方法

1　アセスメントの視点

　排泄機能障害に関するアセスメントとして，排泄において障害をもつ人がもつ強みや弱みを ICF の視点からとらえ，評価尺度やツールを用いながら，全体像の把握，必要なケアの判断を行っていく（◎図 7-50）。

◆ 心身機能・身体構造

● **排泄機能障害の原因と対応**　排泄機能障害を引きおこす疾患の有無を確認する。あわせて，現在の排泄状況，さらには現在と過去の排泄機能障害への対応方法とその結果を把握する。

● **食事摂取状況**　排泄状態には食事摂取の状況も大きく影響する。栄養状態や食欲，食事内容・時間・回数・方法，食事摂取量，水分出納バランス，BMI，服薬状況などをアセスメントする。とくに，冷たい飲み物や，油っこいもの，香辛料などの刺激物の摂取や，乳糖不耐症がある場合は牛乳を摂取

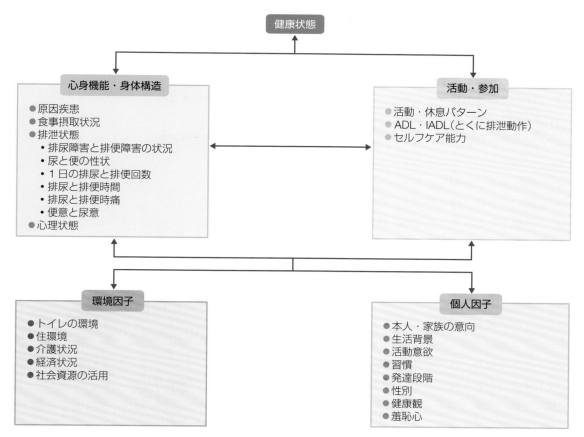

◎図 7-50　ICF に基づく排泄機能障害をもつ人のアセスメントの視点

することで下痢をきたすことがある。
● **排尿状態**　排尿障害における症状（蓄尿症状，排尿症状，下部尿路機能以外の原因による症状），尿の性状（量，比重，pH，におい，色），1日の排尿回数，尿勢，残尿感，排尿時痛，排尿困難，尿意などをアセスメントする。
● **排便状態**　排便障害における症状（便秘，便失禁，下痢），便の性状（形状，色，におい），便の回数・量，排便時間，便意の有無，排便時痛，便意などをアセスメントする。
● **心理状態**　泌尿器や腸管は情動に影響されやすい器官であり，ストレスの影響は心身両面での機能障害としてあらわれる。排泄機能障害をもたらしたストレスについて把握するとともに，排泄機能障害がその人に与える心理的影響についても把握する必要がある。そのために，不安や抑うつ状態，自尊感情，自己効力感などをアセスメントする。

　そのほか，コミュニケーション能力や，意識レベル，疼痛の有無などを確認する。

◆ 活動・参加

　活動・休息パターン，ADL，IADL，セルフケア能力を確認する。とくに排泄動作を遂行するための運動機能・認知機能をアセスメントすることが重要である。下記の一連の排泄動作を実際に観察し，困難が生じているものを確認する。
（1）尿意・便意を感じる。
（2）トイレの場所がわかる。
（3）歩行あるいは車椅子などを用いてトイレへ移動することができる。
（4）トイレや便器の位置がわかり，ドアを開けトイレに入ることができる。
（5）トイレや便器の使い方がわかる。
（6）衣服の着脱法が理解でき，ズボンや下着，おむつ，パッドなどを排泄物が付着しないように下ろすことができる。
（7）便座に座ることができる。
（8）意思により尿・便を排出することができる。
（9）尿・便を出しきり，残尿感・排便感がない。
（10）トイレットペーパーを切り，尿道・肛門をふくことができる。
（11）ふいた紙を便器に捨て，排泄物を流すことができる。
（12）手を洗うことができる。
（13）便座から立ち上がることができる。
（14）パッドの装着，おむつ，下着，ズボンをはくことができる。
（15）トイレの扉を開け，出ることができる。
（16）トイレを離れ，次の行動に移ることができる。

　このとき，現状ではできない部分の評価だけでなく，手すりなどの補助具を利用すれば自立できる部分を見いだす視点も必要である。その人のADLに合わせた補助具を選択し，もてる力を最大限に引き出せるよう援助していく必要がある。

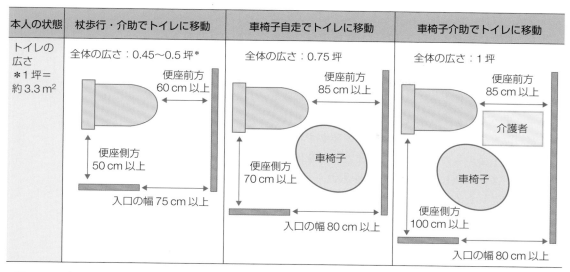

◎図 7-51　排泄機能障害の介助の状況とトイレの広さの例

◆ 環境因子

　安全な排泄動作のためには，トイレの環境が整っていることも重要である。排泄を適切に行うためのトイレの環境の条件として，次のものがあげられる。

(1) 安全であること：扉が開閉しやすい，床が滑りにくい，適切な位置に手すりなどの身体を支持するための補助具が設置されている，適切な照度が保たれている，居室からトイレまでの距離が適切で，段差や障害物がない，障害をもつ人の身体状況に合った適切な便器の大きさや高さであることなどが求められる。また，トイレ内での熱中症をおこさないための温度管理も必要である。

(2) 衛生的で使いやすいこと：よごれや臭気などがなく，掃除しやすいことなどが求められる。また，プライバシーがまもられることは必要最低限の要素である。トイレットペーパーやおむつなどの衛生用品，または自己導尿や浣腸などに必要な物品が使いやすい位置に収納されていることも必要である。

(3) スペースが確保されていること：車椅子でトイレに入る場合や，介助者が一緒にトイレに入る場合など，介助の状況によって必要なトイレの広さは異なる（◎図 7-51）。障害の状況に適したトイレの環境が必要となる。

　そのほか，人的・物的な環境因子も重要となる。家族などの介護者が常時いるのか，また介護者との関係性，介護者の技術・知識・理解度を把握する。経済状況や，補助具などといった社会資源の活用状況もアセスメントする。

◆ 個人因子

　排泄は，その人の生活や仕事，これまでの人生などによって，パターンや方法が異なる。排泄機能障害をもつ人の生活背景や，活動意欲，生活習慣，

発達段階，性別，健康観，羞恥心などについてアセスメントする。

　とくに重要なアセスメント項目は，障害をもつ本人や家族の意向である。誰がなにを問題と思っているのか，どうなりたいと希望しているのかなど，排泄に対する意思や意向を知ることは，その人らしい排泄ケアを行ううえで重要となる。場合によっては，本人は「夜間も毎回トイレに連れて行ってほしい」と思っているが，家族は「夜間はおむつを使ってほしい」と望んでいるなど，障害をもつ本人と家族の間で希望がずれていることもある。

　排泄物は不浄のものとみなされ，また臭気を伴うため，排泄を社会にさらすことは，多くの人にとって羞恥心をもたらす。ケアを行うなかで，「下の世話だけはされたくない」という思いを聴くこともある。アセスメントにあたっては，プライバシーがまもられる状態で安心できる雰囲気をつくり，現状とそれぞれの立場の思いをくみとるようにする。

2 排泄機能障害をもつ人への支援

　排泄機能障害は，障害をもつ人に身体的・心理的負担を負わせるだけでなく，QOL の低下をまねき，社会生活にまで影響を及ぼす。看護師は，その人に合った適切な排泄ケアを行うことで，ADL の維持・増進をはかるとともに，排泄機能障害をもつ人が自立した生活を送ることができるように支援する。

　ここでは，排泄機能障害をもつ人がセルフケア能力を発揮し，対処行動がとれるようになるうえで必要な援助について解説する。

◆ 排尿障害と排便障害に共通するケア

● **排泄動作の介助**　運動機能や認知機能が低下している人は，排泄動作の介助を要することが多い。起居動作・移乗動作・歩行などの基本的動作を，安全かつ可能な限り自立を促すように援助する。自立が困難な動作でも，動作の方法を見直すことで自立につながったり，介助の方法をかえることでADL が拡大したりすることもある。たとえば，車椅子から便器へ移乗する際には，健側に移乗対象があるように車椅子と便器の位置を調整するなどの工夫がそれにあたる。

　病棟での訓練時には，退院後にその人が排泄動作を行う環境や設備などを考慮して，それに合った排泄動作が可能となるように支援する必要がある。また，立位保持が困難な場合は 2 人以上で介助するなど，転倒などのリスクが少なく，かつ障害をもつ人・介助者ともに負担の少ない方法を選ぶことも重要である。

● **排泄姿勢の調整**　ふだんの排泄は立位や座位で行われる。体幹をおこすことで，重力により腹腔内の臓器が下がり，さらに横隔膜を十分に引き下げることが可能となり，腹圧が高めやすくなる。また，体幹をおこすことは，重力により便塊を直腸に送り出すたすけにもなる。そのため，身体状況が許すのであれば，できる限り座位や立位での排泄を行うことが，障害をもつ人の QOL を高めることにつながる。

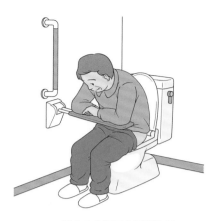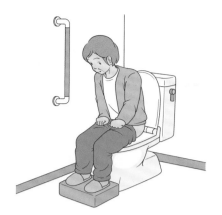

a. 前方の支持具と排泄姿勢
前方に寄りかかることで前傾姿勢となり，腹圧をかけやすくなる。クッションをかかえるなども有効である。

b. 足もとの台と排泄姿勢
足底がしっかりと床(台)につくことで，安定した排泄姿勢を確保できる。

▶**図 7-52　身体を支持するための補助具と排泄姿勢**

　筋力の不足や運動機能障害により姿勢の保持が困難な場合は，手すりなどの身体を支持するための補助具を設置するとよい。とくに，座位の際に前方に寄りかかれる補助具があると，前傾姿勢をとることができ，腹圧をかけやすくなる(▶図 7-52-a)。また，膝を曲げた際に足もとが浮かないように台を利用することも有効である(▶図 7-52-b)。

●**環境調整**　要介護認定を受けている場合は，手すりの取りつけや，段差の解消，扉の取りかえなどのトイレのリフォームに介護保険制度の住宅改修費を利用できる。障害をもつ人の生活全体から必要だと思われるトイレ設備を含めた住宅改修の要否を考慮し，適宜ケアマネジャーにつなぐようにする。

　また，医療施設から在宅へと移る場合には，現在の排泄の状況などといった必要な情報を家族や地域の医療者に伝えたり，受けることのできる公的サービスについて情報提供を行ったりすることで，必要な人的・物的環境を整えることも看護師の役割である。

●**心理的な援助**　前述したように，排泄機能障害をもつ人は失禁などにより自尊心や自己効力感が低下しやすく，そのために障害があることを隠そうとしたり，障害がないかのようにふるまったりすることもある。看護師は排泄機能障害をもつ人のこのような心情をよく理解し，心理的な負担を少なくするためのケアを行う必要がある。そのためには，障害をもつ人が相談しやすい雰囲気をつくり，不安を傾聴し，その背後にある心理状態を理解するように努めるようにする。このような心理的な援助は，障害をもつ人と看護師との信頼関係の構築にもつながり，身体的な援助の促進にもなる。

●**スキンケア**　尿または便が皮膚に接触することによって生じた皮膚炎を**失禁関連皮膚炎** incontinence-associated dermatitis(**IAD**)といい，会陰部・肛門周囲・殿部・下腹部・恥骨部などに好発する。排泄の自立が困難な対象者に対しては，スキンケアを徹底し，IAD の予防に努めていく必要がある。ま

た，排泄物と皮膚との接触を回避し，排泄物が接触したときはすみやかに除去するようにする。皮脂のよごれは十分に洗浄し，保湿し，撥水性クリーム〔はっすい〕などを使用して皮膚を保護するなど，障害の状態に応じて適切なケアを行う。さらに，排泄物による化学的刺激を除去するだけでなく，摩擦などによる機械的刺激による皮膚障害にも注意する。

● **生活指導**　看護師は，排泄機能障害をもつ人のライフスタイルを把握し，障害を予防・改善するために留意すべき点があれば，生活の見直しを促す。規則正しい睡眠や適度な運動を心がけ，ストレスをなるべく少なくすることは，排泄機能によい影響を与える。また，規則正しい食事習慣や，栄養バランスのとれた食事内容といった食事の管理も，便秘・下痢などの排便障害の予防に有効である。一方，過剰な食事摂取により体重が増加すると，膀胱の圧迫や骨盤底への負荷により，失禁を悪化させることがある。また，塩分の過剰摂取は，過剰な水分摂取につながり頻尿を引きおこす。運動療法を取り入れたり，栄養士につないだりして，適切な食習慣を身につけられるように支援する。

◆ 排尿ケア

● **清潔間欠導尿**　清潔間欠導尿 clean intermittent catheterization（**CIC**）とは，神経因性膀胱などにより尿の排出が困難な場合に，尿道口からカテーテルを挿入して間欠的に尿を排出する方法である。看護師だけでなく，障害をもつ人自身や家族でも行うことができ，手技を習得することで外出などが容易となり，QOL の向上につながる。看護師が手技を指導する場合は，障害をもつ人の下部尿路機能に加え，運動機能や認知機能を十分にアセスメントする必要がある。また，尿道損傷などの合併症に注意する。

● **尿道留置カテーテル**　頻繁な導尿が必要な場合や，手術・検査の際の尿路確保などを目的として，尿道から無菌的にカテーテルを挿入し，膀胱内に留置して継続的に尿を排出させることがある。留置にあたっては，尿路感染などの合併症のリスクや，生活上の注意点について，十分に障害をもつ人に説明する必要がある。

　また，長期間，膀胱にカテーテルが留置されると，膀胱機能が徐々に失われ，排尿の自立がむずかしくなる。そのため，留置にあたっては目的を明確にし，目的を達成した時点で早期に抜去を検討することが大切である。漫然と留置しないように，つねに抜去を念頭において障害をもつ人の評価を行うことが必要である。

● **膀胱訓練**　膀胱訓練とは，尿意を感じてもすぐにトイレに行かずがまんすることを繰り返し，少しずつがまんできる時間を延長する訓練である。おもに過活動膀胱や神経因性膀胱，頻尿，切迫性尿失禁のある人に対して行われる。

● **排尿誘導**　排尿誘導とは，ADL の低下や認知症によって機能性尿失禁がある人に対し，円滑に排尿ができるように補助を行うことである。誘導の方法にはいくつかの種類があり，その人に適した方法で実施する（●表 7-14）。

▶表7-14　おもな排尿誘導の方法

名称	対象	方法
排尿自覚刺激療法	認知機能が低下している場合	本人が介助者に排尿の意思や尿意を伝え，失禁なく排尿できた場合に賞賛の言葉かけを行うことで，尿意を自発的に伝える能力を獲得する方法である。
排尿習慣化訓練	排尿動作ができない場合	排尿動作を同じパターンで繰り返し誘導することで，習慣化をはかる方法である。
定時誘導	尿意が乏しい場合	一定の時間間隔でトイレに誘導する方法である。

▶表7-15　便秘に有効な食品の例

食物	おもなはたらき	食品の例
不溶性食物繊維	腸蠕動を促進する	穀類，マメ，ゴボウ，キノコ，イモなど
水溶性食物繊維	便をやわらかくする	昆布，わかめ，こんにゃくいもなど
発酵食品	腸内細菌のはたらきをたすける	ヨーグルト，なっとう，チーズ，ぬか漬け，キムチ，味噌など

膀胱訓練とともに行われることもある。

◆ 排便ケア

● **食事管理**　便秘に対しては，食物繊維やプロバイオティクス❶の豊富な食品，発酵食品などといった腸のはたらきを活発にする食品を摂取するように指導する（▶表7-15）。また，規則正しい食事習慣を身につけることは，規則正しい排便につながり，便秘の予防・改善に有効である。

　一方，下痢の際には，腸になるべく負担をかけないように，症状が落ち着くまで絶食としたり，脱水予防のための水分摂取にとどめたりする。腸管に刺激を与える香辛料や，嗜好飲料（炭酸飲料，カフェイン，アルコールなど），冷たい飲み物，にんにくや玉ねぎなどは摂取を控えるように指導する。

● **排便習慣の改善**　定期的な排便習慣を身につけることは，排便機能障害のケアにおいて重要である。障害をもつ人の生活に合わせ，トイレに行くおおよその時間帯を決めておくとよい。ただし，便意をがまんすることが続くと，しだいに便意を感じにくくなることがあるため，便意を感じた場合にはすぐにトイレに行き排泄を試みるように指導する。なお，痔核の予防のため，長時間便座に座らないようにする。また，食事・運動・睡眠も含めた規則正しい生活を心がけることが，適切な排便習慣につながることも伝える。

　便秘により排便習慣に変調をきたしている場合は，腹部のマッサージや温罨法を試みてもよい。いずれも，リラックス効果や血行の促進のほか，腸を刺激することで便を動かすはたらきが期待できる。

● **摘便**　食事管理や腹部マッサージ，緩下薬の使用などを行っても便秘が改善しないときには，摘便が行われる。摘便とは，直腸や肛門に便塊があるものの，自力での排便が困難な場合に，肛門から指を入れ，用手的に排便反

射を誘発したり，便をかき出したりする手技である。直腸粘膜損傷のリスクがあるため，指に十分に潤滑剤をつけ，ゆっくりと動かすようにする。

● **浣腸**　浣腸は，摘便と同様に，排便ケアを行っても自然排便がない場合に用いられる。直腸内の便塊を摘便により排出したあとに浣腸を実施するなど，ほかの技術と併用して行われることもある。浣腸の実施にあたっては，腸管穿孔や直腸粘膜の損傷などに注意し，けっして立位や座位での前屈姿勢では行わず，左側臥位で実施する。また，循環動態の変化や，腹部不快，吐きけなどが生じることもあるため，観察を怠らないようにする。

D　呼吸機能障害

1　呼吸機能

1　呼吸機能の役割

　人は，息を吸うことで外気から酸素を取り込み，この酸素を利用して細胞はエネルギーを産生している。また，エネルギー産生の結果生じた二酸化炭素は，息を吐くことで体外に排出される。このような，酸素の取り込みから，酸素を利用したエネルギー産生，および二酸化炭素の排出までの過程を呼吸という。

　呼吸は，生命を維持し，さまざまな活動を行うために必要な酸素を取り込む重要な機能である。たとえ睡眠時であっても，細胞・組織にたえまなく酸素を供給するために，呼吸は無意識のうちに続けられている。一方，活動時には，安静時に比べて多くのエネルギーが必要となるため，呼吸は激しくなり，より多くの酸素を取り込んで多くの二酸化炭素を排出している。

　呼吸機能に障害が生じると，生命の危機に直結する可能性が高い。呼吸のメカニズムを理解したうえで，呼吸機能障害へのリハビリテーションを行うことが重要である。

2　呼吸のメカニズム

● **外呼吸と内呼吸**　呼吸には，外呼吸と内呼吸の2つがある。外気から取り込まれた酸素が血液に送られ，かわりに血液中の二酸化炭素が体外に排出されることを**外呼吸**，血液によって全身に送られた酸素が細胞に取り込まれ，細胞から二酸化炭素が血液中に移動することを**内呼吸**という。また，このときの酸素と二酸化炭素の移動を**ガス交換**という。

● **呼吸器の構造**　外呼吸を行う部位を**呼吸器**といい，空気の通り道となる気道❶と，外呼吸におけるガス交換の場となる肺，肺を拡張・収縮させるための胸郭や呼吸筋群から構成されている（●図7-53）。

　胸郭は胸骨，肋骨，肋軟骨，胸椎によって構成された，胸部をかご状に囲

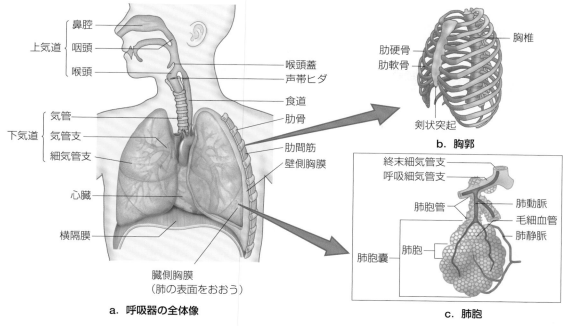

図中ラベル（a. 呼吸器の全体像）：
上気道：鼻腔・咽頭・喉頭／喉頭蓋／声帯ヒダ／食道／肋骨／肋間筋／壁側胸膜／臓側胸膜（肺の表面をおおう）／下気道：気管・気管支・細気管支／心臓／横隔膜

b. 胸郭：胸椎／肋硬骨／肋軟骨／剣状突起

c. 肺胞：終末細気管支／呼吸細気管支／肺胞管／肺動脈／毛細血管／肺静脈／肺胞嚢／肺胞

a. 呼吸器の全体像

b. 胸郭

c. 肺胞

▶**図 7-53　呼吸器の構造**

んでいる骨格である。内部の空間は胸腔といい、肺や心臓などの重要臓器がおさめられている。胸腔によって、肺は大気圧につぶされることなく拡張・収縮を繰り返し、呼吸をすることができている。

　呼吸筋群には、安静時にはたらく横隔膜・外肋間筋と、深呼吸・努力呼吸時にはたらく補助呼吸筋❶とがある。呼吸筋群のはたらきにより胸郭の体積が変化することで、肺の拡張・収縮が行われる。

　気道の喉頭より下の部分を気管といい、気管は左右の肺に入って分岐を続け、最終的に肺胞にいたる。肺胞では、気道を通ってきた酸素が拡散❷によって血液に移動する。

● **呼吸の調節**　通常、安静時の呼吸は一定であり、活動時は酸素消費量の増大に合わせて1回換気量や呼吸回数が増加する。一方、深呼吸や息をこらえるなど、呼吸は意識的に変化させることも可能である。

　呼吸は、延髄にある呼吸中枢で回数、リズム、深さなどが調節されている❸。呼吸中枢の近くには中枢化学受容器があり、おもに動脈血二酸化炭素分圧（$PaCO_2$）の変化に伴う脳脊髄液の pH の変化を感受している。$PaCO_2$ の上昇により脳脊髄液の pH が低下すると、呼吸中枢が刺激され、呼吸が促進する。一方、外頸動脈と内頸動脈の分岐部にある頸動脈小体と、大動脈弓部にある大動脈小体は、末梢化学受容器としてはたらいている。いずれも動脈血酸素分圧（PaO_2）の変化を感受し、PaO_2 が低下するとその情報を呼吸中枢に伝えて呼吸を促進させる。

■ NOTE
❶ **補助呼吸筋**
　内肋間筋・斜角筋・胸鎖乳突筋・腹壁筋などからなる。
❷ **拡散**
　ある分子の濃度分布が非平衡状態にあるとき、濃度の濃いほうから薄いほうへ分子が移動し、濃度を均一にしようとするはたらき。
❸ 延髄のほか、橋にも呼吸を調節するニューロンがある。

2 呼吸機能障害の原因と特徴

1 おもな呼吸機能障害

呼吸が正常に機能するためには，呼吸運動や換気が十分に行われていること，肺胞から毛細血管へのガス交換がスムーズに行われていること，これらを調整する呼吸中枢が正常にはたらいていることなどが必須となる。なんらかの原因でこれらの機能に障害がおこると，酸素の取り込みや二酸化炭素の排出が十分にできなくなり，その結果，身体活動，さらには日常生活に制限を生じる。このような呼吸機能障害は，急性に発症し，生命をおびやかす危機的なものから，慢性的に経過するものまで多様である。

呼吸機能障害は，おもに呼吸器疾患が原因となるが，中枢および末梢神経系の障害や，呼吸筋群の障害などでも生じる。ここでは，代表的な呼吸機能障害について，その原因と特徴を述べる。

● **呼吸運動の障害** 横隔神経や肋間神経，あるいは呼吸中枢などの神経系の障害，または呼吸筋の萎縮などがあると，呼吸運動が正常に行われなくなり，呼吸機能障害を生じる。また，胸水の貯留や外傷による胸郭の変形などによっても，胸郭の動きが阻害され，呼吸運動が障害される。

● **換気障害** 換気障害とは，外界と肺との間の空気の出入りが妨げられた状態である。気道が狭窄・閉塞し，気流が制限される**閉塞性換気障害**と，換気運動そのものが制限される**拘束性換気障害**，さらに両者が併存する**混合性換気障害**に分類される。閉塞性換気障害の原因には，気管支喘息や慢性閉塞性肺疾患 chronic obstructive pulmonary disease（COPD）がある。一方，拘束性換気障害は，間質性肺炎や肺線維症などによる肺の障害のほか，前述した呼吸運動の障害も原因となる。

● **ガス交換障害** ガス交換に障害が生じると，動脈血中の酸素分圧が低下し，低酸素血症や高二酸化炭素血症をきたす。おもな原因として，換気血流比不均衡や拡散障害などがある。

　[1] **換気血流比不均衡** 肺内の換気量と血流量のバランスがくずれ，ガス交換の効率が低下した状態である。換気はあるが肺胞に血流がない場合，その肺胞を死腔❶という。一方，血流はあるが換気がない場合，静脈血が酸素化されずに左心系に流入する。この病態を右左シャントという。

　[2] **拡散障害** 肺胞の炎症・線維化や，うっ血などにより，酸素の拡散過程に障害をきたした状態である。

● **呼吸調節の障害** 呼吸中枢に障害があると，呼吸を正常に調節することができなくなる。脳血管障害による中枢性呼吸障害や，COPD などによる CO_2 ナルコーシス❷などがある。

2 呼吸機能障害による活動制限

呼吸機能障害によって十分な酸素を身体に送り届けることができなくなる

▭ NOTE

❶死腔
　ガス交換に寄与しない部分を意味しており，鼻腔や咽頭，気管などもその空気はガス交換に寄与しないため死腔であり，これらは解剖学的死腔とよばれる。これと区別するため，肺胞における死腔を肺胞死腔とよぶこともある。

❷CO_2ナルコーシス
　重度の二酸化炭素中毒である。慢性的な高二酸化炭素血症などにより $PaCO_2$ が高い状態が持続していると，中枢化学受容器の感度が低下し，呼吸刺激は末梢化学受容器が感受する PaO_2 に依存することになる。このような状態で必要以上の酸素を供給すると，呼吸刺激が低下し，急速に呼吸抑制がおこり，生命の危機状態になる。

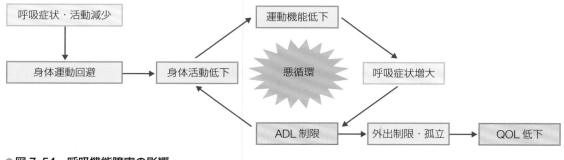

◉**図 7-54　呼吸機能障害の影響**

と，歩行などの労作時に容易に呼吸困難などの症状を引きおこすようになり，身体活動は著しく制限を受ける。そのため，障害をもつ人は活動を避けがちとなり，身体活動量の低下から運動不足，さらには骨格筋の機能が廃用性に低下するといった二次的な運動障害をきたす。すると，より低い活動レベルでも徐々に呼吸器症状を自覚するようになり，それらが ADL の制限，外出困難をもたらし，社会的孤立から QOL の低下へとつながっていく（◉図 7-54）。

● **呼吸不全**　呼吸機能障害が重症化すると，**呼吸不全**をきたす。呼吸不全とは，室内空気吸入時の PaO_2 が 60 mmHg 以下の状態であり，$PaCO_2$ が 45 mmHg 以下の場合を**Ⅰ型呼吸不全**，45 mmHg をこえる場合を**Ⅱ型呼吸不全**という。肺炎や急性呼吸窮迫症候群，気道損傷，呼吸中枢の抑制などは急性呼吸不全をもたらすことがあり，ただちに治療が必要となる。一方，呼吸不全が 1 か月以上続いている状態を慢性呼吸不全といい，病状は安定しているが根治はむずかしい場合が多い。長期的な治療とリハビリテーションを組み合わせて，生命予後の改善と身体活動の向上を目ざすことになる。

3 評価尺度

　呼吸機能障害では，「息苦しい」といった感覚を中心とした主観的な症状があらわれるため，客観的に評価できる尺度を活用することが適切なケアのために重要である。とくに，息切れや呼吸困難感，疲労感などは，日常生活上のさまざまな問題や身体的問題だけでなく，ボディイメージの変化，自己効力感の低下などの心理・社会的問題もまねくこととなる。まずは，障害をもつ人の呼吸機能を正しく評価することが必要となる。

　呼吸機能の評価尺度にはさまざまなものがある（◉表 7-16）。ここでは，とくにリハビリテーション看護にとって重要となる，スパイロメトリーと呼吸困難の評価について解説する。

1 スパイロメトリー

　スパイロメトリーとは，換気に関する呼吸機能を客観的かつ定量的に評価する方法である。通常は，スパイロメーターという専用の測定機器を用いて，安静および努力呼吸時に出入りする空気を測定する（◉図 7-55-a）。スパイロ

○表 7-16　呼吸機能障害のおもな評価尺度

評価尺度	内容
スパイロメトリー	スパイロメーターを用いて肺から出入りする空気の量を測定することで，換気機能の状態を調べることができる。
胸部画像の評価	胸部単純X線撮影や胸部CTなどにより，呼吸機能障害の原因となっている呼吸・循環器系の病態や，気胸などの合併症の有無を評価することができる。
呼吸困難の評価	ヒュー=ジョーンズの分類や，修正MRC息切れスケールなどを用いることで，主観的な要素の強い呼吸困難を客観的・定量的に評価することができる。
フィールド歩行試験	運動耐容能の評価で，運動療法を行ううえで重要な評価である。心肺運動負荷試験（トレッドミルや自転車エルゴメーター），6分間歩行試験，シャトルウォーキング試験などがある。
呼吸筋力の評価	口腔内圧計を用いて，最大吸気圧・最大呼気圧を測定することで，呼吸筋力を評価することができる。
動脈血ガス分析	動脈血のpH，Pao_2，$Paco_2$を測定し，ガス交換機能を評価することができる。

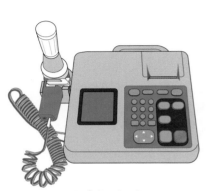

a. スパイロメーター　　　　b. 肺気量分画

○図 7-55　スパイロメーターと肺気量分画

メトリーで得られる指標のうち，とくに重要なものとして肺気量分画とフローボリューム曲線がある。

● 肺気量分画　**肺気量分画**とは，肺を出入りする空気の量の測定値の総称である（○図7-55-b）。スパイロメーターを用いて安静呼吸を数回行ったのち，ゆっくりと最大限まで息を吸い（最大吸息位），ゆっくりと息を吐ききる（最大呼息位）ことで測定され，次の諸量が求められる。ただし，残気量と機能的残気量はスパイロメーターでは測定できず，体プレチスモグラフィやガス希釈法といった特殊な方法が用いられる。

①**全肺気量**　最大限に吸息した状態における肺内の空気の量である。

②**肺活量**　最大限に吸息した状態から，最大限呼息できる空気の量である。年齢・性別・身長から求められた予測値（予測肺活量）に対する肺活量の比を％肺活量（％VC）とよび，％VC が80％未満の場合，拘束性換気障害があると判断される。

③**1回換気量**　1回の呼吸で吸息あるいは呼息される空気の量である。

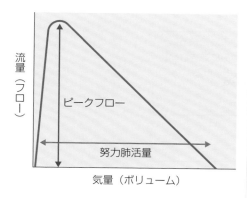

◖図 7-56　フローボリューム曲線
図は正常をあらわしている。閉塞性換
気障害の場合は気流が制限されるため,
下にへこんだ曲線になるなど, 呼吸機
能に異常が生じると特徴的な曲線を描
く。

④**予備吸気量**　安静呼吸で吸息した状態から, さらに吸息することのでき
る空気の量である。

⑤**予備呼気量**　安静呼吸で呼息した状態から, さらに呼息できる空気の量
である。

⑥**残気量**　完全に呼息しきった状態における肺内に残っている空気の量で
ある。

⑦**機能的残気量**　予備呼気量と残気量の和, すなわち安静呼吸で吸息した
状態における肺内に残っている空気の量である。

⑧**最大吸気量**　安静呼吸で吸息できる最大の空気の量である。

● **フローボリューム曲線**　**フローボリューム曲線**とは, スパイロメーター
を用いて, 最大吸息位からできる限り勢いよく呼出を行うことで得られる流
速(フロー)と呼気量(ボリューム)を曲線であらわしたもので, 呼吸機能障害
の有無や程度をみることができる(◖図7-56)。最初の1秒間の呼出量を**1秒
量**(FEV_1)といい, 1秒量を努力肺活量❶で除した値を**1秒率**(FEV_1/FVC)と
いう。1秒率が70%未満であると閉塞性換気障害と判断される。

2 呼吸困難の評価

　呼吸困難は予後にかかわる重要な因子であり, 障害をもつ人の活動制限や
QOL に大きく影響する。そのため, ていねいな定量的評価が必要である。
呼吸困難の評価は, 間接的評価法と直接的評価法に大別することができる。

● **間接的評価法**　医療者が評価する方法である。ヒュー=ジョーンズの分類
や修正 MRC 息切れスケールが代表的な方法で, いずれも呼吸困難による活
動制限の程度を段階づけて評価する。

　1 ヒュー=ジョーンズの分類　障害をもつ人と同年齢の健康な者とを比較
して, 実際の歩行距離や速さ, ADL などに対する息切れ度合いを5段階に
分類し, 簡便に呼吸困難の程度を評価する方法である(◖表7-17)。

　2 修正 MRC 息切れスケール　呼吸困難の程度を5段階で評価する方法
である(◖表7-18)。臨床で最も使用されており, 呼吸機能障害の重症度の把
握や予後予測にも有用であるとされている。

● **直接的評価法**　呼吸困難をなんらかの尺度に置換して, 障害をもつ人が

◻NOTE
❶努力肺活量(FVC)
　最大吸息位から最大呼息
位まで勢いよく呼出させた
ときの呼出量である。

◯**表 7-17　ヒュー=ジョーンズの分類**

Ⅰ	同年齢の健康者と同様の労作ができ，歩行，階段の昇降も健康者並みにできる。
Ⅱ	同年齢の健康者と同様に歩行できるが，坂，階段の昇降は健康者並みにできない。
Ⅲ	平地でさえ健康者並みに歩けないが，自分のペースなら 1.6 km 以上歩ける。
Ⅳ	休みながらでなければ 50 m 以上歩けない。
Ⅴ	会話，着物の着脱にも息切れがする。息切れのために外出できない。

◯**表 7-18　修正 MRC 息切れスケール**

Grade 0	激しい運動をしたときだけ息切れがある。
Grade 1	平坦な道を早足で歩く，あるいはゆるやかな上り坂を歩くときに息切れがある。
Grade 2	息切れがあるので，同年代の人よりも平坦な道を歩くのが遅い，あるいは平坦な道を自分のペースで歩いているとき，息継ぎのために立ちどまることがある。
Grade 3	平坦な道を約 100 m，あるいは数分歩くと息継ぎのために立ちどまる。
Grade 4	息切れがひどく家から出られない，あるいは衣服の着がえをするときにも息切れがある。

（日本呼吸器学会 COPD ガイドライン第 6 版作成委員会編：COPD（慢性閉塞性肺疾患）診断と治療のためのガイドライン，第 6 版．p.57，メディカルレビュー社，2022 による，一部改変）

◯**表 7-19　修正ボルグスケール**

0	感じない	(nothing at all)
0.5	非常に弱い	(very very weak)
1	やや弱い	(very weak)
2	弱い	(weak)
3		
4	多少強い	(somewhat strong)
5	強い	(strong)
6		
7	とても強い	(very strong)
8		
9		
10	非常に強い	(very very strong)

自身の呼吸困難の程度を評価する方法である。修正ボルグスケールが代表的な方法である（◯表 7-19）。

4　リハビリテーション看護の方法

1　アセスメントの視点

　呼吸機能障害をもつ人に対して，安全・安楽かつ効果的なリハビリテーション看護を提供するためには，原因疾患や重症度，病期をふまえた個別の病態を理解したうえで，呼吸機能障害に伴って生じている症状および活動制限を中心とした影響について把握すること，すなわちアセスメントが重要である。

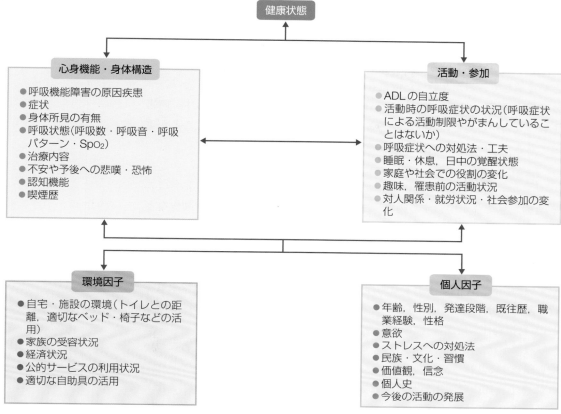

▶図 7-57　ICF に基づく呼吸機能障害をもつ人のアセスメントの視点

　前述した評価尺度から得られた情報に加えて，看護師が障害をもつ人を直接観察して得られた情報（心身の状態，主訴，社会的背景，表情・会話・動作・態度などのベッドサイドから得られる印象）を統合することで，障害をもつ人の全体像をアセスメントすることができる。

　ここでは呼吸機能障害をもつ人のアセスメントについて，ICF に基づいて解説する（▶図 7-57）。

◆ 心身機能・身体構造

● 症状　呼吸機能障害のある人は，咳嗽（がいそう）や喀痰（かくたん），喘鳴（ぜんめい），嗄声（させい）などの症状をかかえていることが多い。現在の症状の状態や機序，その症状が生活に与えている影響をアセスメントする。また，急性増悪は生命の危機をまねくため，その徴候には十分に注意をはらう。咳嗽や喀痰の増加，発熱，呼吸困難の悪化などの急激な出現がみられた場合は，すみやかに治療につなげる必要がある。

● 身体所見・呼吸状態　呼吸数，呼吸パターン，呼吸音などを観察する。視診によって呼吸時の胸郭の動きの左右差をとらえたり，低酸素血症によるチアノーゼがないかを確認したりする。聴診器で副雑音の有無を確認し，口すぼめ呼吸（▶184 ページ），起座呼吸❶，補助呼吸筋の緊張，ばち指❷，体重

NOTE

❶起座呼吸

　呼吸困難が臥位で増強する状態をいう。とくに心不全の場合，心機能が低下しているため，臥位で呼吸困難が増強し，起座位をとると静脈還流量が減少して呼吸困難が改善する。

❷ばち指

　指先がふくれて太鼓のばちのように丸くなった状態をさす。右左シャントや，低酸素血症を生じた肺疾患などでみられる。

減少，食欲不振，下肢の浮腫の有無なども確認する。SpO_2 も呼吸状態を把握するための重要な指標となる。

●**治療**　まず，現在の治療内容と治療経過について把握する必要がある。また，禁煙ができているか，インフルエンザワクチンや肺炎球菌ワクチンなどを接種しているかといった情報も収集する。

●**心理的要因**　呼吸困難は，息苦しさから不安や恐怖心をもたらす。障害をもつ人のかかえている問題や苦痛，つらさなどをていねいに聴くことが重要である。そのほか，疾患や治療の受けとめ方も確認する。

◆ 活動・参加

●**活動**　息切れが増強する動作，または息切れによってできない動作など，呼吸器症状が生じる生活行動・生活場面を把握する。たとえば，病棟の廊下を歩行している際に努力呼吸がみられる，会話中に湿性咳嗽がみられる，どのような体位で過ごしていることが多いかなどである。なかでも制限を受けやすい動作は，上肢を挙上する動作（食事，更衣，整髪，化粧など）や坂道歩行，階段昇降，前かがみ（ズボンや靴下をはく際や，荷物を持ち上げる際など），家事動作，清潔保持（歯みがき，入浴，排泄など）である。

　呼吸器症状が増悪しないように，活動時に本人が工夫していることについても確認する。

●**休息**　夜間の呼吸困難や咳嗽により睡眠不足に陥ることもある。また，呼吸機能障害のある人は疲労がたまりやすい。睡眠・休息がきちんととれているかを確認する必要がある。

●**参加**　これまで担ってきた社会や家庭での役割と，疾患による役割の変化を把握する。また，呼吸機能障害によって活動範囲が縮小し，社会的孤立や孤独感が生じていないか，友人や近隣との交流機会が減少していないかも重要なアセスメント項目である。発症前はどのような活動が好きだったのか，趣味はなにかなどといった情報も収集をする。

◆ 環境因子

　家族の受容状況や経済状況，利用している公的サービスなどについてアセスメントする。また，呼吸器症状に伴う活動性の低下を補うために，適切な環境調整がはかられているかも確認する。たとえば，トイレまでの移動距離は短いか，使用しやすい食器や着脱しやすい衣服を選択しているか，酸素療法を行っている場合の火気使用が制限されているか，安楽な体位をとるためのベッド・椅子などを使用しているかなどである。

◆ 個人因子

　年齢，性別，発達段階，職業，既往歴，性格などの基本的な情報に加えて，治療・リハビリテーションへの意欲，心の支えや生きるうえで大切にしていること，ふだんストレスを感じたときの対処法などを把握する。また，これまでの個人史や今後やりたいことなどを本人に語ってもらうことは，前向き

な取り組みを支えるよりどころとなることもある。ただし，会話によって呼吸器症状があらわれたり，息切れによる疲労が増強したりするので，本人に話してもらう際には注意を要する。

2 呼吸機能障害をもつ人への支援

　前述したように，呼吸機能障害をもつ人は，呼吸困難などの症状への不安や恐怖から，活動が減少する傾向にある。活動が減少すると，体力・筋力が低下して動けなくなり，より呼吸器症状が悪化するという悪循環に陥る危険性がある。この悪循環は，食欲減退による栄養状態の悪化や，易感染状態，骨粗鬆症，会話の困難などをもたらし，しだいに全身状態にも悪影響を及ぼす。

　看護師は，可能な限り呼吸機能を回復あるいは維持させることによって症状を改善し，自立した日常や社会生活を送れるように継続的に支援することが求められる。治療やリハビリテーションを受けながら，呼吸・動作の工夫を取り入れることで，呼吸器症状を悪化させることなく活動できる機会を増やせるようにリハビリテーション看護を展開していく。

◆ 呼吸器症状を軽減するためのケア

● リラクセーション　呼吸機能障害をもつ人は，呼吸筋群が過度な緊張状態にあり，疲労もたまりやすい。安楽な体位をとるなどでリラクセーションをはかることは，筋の緊張を緩和し，不要な酸素消費を減少させ，呼吸器症状を軽減することにつながる。

　呼吸器症状の原因となる疾患によって安楽な体位は異なるため，自身にとって最もらくな体位をとってもらう。実際には，呼吸機能障害をもつ人は，自身が最も安楽に過ごせる姿勢をみずからとることが多い。

　たとえば，左右どちらかの肺に肺炎や胸水貯留などがあり換気が困難になっている場合，患側を上にした側臥位をとる。安楽のためには，全身が支えられている状態が望ましく，側臥位をとるときも，クッションなどですきまを埋めると支持面積が大きくなって安定するため，より効果的である（◖図 7-58-a）。

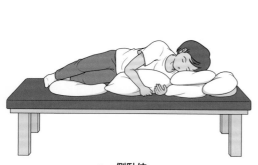 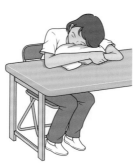 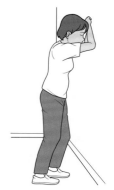

a. 側臥位　　　　　　　　b. 前傾座位　　　　　c. 立位

◖図 7-58　安楽な体位

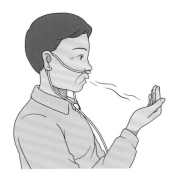

○**図7-59　口すぼめ呼吸**
①鼻から息を吸い，呼息時に軽く口をすぼめるように
　して，ゆっくりと吐く。
②最初は手を口から30 cmほど前方にかざし，手掌
　に呼気を感じるようにする。
③吸息と呼息の時間の比は1：2〜5とする。

　また，喘息発作時は，臥位よりも座位がらくである。膝の上やテーブルに
クッションを置き，もたれかかる前傾座位がよいとされる（○図7-58-b）。歩行
などの労作時に息切れが生じた場合は椅子などに座るべきであるが，座れな
い場合は上肢を壁や手すりにつけ，前傾姿勢でもたれかかるとよい（○図
7-58-c）。

● **呼吸法の指導**　安楽な呼吸法を習得することは，換気を改善し，運動耐
用能の向上に結びつく。労作時の呼吸器症状が軽減されれば，主体的に活動
することができるようになる。ここでは，代表的な呼吸法である口すぼめ呼
吸と横隔膜呼吸について解説する。

　１ **口すぼめ呼吸**　鼻から吸息し，口をすぼめてゆっくり呼息する呼吸法
である。口腔内圧が高まるとともに気道内圧も高まり，呼息時の気道閉塞を
緩和する効果がある。とくにCOPD患者の労作時呼吸困難の軽減に有効で
ある。

　吸息と呼息の時間の割合は1：2〜5を目安とし，呼息の強さは30 cmほ
ど前方にかざした自分の手に息が感じられる程度がよい（○図7-59）。

　２ **腹式呼吸（横隔膜呼吸）**　吸息時に意識的に横隔膜を下降させる呼吸法
である。横隔膜の動きを増大させることで1回換気量を増やすことができる。
まずはファウラー位またはセミファウラー位で練習する。手を自身の腹部と
胸部にのせてもらい，その上に看護師の手を重ねる。口すぼめ呼吸を促し，
吸息時に上腹部の手を押し上げるように指導する。

　この姿勢でできるようになったのち，座位や立位で，また歩行時にできる
ように練習する。

● **補助呼吸筋のマッサージ**　胸鎖乳突筋などに対してマッサージを行い筋
の緊張を緩和する。椅子に座ってもらい，上半身は枕などにもたれかかる前
傾姿勢をとってもらうと行いやすい。また，マッサージ前に温タオルなどで
筋をあたためておくとより効果的である。

● **排痰ケア**　喀痰などの気道分泌物の貯留は，呼吸器症状の悪化の原因とな
る。喀出して気道の清浄化を行う必要があるが，咳嗽での効果的な排痰がで
きないなど，自力での喀出が困難な場合もある。その際は飲水を促し，加湿
器やネブライザーを用いて痰の粘 稠 度を適度に保ちつつ，次のケアを実施す
る。

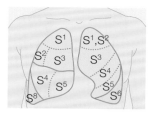 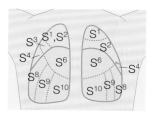

S^1：肺尖区　　S^2：後上葉区　　S^3：前上葉区
S^4：上舌区（左肺）・外側中葉区（右肺）S^5：下舌区
（左肺）・内側中葉区（右肺）S^6：上-下葉後上区
S^8：前肺底区　　S^9：外側肺底区　　S^{10}：後肺底区

青は上葉，ピンクは中葉，緑は下葉である。
また，S^7（内側肺底区，右肺のみ）は左の図では確
認できない。

前面からみた肺区域　　　　　　　後面からみた肺区域

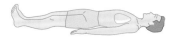 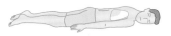 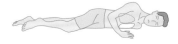

①背臥位（S^1，S^2，S^8）　　②腹臥位（S^6，S^{10}）　　③側臥位（S^9）

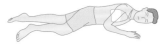 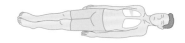

④前方へ45度傾けた側臥位（S^2）　　⑤後方へ45度傾けた側臥位（S^4，S^5）

◗**図 7-60　修正排痰体位**
かっこ内は，その体位で排痰される肺区域である。

　　🔟 **体位ドレナージ（体位排痰法）**　気道分泌物が貯留した部位を高くした
体位をとり，重力を利用して排出をはかる方法である。なお，頭低位は対象
者の負担が大きく，術後は禁忌であるため，現在は修正した排痰体位が用い
られている（◗図 7-60）。
　　🔞 **ハフィング**　声門を開いたまま強く呼出することで気道分泌物の排出
を促す方法である。吸息後，軽く口を開け「ハッ，ハッ」という呼吸で一気
に空気を吐き出すようにする。
　　このほか，咳嗽介助やスクイージング，軽打法（タッピング），振動法と
いった用手的排痰法があるが，いずれも咳嗽する力が弱い，または咳嗽が困
難な人に負担をかける方法であるため，安全確保に留意して慎重に行う必要
がある。

◆ 身体活動性の向上および維持に向けたケア

● **筋力トレーニング**　とくに高齢者の場合，呼吸器症状による不活動に加
え，加齢による骨格筋の減少や，不十分な栄養摂取などにより筋力の低下が
おこりやすい。筋力の低下は ADL の阻害要因となるため，筋力トレーニン
グを実施し，運動耐容能の向上と呼吸器症状の改善をはかる。自重によるト
レーニングのほか，おもりを用いたり，ゴムバンドを用いたりして，最低 1
セット（10〜15 回）を週に 2〜3 回できるとよい。ただし，運動と休息のバラ
ンスを考えて，疲労が過度に蓄積されないように適宜休憩を入れるように注
意する。
● **胸郭可動域運動**　呼吸筋群の低下や呼吸に関与する関節可動域の低下な
どにより胸郭運動が制限されると，疲労しやすくなり，呼吸器症状も悪化す
る。胸郭の可動性・柔軟性を改善し，呼吸器症状を軽減するためには，胸郭

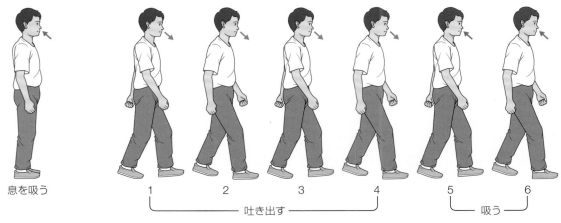

息を吸う　　　1　　　2　　　3　　　4　　　5　　　6

吐き出す　　　　　　　　　吸う

a.　歩行時の呼吸パターン

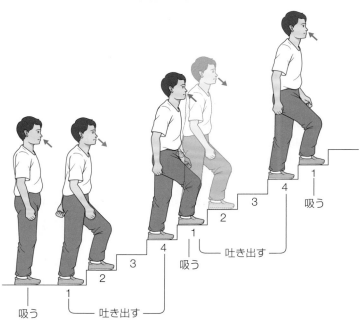

b.　階段昇降時の呼吸パターン

◉図 7-61　歩行時と階段昇降時の呼吸パターン

可動域運動が有効である。おもには肩の上げ下げや，体幹をねじるなどのストレッチングが行われる。

● **歩行・階段昇降**　呼吸器症状をかかえながらも ADL を拡大していくために，できる限り動く機会を設けることが大切である。体動時に口すぼめ呼吸を行い，呼吸パターンと動作を協調させると，呼吸器症状の軽減をはかることができる。

　たとえば，歩行の際には，2 歩で息を吸い，4 歩で息を吐ききるといったように，呼吸のリズムと歩くリズムを合わせるようにする（◉図7-61-a）。ゆっくりと呼吸することで，歩行も自然とゆっくりとなり，身体への負担も軽減される。また，歩行器を使用すれば，前傾姿勢をとることができるため

負担が少なく，呼吸器症状や疲労が生じたときにも休みやすくなる。

　階段昇降は，歩行に比べて体力を使い，酸素消費量も増えることから呼吸器症状が出やすい。ゆっくり口すぼめ呼吸で息を吐きながら昇り，吐きおわったところで立ちどまり，ゆっくり息を吸って，また吐きながら昇降するとよい（◉図7-61-b）。

◆ ADLの改善

　前述したように，呼吸器症状と二次的な廃用が，呼吸機能障害によるADL制限の原因となっている。そのため，ここまでに述べた「呼吸器症状を軽減するためのケア」と「身体活動性の向上および維持に向けたケア」を実施して効果がみられれば，おのずとADLの改善へとつながっていく。

　ADLの改善をはかるにあたっては，まず障害をもつ本人と家族のニーズや希望を把握し，難易度の高さを考慮しつつ優先される活動を定め，目標を設定することが重要である。また，自身のもつ呼吸機能障害に対する理解を深め，呼吸器症状を調整できる行動や対応をおこすことができる，つまり自己管理できることが必要である。呼吸困難の自己管理にあたっては，次の事項を考慮する[1]。

（1）息苦しくなる動作を理解する：呼吸困難が生じる動作を自身でリストアップし，把握することで，その動作に対処する。おもに，前かがみ，上肢の挙上，息をこらえる動作などは呼吸困難が生じやすいとされている。

（2）呼吸困難に慣れる：呼吸困難を経験することで，パニックにならないように対処する。

（3）みずから呼吸を整えることを覚える：呼吸困難が生じた際に，自身で呼吸を調整できるようになる❶。

（4）負担のかからない動作や要領を習得する：前述の息苦しくなる動作に対する工夫を行うことで呼吸困難を回避する。基本的には動作の前に呼吸を整えておくこと，動作と呼吸を同調させ，動き出しのタイミングを呼息時に合わせることなどが重要である。

（5）ゆっくりと動作を行う。

（6）休息のとり方を工夫する：呼吸困難が出現する前に計画的に休憩を設けることで，呼吸困難を回避する。

（7）計画性をもった余裕のある生活リズムを確立する。

（8）低酸素血症が強い場合には適切な酸素吸入を行う。

（9）居住環境の整備や，道具を利用する：効率のよい動作や呼吸困難を回避するために必要な環境調整，道具の利用を検討する。

● **食事動作**　安楽な姿勢で食事ができるように机や椅子の高さを調節する。基本的にはテーブルに両肘をついて食べるとらくである。ただし，前かがみ

NOTE

❶呼吸困難が生じた際に，落ち着いて呼吸を調整し，すみやかに回復することをパニックコントロールという。口すぼめ呼吸を行い，上肢で体幹を支えるような安楽な体位をとるといった方法がある。障害をもつ人自身や家族が習得することで，呼吸困難に陥ってもコントロールすることができるという自信につながり，ADLの拡大の動機づけともなる。

1）日本呼吸ケア・リハビリテーション学会ほか編：呼吸リハビリテーションマニュアル――患者教育の考え方と実践. pp.93-94, 照林社, 2007.

〈よい例〉　　　　　　〈わるい例〉✕

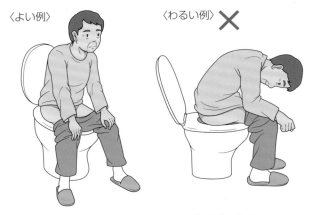

▶図 7-62　呼吸機能障害をもつ人の排泄時の姿勢

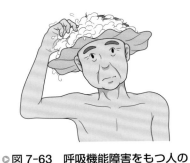

▶図 7-63　呼吸機能障害をもつ人の
　　　　　　洗髪の方法
首を横に傾け，半分ずつ片手で洗う。

になると横隔膜が圧迫されて息苦しくなるため，背筋はのばすようにする。一口にたくさん入れすぎないように，また，適宜休憩を設けながらゆっくりと摂食するようにする。軽い食器を用いると労作が減る。

● **トイレ動作**　洋式トイレで座っての排泄が望ましい。トイレに手すりをつけたり，台を置いたりして安楽な姿勢を保つ。手すりがない場合は，両膝の上に手を置くなどにより，過度に前傾姿勢にならないように注意する（▶図 7-62）。また，いきむ際に息をとめると息苦しさが増強するため，ゆっくりと息を吐きながら徐々にいきむようにする。

　トイレットペーパーでふく動作は性急になりがちである。トイレットペーパーをとったあと，呼吸を整えてからふくようにする。

　トイレまでの移動が負担となる場合は，トイレに近い位置にベッドを配置する，車椅子や歩行器で移動する，ポータブルトイレを使用するなどの工夫を行う。

● **入浴動作**　入浴はとくに負荷の大きい動作である。呼吸困難や低酸素血症が生じないように注意をはらい，動作は口すぼめ呼吸で息を吐きながらゆっくり行うこと，動作の合間には必ず休憩を設けることを心がける。脱衣所や浴室には椅子を用意し，座位で脱衣・洗体・洗髪ができるようにするほか，手すりをつけるなどの環境調整も必要である。

　上肢を挙上せずに背部を洗えるように，また，前かがみにならずに足を洗えるように，長柄のブラシなどの自助具を用いるようにする。洗髪の際は，上肢を挙上しないように軽く頭を横に傾け，片方の上肢で頭の片側ずつ洗うようにする（▶図 7-63）。

　洗体後，浴槽に入る場合は，十分に休憩して呼吸を整えてから入るようにする。胸まで湯につかると息苦しくなることもあるため，浴槽の中に椅子を用意して高さを調節するとよい。

● **整容動作（洗顔・歯みがき）**　座位で行うようにする。洗顔は，口すぼめ呼吸で息を吐きながら行う。または，息をとめないように顔の一部ずつ洗うか，ぬらしたタオルでふくようにする。歯みがきは，あまり上肢を動かさず

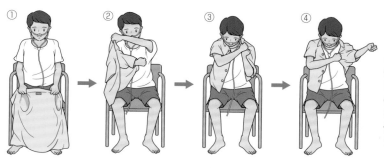

a. 前開きシャツの着方

①着がえの衣類は床に置かず，あらかじめ机や台の上に置いておく。②片側の上肢を体幹前面で袖に通す。③身ごろを把持して反対側の袖を背面から対側にまわす。④上肢を高く上げないように反対側の腕も袖に通す。

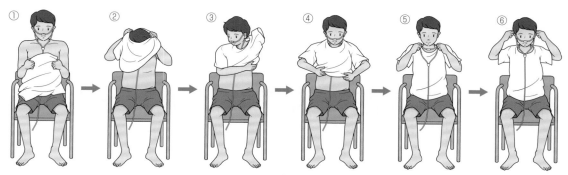

b. かぶり式上衣の着方

①着がえの衣類は床に置かず，あらかじめ机や台の上に置いておく。なるべく首まわりが広く，伸縮性のあるものを選ぶ。②頸部を前屈して頭を通す。③肘が肩より高い位置に上がらないように片方ずつ袖を通す。④身ごろを下げる。⑤⑥酸素カニューレを装着している場合は，装着したまま服を着たあと，呼吸を整えてから酸素カニューレを服から引き出して装着し直す。

注）各動作の合間に呼吸を整えて行うとよい。

◎**図 7-64　呼吸機能障害をもつ人の更衣動作**

にすむように電動歯ブラシを用いるとよい。両肘を洗面台やテーブルについて行うとらくである。歯みがき中も息をとめないようにする。

● **更衣動作**　座位で行う。前かがみになると息苦しくなるため，衣類は床に置かず，座ったままでも取りやすい位置に配置しておく。動作中は息をこらえないように注意し，動作の合間に呼吸を整えるようにする。

　1 上衣　動作の合間に呼吸を肘が肩より高く上がると，胸郭の動きが制限され息切れが生じやすくなるため，上衣はなるべく前開きシャツが望ましい（◎図 7-64-a）。かぶりもののシャツを着る場合は，首まわりが広く伸縮性のあるものを選ぶようにし，頭を下げて肘が肩より上がらないように着る（◎図 7-64-b）。

　2 ズボン，靴下　ゆっくり息を吐きながら片脚ずつズボンに通す。両脚を通したら，座ったまま呼吸を整え，口すぼめ呼吸で息を吐きながら立ち上がり，腰までズボンを引き上げる。靴下の場合は，片足を反対側の大腿の上にのせるとはきやすい。

E　言語障害

1　言語機能

1　言語機能の役割

　言語機能には，話す・聞く・書く・読むの4つがある。言語は大きく**音声言語**と**文字言語**からなり，音声言語は話す・聞く，文字言語は読む・書くことによって活用される（◯図7-65）。そして，話す・書くことは言語の表出にかかわり，聞く・読むことは言語の理解にかかわる。

　人は，言語によってものごとを考え，理解することができる。また，言語を介することで，たとえば友人と話す，SNSの書き込みを読んでコメントを書くなどといったコミュニケーションをはかり，対人関係を構築することができる。このように言語は，自身の思いをあらわしたり，情報の伝達を行ったり，他者とやりとりしたりすることで，社会生活の円滑な営みを支えている。

2　言語機能を支えるメカニズム

◆　言語にかかわる脳の領域

● **言語中枢**　言語に関連する脳のはたらきは広範囲にわたるが，とくに言語の理解や表出を中心的に担っている脳の部位を言語中枢といい，大きく運動性言語野（ブローカ野，ブローカ中枢）と感覚性言語野（ウェルニッケ野，ウェルニッケ中枢）の2つの領域がある（◯図7-66）。

　1　運動性言語野　運動性言語野は優位半球❶の前頭連合野（◯201ページ）の下前頭回後方にあり，おもに言語の表出にかかわる機能を担っている。

　2　感覚性言語野　感覚性言語野は優位半球の側頭連合野（◯201ページ）の

NOTE
❶優位半球
　言語中枢がある側（通常は左）を優位半球とよぶ。反対側を劣位半球とよぶこともある。優位半球では，言語機能に加えて，計算などのはたらきにすぐれ，劣位半球は映像・音楽など非言語的なはたらきにすぐれているといわれている。

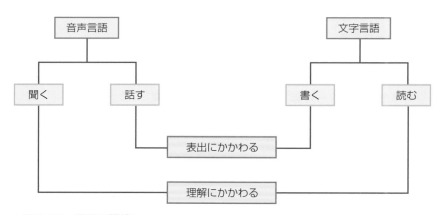

◯図7-65　言語の機能

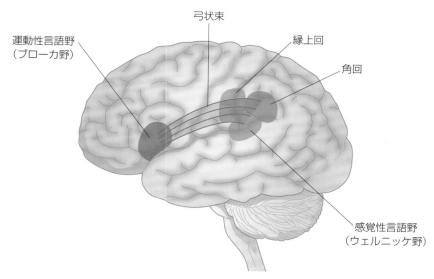

弓状束

縁上回

角回

運動性言語野
（ブローカ野）

感覚性言語野
（ウェルニッケ野）

◖図 7-66　言語にかかわる脳の領域

上側頭回後部にあり，おもに聴覚野からの情報を言語として理解する機能を
担っている。
　運動性言語野と感覚性言語野は**弓状束**によって連絡されている。
● **その他の言語関連領域**　優位半球の**縁上回**は，感覚性言語野で理解され
た言語音を正しく発話に結びつけるはたらきを担っているとされている。また，優位半球の**角回**は視覚から入った文字言語の情報を感覚性言語野に伝え
る役割があると考えられている。そのほか，感覚性言語野以外の側頭葉や視
床，大脳基底核なども言語機能にかかわっていると考えられている。

◆ **発声と構音**

　言葉を正しく発するためには，肺から口唇にいたる呼吸・嚥下に関連する
さまざまな器官の連携したはたらきが必要となる。声は，肺から呼出された
空気が声帯をふるわせることで生じる。また，下顎や舌，口唇，軟口蓋の運
動によって，咽頭や口腔の形を変化させることで，言語音をつくり出すこと
（**構音**）が可能となっている。

2　言語障害の原因と特徴

　言語障害とは，言語の適切な理解と表現が障害された状態をいい，おもに
言語中枢の障害による失語症と，発声を担う器官の異常に伴う構音障害に大
別される。

1　失語症

● **症状**　**失語症**とは，言語中枢の損傷・病変により言語の表出や理解が困
難となった状態である。話す・聞く・読む・書くといった機能が障害され，

○ 表 7-20　失語症のおもな症状

	症状	内容	例
話す	喚語困難	意図した言葉をうまく出せない状態である。多くの失語症でみられる。目の前にある物の名前を言えない呼称の障害と，会話のなかで必要な言葉が出てこない語想起の障害を区別する場合もある。	りんご→えーと，なんだっけ……
	迂回反応	言葉が出てこないときに，別の言い方で説明する状態である。	りんご→あの，赤くて丸い…なんだっけ
	錯語	意図した言葉とは異なる言葉が出る状態（語性錯語）や，意図した言葉の音の一部を誤る状態（音韻性錯語）である。	りんご→みかん（語性錯語） りんご→がんご（音韻性錯語）
	統語障害	個々の言葉は正しいが，文の構成が誤っている状態である。助詞や助動詞などが脱落して文の構造をなさない場合を失文法，助詞・助動詞などの脱落はないが文法の誤用がある場合を錯文法という。	子ども……学校（失文法） 子どもへ学校は行きます（錯文法）
	ジャルゴン（ジャーゴン）	多くの錯誤や新造語（実在しない言葉）からなる意味をなさない発話である。無自覚であることが多い。	あがかちぐべぼらにぐたほ
	保続	一度話した言葉を繰り返し言いつづけてしまう状態である。	家族の人数は？→5人 今日は何月何日ですか？→5人
	再帰性発話（常同言語）	発話がすべて同じ言葉になってしまう状態である。重度の失語症者が，残存した言葉を多様なイントネーションによって活用している場合を残語という。	調子はどうですか？→タン 天気がいいですね→タン
聞く	語音認知の障害	聴力は正常であるが，言葉の音が聞きとりにくい状態である。	花壇→だだん？
	意味理解の障害	言葉は聞きとれているが，その言葉と意味を結びつけることができない状態である。意味自体が失われているわけではないので，たとえば「フライパン」という言葉を聞いて理解できなくても，フライパンを適切に使うことはできる。	フライパン→フライパンってなんだろう？
読む	読解の障害	文字の形態を弁別することができない，語句と意味を結びつけることができない，文の意味を理解することができないなどの状態である。	「間」と「関」を弁別することができない，「机」を「椅子」と読んでしまう，長い文章を理解することができないなどである。
	錯読	音読における読み誤りが生じる状態である。	木→本 カメラ→カネラ 犬→猫
書く	自発書字・書きとりの障害	対象物を文字で書くことができない状態である。	りんごの絵や実物を見せても「りんご」と書くことができない。また，「りんご」と聞いても文字で書くことができない。
	錯書	誤った文字を書いてしまう状態である。	国→団 もなか→なもか 松→竹

さまざまな症状があらわれる（○表 7-20）。ただし，これらの症状のあらわれ方は多様であり，すべての症状があらわれるわけではない。また，非典型例も少なくない。

○表7-21　失語症の種類

種類	障害			
	話す	聞く	読む	書く
運動性失語 （ブローカ失語）	障害される	おおむね問題なし	読解よりも音読が障害されやすい	障害される
感覚性失語 （ウェルニッケ失語）	流暢だが正常ではない	障害される	障害される	障害される
伝導失語	流暢だが復唱が障害される	おおむね問題なし	読解よりも音読が障害されやすい	障害される
超皮質性運動性失語	障害されるが復唱は保たれる	おおむね問題なし	おおむね問題なし	障害される
超皮質性感覚性失語	障害されるが復唱は保たれる	障害される	障害される	障害される
健忘性失語 （失名辞失語）	流暢だが名詞の喚語困難がある	おおむね問題なし	おおむね問題なし	おおむね問題なし
全失語	障害される	障害される	障害される	障害される

　なお，失語症は高次脳機能障害（○202ページ）の一種であり，失行・失認，記憶障害，注意障害，遂行障害，社会的行動障害などのその他の高次脳機能障害が併発することもある。また，運動障害や感覚障害などをあわせて生じていることもある。

● 原因と分類　失語症の原因には，脳血管障害が最も多く，そのほか脳腫瘍，頭部外傷，中枢神経系の感染症・変性疾患などでも生じる。

　失語症にはおもに次のような種類があり，それぞれ言語機能の障害のされ方が異なる（○表7-21）。

1 運動性失語（ブローカ失語）　運動性言語野の障害によって生じる。他者の言葉を聞いて理解するという聴覚的理解はおおむね保たれているが，喚語困難や錯語があり，自分の話す言葉に間違いが多く，また言葉を思い出せないことから非流暢な発話となる。書くことも正しく行えないことが多い。

2 感覚性失語（ウェルニッケ失語）　感覚性言語野の障害で生じる。会話は流暢であるが，錯語が多く，保続もあり，ときにジャルゴンとなる。他者の話す言葉や書かれた文字の理解も困難であり，書くことも障害される。

3 伝導失語　弓状束の障害で生じる。言語理解や自発話は比較的保たれているが，復唱が障害される。また，錯読・錯書もみられる。

4 超皮質性運動性失語　運動性言語野の周辺領域に障害があると生じると考えられている。聴覚理解や復唱は比較的保たれているが，発話が少なく，また非流暢で，保続もみとめられる。

5 超皮質性感覚性失語　感覚性言語野の周辺領域に障害があると生じると考えられているが，運動性言語野周辺の障害でも生じることがある。おもに聴覚的理解が障害される。発話は流暢であるが，喚語困難や錯誤もみられる。復唱は比較的保たれる。

6 健忘性失語（失名辞失語）　側頭葉の障害で生じるとされる。発語は流

暢で，復唱や言語理解は比較的保たれている。しかし，名詞を想起できず，迂回反応を生じてまわりくどい表現となるという名詞の喚語困難がある。

　7 **全失語**　話す・聞く・書く・読むといったあらゆる言語機能が困難となる。運動性言語野と感覚性言語野を含む広範な障害による。

2　構音障害

　構音障害とは，言語音をつくりだす器官やその運動に異常があり，うまく言葉を発することができない状態である。言語の表出・理解に障害が生じる失語症とは区別される。

　構音障害は，異常が生じている部位によって，運動障害性構音障害，器質性構音障害，機能性構音障害，聴覚性構音障害に分類される。

　1 **運動障害性構音障害**　中枢から末梢にいたるまでの神経や筋の障害により，構音を担う器官の運動機能が障害されたものである。おもな原因として，脳血管障害や神経変性疾患（小脳変性症，パーキンソン病，筋萎縮性側索硬化症〔ALS〕，多発性硬化症，ハンチントン病など）のほか，重症筋無力症，筋ジストロフィー，頭部外傷などがあげられる。運動障害性構音障害は，その原因や特徴によって痙性麻痺性，弛緩性麻痺性，失調性，運動低下性，運動過多性，混合性などに分類することができる（●表7-22）。

　2 **器質性構音障害**　構音にかかわる器管の形態的な異常による障害である。たとえば，舌がん・口腔がん・中咽頭がんの手術によって切除された部位に関連する構音が影響を受けることとなる。

　3 **聴覚性構音障害**　聴覚障害があることで正しい発語や自身の声が聞こえず，構音に障害をきたすものである。とくに言語習得前の聴覚障害において問題となる。

　4 **機能性構音障害**　構音にかかわる器管に異常はないものの構音障害をきたした状態をいう。言語の習得過程で生じる。

●表7-22　運動障害性構音障害の分類と特徴

分類	原因	特徴
痙性麻痺性	脳血管障害による上位運動ニューロンの障害など	・喉頭が過緊張し，嗄声が生じる。 ・力みやすく，発話速度が低下する。
弛緩性麻痺性	脳血管障害による下位運動ニューロンの障害，重症筋無力症，筋ジストロフィーなど	・筋緊張が低下し，力が入らず，発話がとぎれやすい。 ・鼻咽喉閉鎖不全による開鼻声が顕著である。
失調性	小脳の疾患など	・突然声が大きくなったり，高くなったり，変動が激しくなる。 ・音節が自然に連ならず，1音1音ばらばらになる。
運動低下性	パーキンソン病など	・筋強剛などにより呼吸筋・喉頭筋の運動範囲が減少し，声量が低下する。
運動過多性	ハンチントン病など	・不随意運動に伴い意図的な発話が妨げられ，突発的な発声の開始・停止がおこる。
混合性	多発性脳梗塞，多発性硬化症，筋萎縮性側索硬化症などの広範な神経障害を及ぼす疾患	・上記のさまざまな特徴が生じる。

3 評価尺度

1 失語症の評価

失語症の評価には，① おおまかに障害の有無を把握するためのスクリーニングテスト，② 失語症が疑われる場合に多角的に調べるための言語機能評価，③ 障害の詳細を把握して訓練・支援の手がかりを得るためのコミュニケーション能力評価などがある。言語機能の評価は，おもに言語聴覚士（ST）が専門的な評価を経時的に行う。看護師は，その評価から得られた情報を確認し，障害の程度とその影響を把握していく。なお，失語症の評価には一定時間の集中力や注意力が求められるため，全身状態が安定した状況で行う必要がある。

◆ スクリーニングテスト

発症して間もない急性期や入院時に，言語機能の状況を把握するために行われる。対象の負担が小さい簡便な方法で行われ，コミュニケーションが可能な方法をさぐっていく。失語症のスクリーニングテストには標準化されたものがなく，さまざまな方法で行われている。おもに意識レベル，自発語（発語・呼称・復唱・音読）の確認，聴覚的な言語理解などについて把握する。

◆ 言語機能評価

言語機能評価は，① 失語症の有無の判断，② 失語症の分類や重症度，特徴の把握，③ 訓練・支援の方針の設定，などを目的として行われる。標準化された検査としては，**標準失語症検査** standard language test of aphasia（**SLTA**）と，**WAB 失語症検査** the western aphasia battery **日本語版**がある。

● **標準失語症検査（SLTA）**　話す・聞く・読む・書く・計算の5つの項目を，26項目の下位検査によって評価する（◯図7-67）。音声言語機能と文字言語機能を総合的に把握することができる。評価は6段階で行われ，6が完全正解，5は遅延完全正解，4以下は誤解答となる。症状の経時的な変化を把握するうえで有効な検査である。

● **WAB 失語症検査日本語版**　自発話・話し言葉の理解・復唱・呼称・読み・書字・行為・構成の8項目について，38項目の下位検査で構成されている。失語症の分類や言葉の流暢性などについて評価できるほか，失行や半側空間無視，非言語性知能といった言語障害以外の高次脳機能障害の検査にもなる。

◆ コミュニケーション能力評価

コミュニケーション能力を評価する検査には，**実用コミュニケーション能力検査** communication ADL（**CADL**）がある。メニューを見て注文する，時間を聞かれて時計を見て時刻を返答するなどといった，さまざまな日常のコ

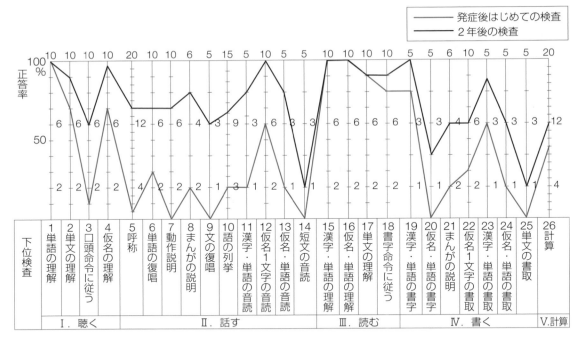

◉ **図 7-67 標準失語症検査（SLTA）**
日本高次脳機能障害学会のホームページからソフトウェアをダウンロードし，自動でSLTAの集計表やグラフを作成することができる。

ミュニケーション活動を模擬的に行い評価するものである。適切に情報伝達が行えたかが評価の基準となる。

2 **構音障害の評価**

　構音障害の評価には，発話の明瞭度や速さ，構音にかかわる器管の異常（麻痺や口蓋裂など）の有無，呼吸状態，聴力などを確認する。また，原因疾患の診断や併存障害の把握のために，神経学的診察や画像検査，生理学的検査を行う。

4 リハビリテーション看護の方法

1 **アセスメントの視点**

　ここまで述べてきたように，言語障害には多様な症状がある。アセスメントにあたっては，障害をもつ人それぞれの言語障害の特性について把握する必要がある。また，思うように意思の疎通がはかれないことによる心理的影響や，易疲労性などの合併症にも注意をはらい，治療・訓練の状況や日常生活の自立度などを把握する。

　これらのアセスメントの際には，障害をもつ人自身が受けている影響はもとより，家族や知人などといった周囲に及ぼしている影響にも目を向け，障害をもちながらも本人の望む生活を送ることができるように，生活の再構築

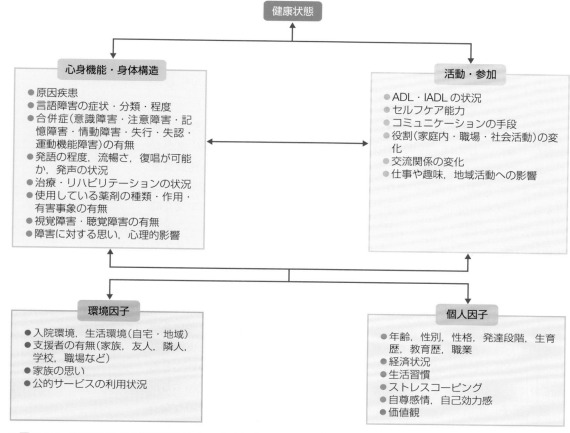

●図7-68　ICF に基づく言語障害をもつ人のアセスメントの視点

の視点をもつことが求められる。

　ここでは，言語障害をもつ人に対する ICF に基づいたアセスメントについて解説する（●図 7-68）。

● **心身機能・身体構造**　原因疾患を把握し，言語機能の状態について確認する。言語障害の分類・程度や，現在の治療・リハビリテーションの状況とともに，失語症や構音障害による特徴的な症状があらわれているか，言語の理解はできているか，書字・読解は可能か，うなずき・手ぶり・表情といった非言語的なコミュニケーションが活用されているかなどを観察する。また，言語障害のほかに高次脳機能障害や運動機能障害を伴う場合もあるため，意識レベルや CT・MRI，神経学的検査の結果なども把握しておく。

　言語障害による心理的な影響についてもアセスメントが必要である。これまであたり前に行えていたコミュニケーションに支障をきたすことは，障害をもつ人やその家族に大きな衝撃を与える。自分の身におきたことが理解できず，混乱や動揺が生じ，自分の伝えたいことが伝えられない，会話の内容が理解できないといったあせり，不安，いらだちなどさまざまなストレスが生じる。また，話すことの恥ずかしさやうまく伝わらないことの情けなさなどから自尊感情が低下する可能性もある。

● **活動・参加**　言語的・非言語的コミュニケーションでの意思疎通の状況
や残存機能をアセスメントし，コミュニケーションが可能な手段を確認する。
言語聴覚士による言語機能の評価と，ベットサイドでのコミュニケーション
の状態を照らし合わせつつ，対象のもてる力にも着眼し，障害に応じた看護
を検討する。また，障害をもつ人自身がいだいている今後のコミュニケー
ションへの意向や希望を確認する。

　さらに，言語障害による日常生活や社会参加への影響も具体的に把握する
必要がある。たとえば，睡眠・休息は十分にとれているか，覚醒状態がコ
ミュニケーションに影響を及ぼしていないか，言語障害に併発する運動機能
障害によって食事・排泄・更衣などに支障をきたしていないか，日常生活に
関するニーズを表出できているか，これまで築いてきた社会的役割や交友関
係に影響が及んでいないか，などである。

● **環境因子**　周囲が騒々しい，あわただしいなど，コミュニケーションを
とりづらい環境になっていないかを確認する。また，言語障害が家族や友
人・知人との交流に及ぼしている影響をアセスメントする。

　とくに，これまでのコミュニケーションが困難になった家族の心理的動揺
は大きく，注意深いアセスメントが求められる。言語障害は回復に時間を要
する，または回復を期待できない場合もあり，家族の障害の受容を支援する
ために，家族の障害への理解や日常生活における困りごとなどについてとら
えていく必要がある。また，公的サービスの利用状況についても把握する。

● **個人因子**　生活史や趣味，楽しみなどは言語を表出しやすい話題となる。
これらの話題を通じて，言語の使用に対する価値観や信念，よりどころなど
について把握する。たとえば，生まれ育った地域独自の言語，つまり方言が
コミュニケーションに与えている影響を把握していく。

2 言語障害をもつ人への支援

◆ 障害発生早期の支援

● **コミュニケーション手段の確立と精神的な安定**　言語障害は脳血管障害
によって生じることが多い。そのため，意識障害・運動機能障害・感覚障
害・嚥下障害・排泄障害などのさまざまな障害を伴うこともめずらしくない。
これらの障害があることに加え，言語障害による話したくても言葉が出てこ
ないという体験や，問いかけられている意味がわからないという体験は，障
害をもつ人とその家族にとって衝撃的なものであり，強い不安や動揺・混乱
が生じる。とくに，言語障害の発生早期はこのような状況に陥りやすい。

　看護師は，ST などと協働して新たなコミュニケーション手段の確立をは
たらきかけ，障害者の不安や混乱，孤立感を早期に解消し，精神的な安定と
その人に合ったコミュニケーションをはかれるように援助することが大切で
ある。問いかけの際には，「どうしましたか？」といったオープンエンドク
エスチョンではなく，「頭が痛いですか？」のように，はい・いいえで答え
られるクローズドクエスチョンを用いる。コミュニケーションの補助手段と

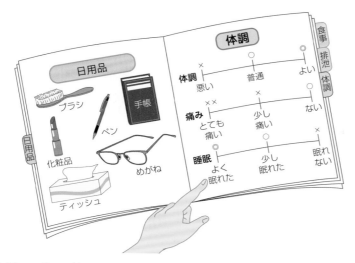

◉**図 7-69　コミュニケーションノート**
日常生活に必要な項目が絵や文字であらわされており，指で示すことでコミュニケーションをとることができる。

して，コミュニケーションノートを活用する場合もある（◉図 7-69）。さらに，会話だけに頼らず，障害者の表情やしぐさなどの非言語的なメッセージから訴えを読みとっていくことも重要である。

● **リハビリテーション開始のための支援**　リハビリテーションの開始に向け，治療環境や全身状態を整えることが必要である。できるだけ早期にリハビリテーションを始められるように，早い段階から準備を進めていく。

　言語障害に対するリハビリテーションでは，言語機能の改善を目的とした訓練や，日常生活を営むための実用的なコミュニケーション能力を身につける訓練，非言語的コミュニケーションなどの代替手段を活用した訓練といったように，目的に応じた個別訓練・集団訓練が行われる。言語機能のリハビリテーションに集中してのぞめるように，痛みや疲労感といった身体的な苦痛の緩和に努める。

◆ 回復期・生活期の支援

● **コミュニケーションにおける看護師の役割**　日々の生活のなかでコミュニケーションをとることそのものがリハビリテーションになる。回復期・生活期においては，日常生活の場でできるだけ多く言葉を発することができるように，看護師はコミュニケーションの時間を確保し，会話の機会を設けていくことが大切となる。

　言語障害があることで，自分のニーズや思いの表出をあきらめてしまう人もいる。コミュニケーションの場面で簡単なやりとりができない，簡単な字が読めない・書けない，発音の間違いなどが続くと，あせりや羞恥心が生じて自尊感情が低下し，コミュニケーションに対する意欲が喪失していく。看護師は，言語障害の程度を適切に評価し，それに基づいてコミュニケーショ

ンの手段と環境を整備する役割が求められる。

　看護師とのコミュニケーションの成功体験は，障害者の自信につながる。コミュニケーションへの意欲を支えていくために，看護師は否定的な表現や評価的な表現は避け，達成できたこと，努力したことなどを認め，言語機能の再獲得に向けて自己効力感が得られるようにかかわっていく。

● **リハビリテーションの継続**　言語障害に対するリハビリテーションは，集中力を必要とするため疲労を伴いやすい。食事・排泄・睡眠などの日常生活を整え，リハビリテーションの効果が高まるようにする。リハビリテーションの予定を考慮し，活動前後に休息がとれるようにするなど，疲労および注意力の低下に留意する。

　また，コミュニケーション訓練が生活のなかでも行えるように多職種で検討するなど，リハビリテーションの継続の工夫を考えるようにする。運動性構音障害のある人の場合であれば，ベッドサイドで口・舌の体操や発声練習，発音練習などを行ってもよい。

● **地域生活に向けた支援**　地域で生活を送る際は，さまざまなコミュニケーションの機会が生じるため，他者との意思疎通は欠かせない。言語障害をもつ人の活動や人間関係が縮小し，QOL の低下や社会的孤立をきたすことがないように，病棟でのコミュニケーション訓練の段階で，地域生活を見こした支援を行うことが大切である。あわせて，家族や友人，職場の同僚などからの協力が得られるように，言語障害に対する理解をはたらきかけることが大切である。

F　高次脳機能障害

1　高次脳機能

1 日常生活を支える高次脳機能

　高次脳機能とは，言語や思考，記憶，認知，注意，感情などの人間がもつ高度な脳の機能の総称で，五感から感じた情報を処理し，実際に自身の行動に変換して遂行するために重要な役割を果たしている。

　日常生活における多くの活動が高次脳機能に支えられている。食事のしたくを例に考えてみよう。献立を考えて食材を買うためには，冷蔵庫にある食材を記憶し，店で食材を認識して選び，ときには店員と言語でやりとりする必要がある。また，調理を行う際には，段取りや時間を決めて遂行し，食材を切りながら鍋で湯をわかすといった注意の分配も必要となる。

　このように高次脳機能は，その人らしい日常生活を安全かつゆたかに過ごすために不可欠な機能である。

2　連合野のメカニズム

　大脳皮質の一次感覚野(一次体性感覚野・視覚野・聴覚野)と一次運動野を除いた領域を**連合野**という。連合野はヒトで発達しており，高次脳機能の中心を担っていると考えられている。連合野は**前頭連合野**，**頭頂連合野**，**側頭連合野**などに分けられ，それぞれが相互に影響し合い，複雑に反応をすることで，人間らしさを支え，生活機能を維持している(●図7-70)。

● **前頭連合野**　前頭連合野は運動野より前方にある領域で，側頭連合野と頭頂連合野からの情報を統合している。人間らしさや意思決定，創造性，社会性などを担っているとされ，前頭連合野に損傷を受けると，人格，思考，遂行機能，社会性に異常をきたす。

　また，優位半球の前頭連合野には運動性言語野があるため，運動性失語(●193ページ)がおこることもある。

● **頭頂連合野**　頭頂連合野は感覚野の後方にあり，視覚・聴覚・体性感覚などのさまざまな感覚情報を統合・認知する領域である。頭頂連合野が障害されると，さまざまな失行や失認がおこる。

● **側頭連合野**　側頭連合野は側頭葉の聴覚野を除いた領域で，聴覚・形態認知・記憶などの機能にかかわる。側頭連合野が障害されると，聴覚性失認

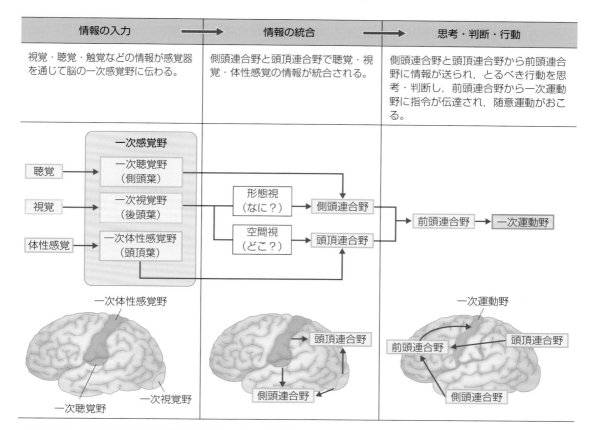

情報の入力	情報の統合	思考・判断・行動
視覚・聴覚・触覚などの情報が感覚器を通じて脳の一次感覚野に伝わる。	側頭連合野と頭頂連合野で聴覚・視覚・体性感覚の情報が統合される。	側頭連合野と頭頂連合野から前頭連合野に情報が送られ，とるべき行動を思考・判断し，前頭連合野から一次運動野に指令が伝達され，随意運動がおこる。

●図7-70　感覚情報の伝達と連合野のはたらきの模式図

や物体失認などがおこる。

　また，優位半球の側頭連合野には感覚性言語野（ウェルニッケ野）があり，感覚性失語（●193ページ）が生じることもある。

2 高次脳機能障害の原因と特徴

1 高次脳機能障害の特徴

● **高次脳機能障害の定義**　医学的に定義される**高次脳機能障害**とは，脳の損傷により，失語・失認・失行や，記憶障害，注意障害，情動や意欲の障害などをきたした状態である。

　一方，行政的な定義としては厚生労働省による診断基準がある（●表7-23）。この診断基準においては，脳損傷が原因となる認知障害のなかでも記憶障害，注意障害，遂行機能障害，社会的行動障害などを高次脳機能障害と定義している。

　本書では，とくに断りなく「高次脳機能障害」という場合，医学的な定義によるものをさしている。

● **日常生活への影響**　脳の損傷は複数の領域にまたがることが多いため，ひとくちに高次脳機能障害といってもその症状は多様であり，生活上のさまざまな場面で問題が生じる。たとえば，ものごとが覚えられない，集中できない，ちょっとしたことで突然怒ってしまう，同時に2つのことができない，思ったことをうまく話せないなどが症状としてあらわれ，障害をもつ人や家族にとって生活しにくい状態になる。また，障害をもつ人が障害を自覚していない場合や，外見からは判断できない場合も多い。

　これらの高次脳機能障害による症状は，診療場面や入院生活よりも，在宅

●**表7-23　行政的な定義による高次脳機能障害の診断基準**

Ⅰ．主要症状	Ⅱ．検査所見
1. 脳の器質的病変の原因となる事故による受傷や疾病の発症の事実が確認されている。 2. 現在，日常生活または社会生活に制約があり，その主たる原因が記憶障害，注意障害，遂行機能障害，社会的行動障害などの認知障害である。	MRI，CT，脳波などにより認知障害の原因と考えられる脳の器質的病変の存在が確認されているか，あるいは診断書により脳の器質的病変が存在したと確認できる。

Ⅲ．除外項目	Ⅳ．診断
1. 脳の器質的病変に基づく認知障害のうち，身体障害として認定可能である症状を有するが上記主要症状（Ⅰ-2）を欠く者は除外する。 2. 診断にあたり，受傷または発症以前から有する症状と検査所見は除外する。 3. 先天性疾患，周産期における脳損傷，発達障害，進行性疾患を原因とする者は除外する。	1. Ⅰ～Ⅲをすべて満たした場合に高次脳機能障害と診断する。 2. 高次脳機能障害の診断は脳の器質的病変の原因となった外傷や疾病の急性期症状を脱したあとにおいて行う。 3. 神経心理学的検査の所見を参考にすることができる。

（厚生労働省社会・援護局障害保健福祉部・国立障害者リハビリテーションセンター：高次脳機能障害診断基準＜http://www.rehab.go.jp/brain_fukyu/rikai/＞＜参照 2022-10-05＞による，一部改変）

における日常生活，とくに社会活動場面で困りごととして表面化しやすいため，医療者に見落とされやすいことも特徴である。さらに，周囲の状況に合った適切な行動をとることがむずかしくなるため，症状と環境との相互作用によって生じる問題についても考慮し，個別性に合わせた長期的な支援が必要となる。

<h2>2 高次脳機能障害の原因</h2>

高次脳機能障害の原因は，頭部外傷，脳血管障害，感染症，自己免疫疾患，中毒疾患などさまざまである（▶表7-24）。原因疾患の割合としては，脳血管障害が約80％，頭部外傷が約10％という報告がある[1]。小児期から青年期にかけては頭部外傷によるものが多いが，それ以降の成人期から老年期では脳血管障害によるものが大半となる。高次脳機能障害の範囲や程度が明らかになるのは，疾患の急性期を脱し，身体状況が安定してきた時期であることが多い。いずれの原因においても，脳の障害部位をMRI画像により確認することが必要となる。

<h2>3 高次脳機能障害の症状</h2>

高次脳機能障害では，脳の損傷部位に関連して，さまざまな症状があらわれる（▶表7-25）。2016年の「高次脳機能障害全国実態調査報告」によれば，最も多いのは失語症（▶191ページ）で，ついで半側空間無視，注意障害，記憶障害，失行の順となっている（▶図7-71）。ここでは半側空間無視と半側身体失認を含む注意障害，記憶障害，遂行機能障害，社会的行動障害，失行，失認の症状を述べる。

なお，脳に損傷を受けた際に共通する症状として易疲労性がある。脳損傷の急性期にある人は意識障害をきたしていることが多く，傾眠傾向があり，すぐに疲れてしまう。易疲労は慢性期でもおこることがあり，また，本人の自覚がないことも多いため，周囲が気づいて対応する必要がある。

▶表7-24　高次脳機能障害を引きおこすおもな疾患

脳血管障害	脳内出血，脳梗塞，クモ膜下出血，もやもや病
頭部外傷	硬膜外血腫，硬膜下血腫，脳挫傷，びまん性軸索損傷
感染症	脳炎，HIV脳症
自己免疫疾患	全身性エリテマトーデス，ベーチェット病
依存症・中毒疾患	アルコール依存症，一酸化炭素中毒，薬物中毒
その他	多発性硬化症，正常圧水頭症，ビタミン欠乏症，脳腫瘍

▶表7-25　各連合野と障害

部位	障害によるおもな症状
前頭連合野	注意障害，遂行機能障害，社会的行動障害など
頭頂連合野	失行，失認，半側空間無視など
側頭連合野	聴覚性失認，物体失認など

1）東京都医師会：かかりつけ医機能ハンドブック2009．2009-03（https://www.tokyo.med.or.jp/medical_welfare/handbook2009）（参照2022-07-19）．

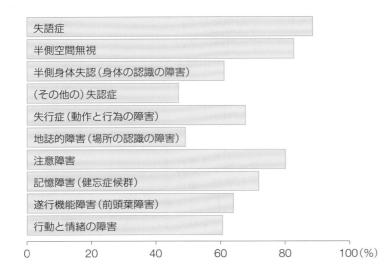

○図 7-71　高次脳機能障害の頻度
高次脳機能障害者の診療を行っている施設において，各種の高次脳機能障害の頻度を調査したものである（複数回答可）。
（高次脳機能障害全国実態調査委員会：高次脳機能障害全国実態調査報告．高次脳機能研究 36（4）：492-502，2016 より作成）

○表 7-26　全般性注意障害

種類		能力	障害された場合の具体的な症状
選択性注意		多くの刺激のなかから重要なものを選びだすように集中する力	図書館や書店でたくさんの本のなかから目的のものをさがすことができない。
			にぎやかな環境では会話の内容から必要な情報だけを選ぶことができない。
持続性注意		注意の強さを一定期間持続させる力	集中して課題に取り組めない。本や新聞を読みつづけることができず，読み飛ばす。
注意の制御	転換	現在，注意しているものから別のものにのりかえる力	なにかに取り組んでいるときに声をかけられても気づかない。
	配分	2 つ以上の刺激に同時に注意を配分して反応する力	電話をしながらメモをとれない。

◆ 注意障害

　注意とは，まわりの状況に対して自分に必要な刺激や情報を選択して利用し，言動に一貫性と柔軟性をもたせている処理機能のことをいい，全般性注意と方向性注意に分けられる。注意が保たれるためには，覚醒水準（意識レベル）が重要となるなど，注意自体が多くの機能のうえになりたっており，さまざまな病変が注意障害に関連することになる。

　原因として，脳血管障害や頭部外傷のほか，アルツハイマー病などの認知症などがあげられ，おもに前頭葉連合野に障害が生じることで注意障害をきたす。また，右半球の損傷で注意障害が出現しやすいといわれている。

● 全般性注意障害　全般性注意は，持続性注意，選択性注意，注意の制御（転換・分配）に分けられ，それぞれ障害された場合に特徴的な症状があらわれる（○表 7-26）。

● 方向性注意障害　方向性注意とは，空間や身体の左右方向に注意を向け

る機能であり，障害されることで半側空間無視や半側身体失認などをきたす。

　半側空間無視とは，損傷した脳と反対側の空間における刺激や情報を見落とす障害である。視覚路の障害である同名半盲などとは区別される。右半球の損傷（とくに頭頂葉損傷）による左側の無視がみとめられることが多い。視覚刺激だけでなく，聴覚や触覚などによる刺激に対しても反応が弱くなる。重症の場合には，相手の顔をまっすぐ見ることができず，無視側に首をまわして見る，無視側から声をかけても気づかない，食事の際に無視側にある食べ物に気づかず残すなどの症状がみられる。また，無視側の障害物にぶつかるなどの危険を伴うことがある。

　無視側の手足がないようにふるまうなど，自己の半身に対する無視症状を**半側身体失認**といい，半身を自発的に使用しようとせず，そのことにも気づかない。

◆ 記憶障害

● **記憶の過程と分類**　記憶は，見たり聞いたりしたことを覚え（**記銘**），それを保存し（**保持**），必要なときに思い出す（**想起**）という一連の過程からなる。保持される時間が数秒から数分以内のものを**短期記憶❶**，数日から数年のものを**長期記憶**という❷。

　長期記憶は，内容によって**陳述記憶**と**非陳述記憶**に大別される。陳述記憶とは，具体的にイメージや言語として想起して内容を陳述できる記憶のことで，思い出など個人が経験したできごとに関する記憶である**エピソード記憶**と，知識や社会的常識にあたる**意味記憶**に分けられる。一方，非陳述記憶は**手続き記憶**ともいわれ，自転車の乗り方などといった身体が覚えている記憶である❸。

● **記憶障害の種類**　脳の損傷を起点として，それよりあとにおこった事象に関する記憶障害を**前向性健忘**（**記銘障害**），損傷前の事象の記憶障害を**逆向性健忘**（**想起障害**）という。また，記憶障害のある人のなかには，現在の自分および自分がおかれている状況を正しく位置づけられず，「いまは何月何日の何時か」「ここはどこか」といったことがあいまいになることがあり，これを**失見当識**（**見当識障害**）という。さらに，記憶障害が重度の場合には作話がみられることがある。**作話**とは，実際にはおこっていないことを述べる現象であり，会話のなかで記憶の欠損やそれへの当惑を埋めるようなかたちで出現する。

　記憶障害の状態は，脳損傷の部位の違いによっても異なる。側頭葉性健忘では前向性健忘と逆行性健忘が特徴的で，おもにエピソード記憶が障害される。間脳性健忘では前向性健忘や作話，病識の欠如がおこる。前頭葉性健忘では注意障害や遂行機能，情動・人格の障害に伴って記憶の過程が健全に機能しない場合があるほか，失見当識や展望記憶障害をきたす。

◆ 遂行機能障害

　遂行機能とは，目的や予定を設定したり，計画をたてて実行したり，変化

◆ NOTE

❶読書や計算などの一時的な作業のための記憶も短期記憶であり，この点を強調する場合には作業記憶ともよばれる。

❷比較的最近のできごとに関する記憶を近時記憶，遠い過去のできごとや歴史的な事件についての記憶を遠隔記憶という場合もある。記憶障害では，遠隔記憶よりも近時記憶のほうが障害されやすい。

❸このほか，記銘や想起に高い意識性を伴う記憶を顕在性記憶，あまり意識性を伴わない記憶を潜在性記憶，さらに，将来の目標や計画・予定に関する記憶を展望記憶，自身の記憶の状態や能力に関する自覚や認識にかかわる記憶をメタ記憶と分類することもある。

する状況にうまく対応して行動したりするために必要なはたらきである。買い物や家事などの日常的な活動を円滑に行うために必須の機能であるといえる。遂行機能障害は，前頭葉損傷後にみられることが多いが，基底核部の病変や，びまん性の病変によって前頭葉とほかの脳領域との神経回路が離断されることでも生じる。

● **目標設定・計画立案の障害**　遂行機能障害では，ふだん意識せずに行っている習慣的な作業は支障なくこなせるが，新しい状況に遭遇するなど，先々を見通した計画的な行動が必要な場合に障害が生じる。目標設定や計画立案が困難であるため，衝動的な行動をとったり，行動を開始することができなかったりする。また，それらが動機づけの欠如や発動性❶の低下としてもあらわれる。長期的な目標や予定にそった行動がむずかしいのであって，当面の課題を処理する能力は障害されていないので，段階的な指示があれば問題解決に取り組むことができる。

● **実行・評価・修正の障害**　遂行機能障害では，自分の行動をモニターし，状況に応じた最善の行動をとることがむずかしくなる。人は多様に変化する環境のなかで生活しているが，その変化に対応して行動を修正することに困難が生じることになる。行動によって生じた結果を正確に評価できず，状況に合わない不適切な行動をして，失敗を繰り返してしまう。

◆ **NOTE**
❶発動性
　他者の指示や誘発ではなく，みずから行動をおこす能力のことであり，自発性ともいわれる。

◆ 社会的行動障害

　社会的行動障害とは，自身の行動や感情をうまくコントロールすることができず，自立した社会生活を送ることが困難な状態をいう。意欲・発動性の低下，脱抑制（感情のコントロールの障害），対人関係の障害，依存性・退行，固執などが引きおこされる。おもに前頭葉の障害によって生じる。

● **意欲・発動性の低下**　自発的な活動が乏しく，運動障害はないにもかかわらず，一日中ベッドがから離れないなどの無為な生活を送る状態をさす。

● **感情のコントロールの障害（脱抑制）**　ささいなことで急に腹をたてたり，暴言や暴力をふるったり，性的逸脱行為があらわれたりするなど，感情的反応や攻撃的行動がエスカレートし，コントロールすることができなくなる状態である。病識は薄く，自己の障害を認めず訓練を拒否し，社会生活が困難になることが多い。

● **対人関係の障害**　急な話題転換，過度に親密で脱抑制的な発言や接近行動，相手の発言の復唱，文字面に従った思考，皮肉・風刺・抽象的な指示対象の認知が困難，さまざまな話題を生み出すことの困難などがみられる。

● **依存性・退行**　他者に必要以上に頼り，なんでもやってもらおうとするなどの様子がみられる。また，食べたいものなどに対し，日常生活の妨げになるほど年齢不相応な依存性があらわれることがある。

● **固執**　ささいなことにこだわり，いつまでも同じことを言ったり，行動したりして，認知や行動の転換がきかない状態をさす。

○表 7-27　失行の種類

観念運動性失行	「さようなら」と手を振る動作や敬礼など，身ぶり，手ぶりを用いた非言語的コミュニケーションが障害される。
観念性失行	歯ブラシに歯みがき粉をつけて歯みがきをするなど，ある目的のための一連の動作が障害される。道具使用，運動の企図，実行の順序などがうまくできない。
肢節運動失行	運動がぎこちなく拙劣になる障害。とくに，手袋をはめる，ポケットの中の小銭を取るなど，指先の巧緻性が必要とされる運動がうまくできない。
口舌顔面失行	舌・唇の運動，嚥下動作，顔の表情などが指示どおりに行えなくなる。
着衣失行	着衣の際，服の前後や表裏を間違えるなど，服をうまく着られなくなる。
構成失行	物をかたちづくる行為が障害される。菱形や六角形などの簡単な図をうまく描けなかったり，積み木やパズルができなくなったりする。

◆ **失行**

　運動機能や理解力に問題はなく，また，動作・行為をしようという意欲が十分あるにもかかわらず，ふだんならできる動作・行為が正しくできなくなる状態を**失行**という。日常生活上のさまざまな動作・行為が全般に拙劣でぎこちなくなったり，はさみや歯ブラシといった日常的な道具の使い方を誤ったりするようになる。また，文字の形がくずれたり，服をうまく着られなくなったりすることもある。

　おもには頭頂連合野の障害により生じるが，例外も多い。障害部位によって症状は多様で，観念運動失行，観念失行，肢節運動失行などさまざまに分類される（○表 7-27）。

◆ **失認**

　失認とは，視覚・聴覚・触覚などの感覚を介して情報を得ても，対象物を認識できない障害である。視力・聴力などの感覚機能や，知能・意識・注意といった精神機能は十分保たれているにもかかわらず生じる。たとえば視覚失認であれば，物を見てもそれがなにであるかわからず，相貌失認であれば，顔を見ても誰であるかわからなくなる。ただし，視覚性失認があっても，見てわからなかったものを触ると，それがなんであるか認識できる。

　おもに頭頂連合野が障害されることで生じ，障害部位によって，さまざまな症状があらわれる（○表 7-28）。ただし，視覚性失認は側頭連合野や後頭葉の障害でもあらわれるなど，失行と同様に例外もある。

3 評価尺度

　高次脳機能障害の症状は，脳の特定領域に生じた病変が原因となるため，まずは脳病変の有無や部位について神経学的検査や画像検査などを行って確認し，そのうえで障害を受けた各機能に対する検査を行う。検査を行うことで，高次脳機能障害に対する客観的な指標となる情報が得られるため，リハ

○表7-28　失認の種類

視覚失認	視覚的な情報処理に障害がおこり，物を見てもそれがなんであるかわからなくなる。
聴覚失認	聴覚的な情報処理に障害がおこり，音が聞こえていても内容がわからなくなる。
相貌失認	視覚障害がないにもかかわらず，熟知した人の顔がわからなくなったり，人の顔の区別ができなくなったりする。
身体失認	自身の身体に関する失認である。半側身体失認のほか，身体各部の名称などが認識できない身体部位失認や，片麻痺があるにもかかわらず否認する病態失認などがある。
ゲルストマン症候群	手指の認識があいまいになる手指失認，左右失認，失書，失計算の4症状を示す障害である。
地誌的障害　街並失認	よく知っているはずの場所，環境，目印となる建物などがわからなくなる。
地誌的障害　道順障害	場所，環境，目印となる建物などはわかり，自分がどこにいるかもわかるが，道順がわからなくなる。

ビリテーションの評価や多職種間での情報共有に役だつ。

　高次脳機能に関する検査は多数あるが，ここではそのうち主要かつリハビリテーション看護において重要なものについて解説する。なお，複雑な症状を呈する高次脳機能障害を評価するには，これらの検査をいくつか組み合わせる必要がある。また，検査を行う前には，視力・聴力の低下の有無，利き手，言語の理解度，発声・発語が可能か，書字や動作に必要な運動能力が保たれているか，検査を受ける意欲などを確認し，検査の内容や説明を理解でき，かつ検査への協力が得られる状況かを判断することが，適切な機能の評価につながる。

1　意識レベルの評価

　脳損傷の発症直後から急性期にかけて，意識障害が生じることがある。意識障害は，その後のリハビリテーションや予後に影響を及ぼすため，日々の状態をモニタリングすることが重要である。意識レベルの評価法としてよく用いられるのは，以下の2つである。

● ジャパン-コーマ-スケール Japan coma scale（JCS）　わが国で提唱された意識障害の尺度で，意識レベルを大きく3段階，すなわち，① 覚醒しているか（I桁），② 閉眼しているが，刺激すると覚醒するか（II桁），③ 刺激しても覚醒しないか（III桁）に分類し，数値が大きいほど意識障害が重いことを示す（○表7-29）。その分類法から3-3-9度方式ともよばれている。

plus	側性化

　特定の高次脳機能が大脳半球の左右いずれかで重点的に処理されることを側性化という。たとえば言語機能は，多くの場合，左半球で処理されている。一方，右半球は，方向性注意の機能が側性化しており，右半球の損傷により左側への半側空間無視がおこりやすい。

◐**表 7-29　ジャパン-コーマ-スケール**

Ⅰ. 刺激しないでも覚醒している状態（せん妄・混濁：1 桁の数字で表現）
　1. だいたい意識清明だが，いまひとつはっきりしない。
　2. 見当識障害がある。
　3. 自分の名前，生年月日が言えない。

Ⅱ. 刺激すると覚醒し，刺激をやめると眠り込む状態（昏迷・傾眠：2 桁の数字で表現）
　10. ふつうの呼びかけで開眼する。
　20. 大きな声，または身体を揺さぶることにより開眼する。
　30. 痛み刺激を加え，呼びかけを繰り返すと，かろうじて開眼する。

Ⅲ. 刺激しても覚醒しない状態（昏睡・半昏睡：3 桁の数字で表現）
　100. 痛み刺激に対し，払いのけるような動作をする。
　200. 痛み刺激で少し手足を動かしたり，顔をしかめたりする。
　300. 痛み刺激に反応しない。

注）意識状態の評価は，まずⅠ〜Ⅲのどれに該当するかを判別し，ついでその内容により 1〜3 を判定して，たとえば「Ⅱ-30」というふうに示す。

◐**表 7-30　グラスゴー-コーマ-スケール**

観察項目	反応	スコア
開眼（E） （eye opening）	自発的に開眼する 呼びかけにより開眼する 痛み刺激により開眼する まったく開眼しない	4 3 2 1
最良言語反応（V） （best verbal response）	見当識あり 混乱した会話 混乱した言葉 理解不明の音声 まったくなし	5 4 3 2 1
最良運動反応（M） （best motor response）	命令に従う 疼痛部を認識する 痛みに対して逃避する 異常屈曲 伸展する まったくなし	6 5 4 3 2 1

注）3 つの項目のスコアの合計を求め，重症度の評価尺度とする。最も重症…3 点，最も軽症…15 点

● **グラスゴー-コーマ-スケール** Glasgow coma scale（GCS）　① 開眼の状態（1〜4 点），② 言葉による応答（1〜5 点），③ 運動による応答（1〜6 点）の 3 つの要素を点数化する意識障害の尺度で，点数が低いものほど意識障害が重いことを示す（◐表 7-30）。一般に 8 点以下を重症として取り扱い，最低点の 3 点の場合を深昏睡という。

2　知的機能の評価

高次脳機能障害では知的機能の低下をきたすことがあるため，次のような知能検査が行われる。

1 **長谷川式簡易知能評価スケール改訂版** Hasegawa dementia scale-revised（HDS-R）　質問紙法により，年齢，日時・場所の見当識，言葉の記銘，計算，数字の逆唱，言葉の遅延再生，物品の記銘，言葉の流暢性を測定する。

2 **ミニメンタルステート検査** mini-mental state examination（MMSE）　認知症のスクリーニングテストとして広く用いられている。日時の見当識，場所の見当識，物品名の復唱，計算，物品名の想起，物品名の呼称，文章の反復，3 段階の命令，文章による指示に従うこと，文章作成，図形の模写の 11 項目より構成されている。HDS-R には含まれない文章構成能力，書字や描画などの動作性の知能を評価する項目が含まれている。

3 **レーヴン色彩マトリックス検査** Raven's coloured progressive matrices（RCPM）　図案の欠如部に合致するものを，選択図案のなかから選ばせる検査である。言語を介さずに検査できるため，被験者に聴覚障害や言語障害

があっても知的能力のみを測定できる。

　④コース立方体組み合わせ検査　立方体を用いて被験者に模様をつくってもらう。RCPM と同様に非言語性の検査である。

　⑤ウェクスラー成人知能検査第4版 Wechsler adult intelligence scale-fourth edition（WAIS-IV）　言語理解，知覚推理，ワーキングメモリ❶，処理速度という4つの指標と，それらを組み合わせた総合的な指標で個人の知的機能を評価するものである。

▭NOTE
❶ワーキングメモリ
　情報を一時的に記憶し処理に活用する能力である。

3　注意障害の評価

　主要な注意機能検査には次のようなものがある。

　①標準注意検査法 clinical assessment for attention（CAT）　注意の焦点化，注意の維持，選択的注意，注意の切りかえ，注意の分割という，注意機能を多角的に評価する。

　②標準意欲評価 clinical assessment for spontaneity（CAS）　他覚的，自覚的（主観的），行動観察的な視点からの評価を統合して，意欲の低下や自発性欠乏のレベルの評価を可能な限り定量的に行う。

　③トレイルメイキングテスト trail making test（TMT）　幅広い注意，ワーキングメモリ，空間的探索，処理速度，保続，衝動性などを総合的に測定する。おもに自動車運転の可否や，より詳細な注意機能評価をする前のスクリーニングを目的に行われている。

　④行動性無視検査 behavioural inattention test（BIT）　半側空間無視を評価するための検査である（◉図7-72）。6つの通常検査（線分2等分試験，線分抹消試験，文字抹消試験，星印抹消試験，立方体模写試験，描画試験）と，9つの行動検査（写真課題，電話課題，メニュー課題，音読課題，時計課題，硬貨課題，書写課題，地図課題，トランプ課題）から構成されている。

4　記憶障害の評価

　記憶障害と混同しやすい障害として，失語症，認知症，注意障害などがあ

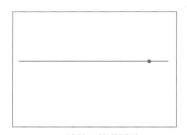

a. 線分2等分試験
中点よりも大きく右寄りに印（•）をつけている。

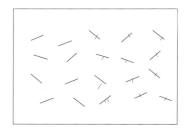

b. 線分抹消試験
右側にある線分のみにチエックし（–の線），左側は見落としている。

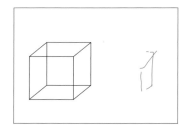

c. 立方体模写試験
モデルの図（左）の右側のみを描き，左側を描き落としている。

◉図7-72　半側空間無視の評価の例
（岡崎哲也ほか：リハビリテーションにおける評価，CLINICAL REHABILITATION 別冊．p.34，医歯薬出版，1996 による，一部改変）

(A) 有関係対語試験	(B) 無関係対語試験
煙草 ― マッチ	少年 ― 畳
空 ― 星	蕾 ― 虎
命令 ― 服従	入浴 ― 財産
汽車 ― 電車	兎 ― 障子
葬式 ― 墓	水泳 ― 銀行
相撲 ― 行司	地球 ― 問題
家 ― 庭	嵐 ― 病院
心配 ― 苦労	特別 ― 衝突
寿司 ― 弁当	ガラス ― 神社
夕刊 ― 号外	停車場 ― 真綿

(C) 結果		有関係対語試験				無関係対語試験			
		第1回	第2回	第3回	平均	第1回	第2回	第3回	平均
正答									
誤答									
忘却									
反応時間	平均								
	最長								
	最短								
備考									

⭕図 7-73　三宅式記銘力検査の単語対リストの例

る。これらの障害と明確に区別して評価を行うことが，各障害に対する適切な対応につながる。記憶のはたらきを調べるために用いられる検査には以下のようなものがある。

　1 三宅式記銘力検査　言語性の記憶検査である。関係性のある対語 10 組を提示してその場で復唱暗記させ，その後，対語の一方を提示して他方の再生をみる。無関係な対語の 10 組も同様に行う（⭕図 7-73）。

　2 ベントン視覚記銘検査　視覚性の記憶検査である。10 枚の図版を記憶し，その後，同じ図を描いて正確に再生できるかをみる。

　3 レイ複雑図形検査　視覚性の記憶検査である。複雑な図形を模写してもらう。次に，原図を見ずに記憶を頼りに描いてもらう。

　4 ウェクスラー記憶検査改訂版 Wechsler memory scale-revised（WMS-R）言語を用いた課題と，図形を用いた課題で構成され，言語性の記憶，視覚性の記憶，それらを合わせた総合的な一般的記憶，注意・集中力，遅延再生の5 つの指標を得ることができる。

　5 リバーミード行動記憶検査　日常生活に即した記憶を評価することで，障害をもつ人や家族が実際にかかえている課題や困難さを客観的に把握できる。日常記憶とは，実際の日常生活場面で必要とされる記憶のことである。検査項目には，姓名，持ち物，約束，絵，物語，顔写真，道順，用件，見当識と日付などがある。

5 遂行機能障害の評価

　遂行機能障害は日常生活や社会生活のなかであらわれやすく，検査室のような場面ではとらえにくい場合もある。そのため，これらの検査に加えて，丹念な日常観察が必要となる。

　1 慶應版ウィスコンシンカード分類検査　赤・緑・黄・青色の三角形，星型，十字型，丸のいずれかが 1〜4 個描かれた図形のカードを用いる。検査者は，色・形・数の 3 つの分類カテゴリーのいずれかに従って 1 枚のカー

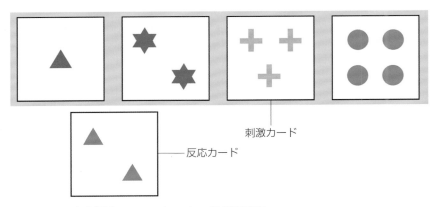

◉図7-74　慶應版ウィスコンシンカード分類検査
提示された反応カードと同じカテゴリーに属すると思われるカードを，刺激カードのなかから選ぶ。カテゴリーは色・形・数のいずれかで，選んだカードの正誤が示されるので，その結果をもとにカテゴリーを類推していく。
（本検査の著作権は株式会社三京房に帰属します）

ドを示し，被験者は，それがどのカテゴリーに属するのかを自分自身で類推し，該当するカードを示す（◉図7-74）。

　②BADS遂行機能障害症候群の行動評価　カードや道具を使った6種類の検査と，1つの質問紙から構成されている。みずから目標を設定し，計画をたて，実際の行動を効果的に行うという，日常生活上の遂行機能を総合的に評価することができる。

　③ストループテスト　文字の色（視覚情報）と意味（言語情報）とが異なる情報を提示し，正しい色や意味を答えるまでの時間や正解数を評価する。たとえば，青インクで書かれた「赤」の文字を見て，「あお」と答えてもらうなどである。

　④前頭葉機能検査 frontal assessment battery（FAB）　類似性（概念化），語の流暢性（柔軟性），運動系列（運動プログラミング），葛藤指示（鑑賞刺激に対する敏感さ），GO/NO-GO（抑制コントロール），把握行動（環境に対する被影響性）の6つの項目からなる面接形式の検査である。

　⑤PCRS（patient competency rating scale）　日常のさまざまな課題について被験者に自己評価をしてもらい，また，同一の項目を被験者をよく知る他者（家族など）にも評価してもらう。2つの評価を比較して，本人が自身の能力を適切に評価できているかを推測する検査である（◉表7-31）。

6　失行と失認の検査

● 失行の検査　口頭の指示に従って運動や動作・行為を自発的に実行できるか，次に検査者が行う運動や動作・行為を模倣によって実行できるか，さらに，物品や道具を使用して実行できるかを確認する。また，レイ複雑図形検査やコース立方体組み合わせ検査，WMS-R なども用いられる。そのほか，失行の総合的検査として**標準高次動作性検査**❶standard performance test for apraxia（**SPTA**）がある。

NOTE
❶標準高次動作性検査
　顔面から下肢にいたるまでのさまざまな動作を体系的に評価する検査法で，失行の症状とその重症度を見きわめることができる。ただし，検査項目が多岐にわたるため時間がかかることに注意が必要である。

◎表7-31 PCRS の評価項目

	できない	とても むずかしい	むずかしい ができる	比較的簡単 にできる	簡単に できる
自分の食事を用意すること	1	2	3	4	5
着がえをすること	1	2	3	4	5
身だしなみを整えること	1	2	3	4	5
食事のあと，皿洗い(あとかたづけ)をすること	1	2	3	4	5
洗濯をすること	1	2	3	4	5
自身の家計を管理すること	1	2	3	4	5
約束の時間をまもること	1	2	3	4	5
グループのなかで話を切りだすこと	1	2	3	4	5
疲れたり，あきているときでも仕事を続けること	1	2	3	4	5
昨夜の夕食になにを食べたかを思い出すこと	1	2	3	4	5
よく会う人たちの名前を思い出すこと	1	2	3	4	5
毎日の自分の予定を思い出すこと	1	2	3	4	5
自分で行わなければならない大切なことを思い出すこと	1	2	3	4	5
必要な場合に車を運転をすること	1	2	3	4	5
自身が混乱したときに誰かにたすけを求めること	1	2	3	4	5
予想しない変化に対応すること	1	2	3	4	5
よく知っている人たちと議論すること	1	2	3	4	5
他人からの批判を受け入れること	1	2	3	4	5
「泣くこと」をコントロールすること	1	2	3	4	5
友人と一緒にいるときに適切にふるまうこと	1	2	3	4	5
ほかの人にやさしさをみせること	1	2	3	4	5
集団行動に参加すること	1	2	3	4	5
自分の言動によってほかの人を動揺させたかを知ること	1	2	3	4	5
毎日の計画をたてること	1	2	3	4	5
新しい指示を理解すること	1	2	3	4	5
毎日の役割を確実に果たすこと	1	2	3	4	5
動揺したときに自分の感情をコントロールすること	1	2	3	4	5
憂うつなことから心を平静に保つこと	1	2	3	4	5
気分によって毎日の行動に影響させないこと	1	2	3	4	5
「笑うこと」をコントロールすること	1	2	3	4	5

（Prigatano, G. P. et al.：*Neuropsychological Rehabilitation After Brain Injury*. Johns Hopkins University Press, 1986 より作成）

● **失認の検査**　まず，意識障害や認知機能の低下がないか，また，失語や失行，記憶障害，注意障害といった失認以外の高次脳機能障害の有無を確認する。失認の検査はその種類によってさまざまである。

　たとえば視覚失認の場合には，物品を提示して，それがなんであるか言ってもらい，答えられなければ触ったうえで名前を言ってもらう。また，BITや標準高次視知覚検査❶visual perception test for agnosia（VPTA）といった検査も行われる。

┌─ NOTE
❶標準高次視知覚検査
　長さや奥行き，物体・画像，相貌，色彩，シンボル，視空間，地誌的見当識といった，視覚に関するさまざまな知覚の認知を体系的に評価する検査法で，視覚失認の対象を見きわめることができる。

4 リハビリテーション看護の方法

1 アセスメントの視点

　高次脳機能障害は，その症状がさまざまであることに加え，障害をもつ人の病識や生活様式，周囲の人々の対応などによって，同じ障害であっても個々人で状態が異なることが多々ある。そのため，局所症状のみならず，その症状があることによる生活上の困りごとや，周囲の状況，さらにはその人がこれまでつちかってきた考え方や人生などといったように，アセスメントを多角的に行うことが求められる。また，本人や家族ともコミュニケーションをはかり，関係性を築くことでニーズを把握し，それを満たすために必要な支援を検討していくことが重要となる。

　高次脳機能障害をもつ人に対するアセスメントを，ICF の視点でとらえると，次のように考えることができる（●図 7-75）。

● **心身機能・身体構造**　高次脳機能に直接影響を及ぼす原疾患の状況と，脳損傷の部位と程度をアセスメントする。また，全身状態に影響するものとして，年齢や基礎疾患，既往歴なども重要である。

　そのほか，意識レベルや，視覚・聴覚機能，上下肢の麻痺の状況，高次脳機能障害の内容と程度，精神状態などについてアセスメントを行う。これらの状態は，高次脳機能障害によって生じているものなのか，それぞれの機能自体による影響なのかを判断するうえで重要なアセスメントとなる。

● **活動・参加**　活動に関しては，ADL のほか，指示に対する理解力やコミュニケーション能力もアセスメントする。心身機能・身体構造とも相互に関連しており，身体を駆使する高次脳機能障害の程度は，活動に大きく影響を及ぼす。

　参加については，リハビリテーションやレクリエーションへの参加や，家庭内での役割，職場や患者会への参加などをアセスメントする。

● **環境因子**　療養環境や住居の構造，居住地域の社会資源，家族からの支援状況などをアセスメントする。とくに，社会復帰に向けたリハビリテーション看護を行う時期では，環境因子の調整が重要となる。

● **個人因子**　性別，発達段階，家族背景，価値観，職業，余暇活動，趣味などが含まれる。その人のこれまでの人生史であり，その人らしさといわれる部分でもある。

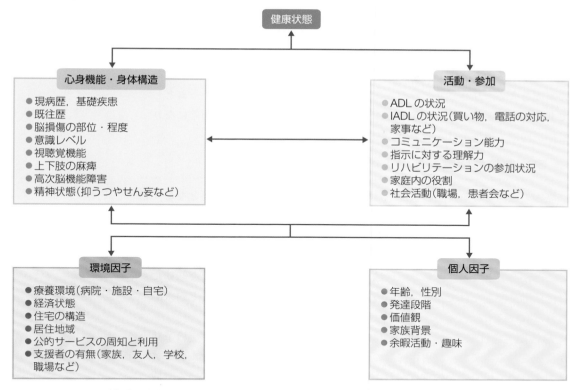

● 図 7-75　ICF に基づく高次脳機能障害をもつ人のアセスメントの視点

2 高次脳機能障害をもつ人への支援

◆ 高次脳機能障害をもつ人へのリハビリテーション

　高次脳機能障害をもつ人に対するリハビリテーションは，発症・受傷からの期間と目標によって，医学的リハビリテーション，生活訓練，職能訓練（職業訓練）に分けられる。

（1）医学的リハビリテーション：医療施設で実施されるリハビリテーションである。個々の高次脳機能障害への対処を目ざす以外に，心理カウンセリング，薬物治療，外科的治療なども含まれる。

（2）生活訓練：生活訓練は，日常生活能力や社会生活能力を高め，日々の生活の安定と，より積極的な社会参加ができるようにすることを目的に実施される。将来的な目標と，それに向けての課題を整理し，本人および家族の希望だけでなく，実際の生活状況もよく把握したうえで，本人にとっての真の課題を明らかにする。

（3）職能訓練（職業訓練）：企業や在宅での就労を希望する人を対象に，就労に必要な知識や能力を高めるトレーニングを実施するほか，本人の適正に合った職場さがしや，職場への定着を支援する。

　以上のように，障害をもつ人の望む生活を実現するためには，医学的な支

援だけでなく，適切な生活の場や，担う役割について，個人因子・環境因子を把握して調整していく必要がある。そのうえで，目標に合わせて本人の能力を十分に引き出し，「できるADL」を「しているADL」へとつなげていけるよう，活動を広げて高めていく。このような視点を，障害をもつ人とその家族を含め，リハビリテーション看護にかかわるすべての人がチームとして共有する必要がある。そうすることで，それぞれの担う役割が明確になり，目標に向けて連携をはかっていくことができる。

◆ 高次脳機能障害をもつ人への経過別の看護

　障害の原因となる疾患の状況や，障害の回復過程によって，必要となるリハビリテーション看護はかわっていく。たとえば，脳に損傷を受けた直後の急性期であれば，身体機能を整えることが重要となり，病状が比較的安定し，訓練を実施する慢性期であれば，心身機能や活動，参加について検討していくことが必要となる。さらに，地域での暮らしに向けた支援が必要な時期には，活動や参加だけでなく，環境因子にもアプローチをしていくことが求められる（◉表7-32）。

● 急性期　急性期では，治療方針に基づいた身体的な安定と合併症の予防が優先される。また，廃用症候群の予防や，生活リズムの確立，セルフケア能力を高めていくことに重点がおかれ，今後の生活の基盤を整えていく時期でもある。

● 回復期　回復期は，原因となる疾患がしだいに落ち着き，同時にリハビリテーションを本格的に実施していく時期となる。訓練室などでの訓練時間は，1日のうちの数時間であるため，病棟で過ごす生活のなかで，訓練の内容を反映して介助を行うようにする。多職種で情報共有を行いながら，チームでアプローチをしていくことが重要となる。またこの時期は，病院から自宅や地域へと療養の場を移行する時期であり，家族との調整を十分にはかりながら，福祉サービスの調整や制度の活用により，スムーズに移行できるように支援する。

● 生活期　ADLが自立し，職業支援に移行できるケースにおいては，医療や看護よりもリハビリテーションによるかかわりが大きくなる。しかしながら，在宅での支援や施設での継続的な支援が必要となる場合には，長期的な介護への支援が必要となる。

◆ 症状別の対応

　高次脳機能障害が，ある程度の期間を過ぎて残った場合，完全な治癒が困難となることも多い。基本的な対応として，残存している機能や強みをいかした支援を行う必要がある。看護師がすぐに手伝うのではなく，自身でできそうなことは根気強く繰り返してもらうことが，本人の主体性や機能の再獲得へとつながる。

　また，うまくできたことを前向きな言葉で評価して伝えること（ポジティブフィードバック）や，本人のがんばりを認めてねぎらうことが重要である。

● 表 7-32　高次脳機能障害の各期における支援

	急性期	回復期	生活期
支援の方向性	・身体状況の安定 ・障害の理解と受容 ・早期リハビリテーションの実施 ・次のステップとなる訓練施設への移行	・日常生活行動の向上(日課の管理，服薬管理，金銭管理) ・代償手段の獲得 ・障害の自己認識，現実検討(支援の明確化) ・地域での生活に向けた準備(社会生活技能，対人技能の向上)	・職業上の課題の明確化 ・職業的な障害認識と補償行動の獲得 ・適切な職務を選択 ・職場の環境調整 ・安定した就労の実現
治療	・原疾患の外科的・内科的治療(脳血管障害の再発など) ・合併症の治療(深部静脈血栓症，誤嚥性肺炎など廃用症候群) ・基礎疾患の治療(糖尿病や腎障害など)	・原疾患の再発・増悪のリスク管理 ・痙攣発作の薬物治療の継続コントロール ・合併症の治療および予防，基礎疾患のコントロール	・原疾患の再発・増悪のリスク管理 ・痙攣発作の薬物治療の継続コントロール ・合併症の治療および予防，基礎疾患のコントロール
リハビリテーション	・基本動作訓練(ストレッチ，筋力強化，関節可動域訓練) ・ADL 評価，高次脳機能評価，身体機能評価 ・機能障害に対する直接的訓練	・基本動作訓練(ストレッチ，筋力強化，関節可動域訓練) ・ADL 評価，高次脳機能評価，身体機能評価 ・機能障害に対する直接的訓練 ・自助具の検討 ・外出訓練	・職業リハビリテーションの実施 ・作業遂行能力，適応能力など職業準備訓練
看護	・身体状態のモニタリング，異常の早期発見 ・生活リズムの確立(覚醒の促し)，早期離床 ・転倒・転落など危険の予防，移乗・移動支援 ・廃用症候群(褥瘡，誤嚥，関節拘縮など)の予防 ・低栄養の評価，嚥下障害の評価，食事援助 ・本人・家族の障害の受容への支援	・身体状態のモニタリング，異常の早期発見 ・生活リズムの確立(覚醒の促し)，離床時間の延長 ・転倒・転落など危険の予防 ・ADL 支援(食事支援，排泄支援，更衣介助，整容介助，入浴介助，移動介助)，自己管理能力への支援 ・本人・家族の障害の受容への支援 ・退院支援，福祉制度の調整	(在宅支援，施設生活訓練支援の場合) ・ADL 支援，IADL 支援 ・服薬管理，環境調整支援など

▌注意障害への対応

● **集中維持への援助**　注意障害のある人は，行動が落ち着かず，1 つの課題に集中して取り組むことがむずかしい。周囲に気をとられやすいため，整理整頓された静かな環境を整え，視覚・聴覚から入る情報を少なくする工夫を行う。集中が続かないときは，具体的に目標を定め，簡単な課題から 1 つずつこなすようにする。伝達事項は視線を合わせて伝える，または紙に書いて伝えるようにするとよい。

● **半側空間無視への援助**　また，半側空間無視がある場合は，無視側の反対側に，食事や使用するものを配置する必要がある。歩行の際は付き添い，注意点を共有して危険を回避できるように援助する。

▌記憶障害への対応

● **代償手段の獲得**　記憶障害があっても日常生活を送ることができるように，代償手段としてアラームやメモなどを活用する。1 日のスケジュールを見えやすいところに掲示することも有効である。生活パターンや日課を決め，

予定の変更は極力避け，持ち物を最小限にするなどの対応も望ましい。

● **安全確保**　また，自分がどうして入院しているのかわからないといった失見当識がある場合などには，離院・離棟のリスクがあることを医療チーム内で共有し，見まもりを強化する必要がある。

遂行機能障害への対応

手順を紙に書くなどによって行動を整理し，意識づけるようにする。部屋を整理する，静かな場所を確保する，第三者が作業の目標・計画を管理するなどの環境調整も有効である。

社会的行動障害への対応

受傷以前の生活状況や性格などを家族に確認し，障害による影響を把握する。

● **意欲・発動性の低下への援助**　意欲・発動性の低下に対しては，タイマーを用いて行動開始の合図にする，行動のチェックリストをつくる，本人が興味をもちそうな作業を用意するなどの対応を行う。

● **脱抑制への援助**　脱抑制がある場合は，反応や行動をとる前にワンテンポおくように促す。たとえば怒りを感じたときに深呼吸をしたり，1から10まで数えたり，その場を離れたりすることをすすめる。興奮状態にあり周囲に危険が及びそうなときは，一時的にケアをする側がその場を離れ，1人にして落ち着くのを待ってからかかわるようにする。

失行への対応

● **生活機能の再獲得**　生活動作の再獲得のために，実際の生活の場面に近い環境で繰り返し動作を練習する。着衣失行に対しては，衣服の左右や前後に目印をつけるなどの視覚的なヒントをつくるとよい。また，かぶり式の衣服といった着脱が簡単なものから練習をはじめ，次にテープでとめるタイプの衣服，ファスナーがついている衣服，ボタンがついている衣服へと，段階的に複雑にしていく。

● **道具の使用の援助**　道具の使い方がわからない場合は，ふだんの生活状況を観察し，使い方がわからない道具や，使い方がわからなくなる場面を把握する。道具を使う直前に声かけや動作の誘導を行ったり，正しい道具の使い方を見せて模倣してもらうなど，状況に合わせて支援を行う。

失認への対応

視覚失認の場合は，手で触って形や感触を確認してもらい，物品名を伝えるなどをして情報を補う。聴覚失認では，読話を促すために口もとを見せながら話をするとよい。相貌失認では，髪型や声などで人物を同定できるように訓練する。日常生活の工夫としては，はさみや熱い湯飲みなどといった危険な物は身のまわりにおかないようにし，収納場所は固定するなどの環境調整を行う。

● **安全の確保**　病態失認などがある場合，転倒・転落の危険性が高まるため，ナースコールを見やすい位置に設置し，繰り返し使い方を説明する。あわせて，離床センサーを使用するなどの環境調整を行い，見まもりを強化する。

◆ 家族への支援

　自分の家族が障害を負ったことに対する精神的なショックや不安は大きく，障害を理解して受けとめるまでには長い時間を要する。退院後，障害の状況によっては介護の負担が大きくなり，また，周囲の目を気にして閉じこもることで家族が孤立状態になるリスクも高い。

　そのため，急性期の段階から十分な支援体制を構築していくことが不可欠である。活用できる社会資源についての情報提供や，勉強会や家族懇談会の実施，地域の当事者団体の紹介などを行う。また，日々の介護へのねぎらいの声かけや傾聴を通じて家族と関係性を築き，ニーズを把握していく。

　家族は，本人を支えるチームの一員であり，本人を取り巻く環境面に大きな影響を及ぼす存在である。家族が十分に支援されることは，本人にとってのここちよい環境を整えることにつながるのである。

G　性機能障害

1　性と性機能

1　セクシュアリティと人間の性の意義

　セクシュアリティ sexuality とは，人間の性をあらわす用語である。セクシュアリティは，性器や性交といった単に性的なものを示すだけでなく，次のような多様な意味をもっている[1]。
(1) 男性・女性の両方を区別する性：性別としての性
(2) 種の保存と繁栄のための性：生殖性の性
(3) 性衝動・快楽性としての性
(4) 愛を得て維持していくための性：親密性・連帯性としての性
(5) 男性役割・女性役割を示す性による役割規定を示す性：性役割としての性

　このようにセクシュアリティは，その人の人格や，人間関係，考え方などを包含した概念である。セクシュアリティは，単に生殖のためだけではなく，他者とふれ合い，愛情や理解を通じて関係性を深めることで，身体的・心理的・社会的にも充実して生きていくために必要なものであるといえる。

　わが国では長い間，世の中には男と女の2つの性別だけが存在するという性別二分論と，男女が愛し合うことが正しいあり方とする異性愛中心主義が続いてきた。しかし，近年は，性自認や性指向が身体的性と一致しない性的少数者（LGBT）の存在が認識され，その権利を認め，性の多様性を尊重する

1）青木康子編：母性保健をめぐる指導・教育・相談（その1）．p.29，ライフサイエンス・センター，1998.

動きが出てきている。

　世界性の健康学会 World Association for Sexual Health（WAS）の「性の権利宣言」によると，性の健康は「セクシュアリティに関する，身体的，情緒的，精神的，社会的に良好な状態（ウェルビーイング）にあることであり，単に疾患，機能不全又は虚弱でないというばかりではない」とされ[1]，また，性的少数者を含めたすべての人々にとってまもられるべき権利であるとされている。

2　性機能のメカニズム

● 性反応　性反応とは，性行為の経過中におこる心理・生理的反応であり，ヒトにおいては，おもに性的興奮を経て極致感にいたるまでの自律神経反応をさす。産婦人科医のマスターズ Masters, W. H. と，性科学者のジョンソン Johnson, V. E. は，性反応には興奮期，平坦期，オーガズム期，消退期の 4 段階があるとし，この 4 段階がサイクルとなって連続的に繰り返すとした[2]。さらに，川野によると，性反応の各段階では男性と女性それぞれに特有の変化が生じるとされている（●表 7-33）。

◆ 男性の性機能

　男性の性機能には，性欲，勃起，性交，射精，極致感がある。
● 勃起のメカニズム　勃起は，心因性勃起と反射性勃起の 2 つに大別され

● 表 7-33　性反応の各段階でおこる変化

性反応の段階	男性	女性	男女共通
興奮期	・勃起 ・陰嚢肥厚と扁平化 ・精巣の増大と上昇	・小陰唇の肥厚 ・陰核の勃起 ・腟の拡大 ・乳房の膨隆	・乳頭の勃起 ・皮膚の紅潮（セックスフラッシュ）
平坦期	・亀頭部分の膨張 ・カウパー腺分泌液 ・陰嚢の肥厚と扁平化 ・精巣の増大と上昇	・陰核の上方への移動 ・小陰唇の肥厚増大 ・腟の充血とさらなる拡大 ・子宮の上昇	・全身の筋肉の不随意な収縮 ・呼吸数・脈拍数の増加 ・血圧の上昇 ・鼻粘膜の充血による鼻声
オーガズム期	・精管・精嚢・射精管・前立腺の収縮 ・陰茎収縮 ・膀胱括約筋の収縮 ・射精	・子宮の収縮 ・腟の収縮 ・肛門括約筋の収縮	・一部の骨格筋の収縮 ・呼吸数・脈拍数の増加（2 倍） ・血圧最高 ・直腸括約筋の収縮 ・聴覚・味覚・視覚の減退 ・唾液の分泌亢進 ・女性では尿道括約筋の弛緩による尿失禁
消退期	・精巣の下降と血管充血の消失 ・陰嚢の充血・腫脹の消退	・性反応により生じた変化の復元（小陰唇，子宮位置，腟の大きさ，陰核）	・発汗 ・呼吸数・脈拍数，血圧がもとに戻る ・筋緊張の消失

（川野雅資編：セクシュアリティの看護．pp.19-23，メヂカルフレンド社，2000 より作成）

1）World Association for Sexual Health：性の権利宣言（https://worldsexualhealth.net/wp-content/uploads/2014/10/DSR-Japanese.pdf）（閲覧 2022-06-01）.
2）Masters, W. H. and Johnson, V. E.: *Human Sexual Response*. Little, Brown, 1966.

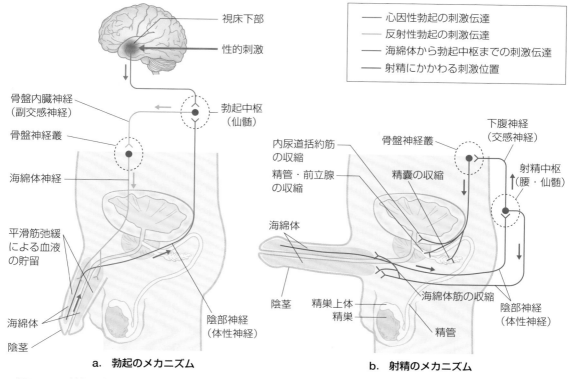

	凡例
——	心因性勃起の刺激伝達
——	反射性勃起の刺激伝達
——	海綿体から勃起中枢までの刺激伝達
——	射精にかかわる刺激位置

a. 勃起のメカニズム

b. 射精のメカニズム

● **図 7-76　勃起と射精のメカニズム**

る（●図 7-76-a）。両反射は相互に関連し合ってはたらいている。

　心因性勃起は，外性器への直接刺激ではなく，視覚・聴覚・嗅覚・触覚・空想などによる性的刺激が視床下部で統合されておこる勃起である。視床下部からの刺激が脊髄を下降し，骨盤内臓神経（副交感神経）を介して生じる。

　一方，反射性勃起は，外性器や性感帯などへの直接刺激や膀胱充満時などにおこる勃起で，陰部神経（体性神経）→脊髄→骨盤内臓神経と刺激が伝達されて生じる。

　骨盤内臓神経の興奮により，海綿体への流入動脈血量の増加と流出静脈還流の抑制がおこり，陰茎海綿体洞に血液が充満することで勃起が完成する。

● **射精のメカニズム**　射精は，大脳からの性的興奮情報，または外性器からの感覚刺激が脊髄を介して下腹神経（交感神経）へといたることで生じる（●図 7-76-b）。下腹神経からの刺激は，精囊・精管の平滑筋を収縮させ，精液を尿道の中へと送り出させる。精液が尿道球腺開口部に入ることで，体性運動神経の刺激により，坐骨海綿体筋と球海綿体筋，および会陰の骨格筋が律動的に収縮して，精液が体外へ勢いよく射出される。

◆ 女性の性機能

　女性の性機能には，性欲，興奮，潤滑，性交，極致感がある。女性の性欲は，性ホルモンなどの身体的要因のほか心理的要因も複雑にからむ。男性と同様に，興奮時には副交感神経系が，極致感においては交感神経系が活動する。

2 性機能障害の原因と特徴

1 性機能障害の分類

　前述した性機能のいずれかが欠損または不十分になった状態を性機能障害という。性機能障害は，性交障害や不妊といった生殖への影響だけでなく，アイデンティティの確立や人格形成，人間関係などといった身体・心理・社会的に多岐にわたる影響を及ぼし，人々の健康生活に問題をおこす。

　男性の性機能障害 sexual dysfunction（SD）は，勃起障害，射精障害（射精遅延，早漏），性欲低下障害などに分類される。一方，女性の性機能障害 female sexual dysfunction（FSD）は，性的関心・興奮障害，オーガズム障害，性器-骨盤痛・挿入障害などに分類される。

2 性機能障害の原因

　性機能障害の原因はさまざまであり，血管や神経の障害に起因するもの，内分泌機能が影響するもの，筋の過緊張・緊張低下などに関連するものなどがある。おもな原因として，ここでは循環器疾患，脳・神経疾患，内分泌疾患，運動器疾患，排泄機能・生殖器にかかわる疾患，精神的な要因について述べる。

● **循環器疾患**　高血圧症，心筋梗塞，脳血管障害，および加齢による動脈硬化などにより，生殖器への血流が阻害されることで性機能障害がおこる。男性では，海綿体への血流障害による勃起障害や性欲低下障害，女性では，外陰部や腟への血流障害による性的興奮障害，オーガズム障害，性器-骨盤痛・挿入障害などがある。

● **脳・神経疾患**　脳血管障害，脊髄損傷，多発性硬化症，外傷や手術による神経の損傷，糖尿病神経障害などにより，性機能に関する神経が障害されることで性機能障害がおこる。

　男性では，勃起中枢や末梢神経の障害による勃起障害や射精障害がおこる。勃起中枢がある仙髄（S_{2-4}）が損傷されると基本的に勃起はおこらないが，交感神経中枢である胸・腰椎（T_{11}-L_2）が保たれていれば，大脳からの刺激によって心因性勃起がおこると考えられている[1]。障害が胸・腰椎（T_{11}-L_2）より高位の場合は，大脳からの性的刺激が遮断されるため，心因性勃起はおこらないが，仙髄（S_{2-4}）にある勃起中枢が保たれていれば反射性勃起を生じる。

　なお射精は，勃起よりも複雑な神経支配となっている。そのため，勃起障害よりも射精障害のほうがおこりやすい。

　女性生殖器は，陰部神経・骨盤内臓神経・下腹神経の3つの神経支配によりコントロールされている。これらの神経の損傷により，性器-骨盤痛・挿入障害やオーガズム障害などがおこる。

1）高橋良輔：脊髄障害と性機能障害．脊椎脊髄 34(4)：253-255，2021.

○表7-34　DSM-5 による性機能不全群

男性	女性
• 射精遅延 • 勃起障害 • 男性の性欲低下障害 • 早漏 • 物質・医薬品誘発性性機能不全 • 他の特定される性機能不全 • 特定不能の性機能不全	• 女性オルガズム障害 • 女性の性的関心・興奮障害 • 性器-骨盤痛・挿入障害 • 物質・医薬品誘発性性機能不全 • 他の特定される性機能不全 • 特定不能の性機能不全

(日本精神神経学会日本語版用語監修，高橋三郎・大野裕監訳：DSM-5 精神疾患の診断・統計マニュアル．pp.415-441, 医学書院，2014 より作成)

● **内分泌疾患**　甲状腺疾患，副腎疾患，性腺疾患などのほか，加齢や，手術・薬物・放射線治療によって，ホルモン分泌に変化が生じることで性機能障害がおこる。男性では性欲低下障害，女性では性的関心・興奮障害や，腟の潤滑液低下による性器-骨盤痛・挿入障害などが生じる。

● **運動器疾患**　外傷のほか，筋緊張の亢進または低下などで性機能障害がおこる。男性では勃起障害や射精障害が，女性では骨盤底筋群の過緊張による腟痙に伴う挿入障害や，オーガズム障害などが生じる。また，関節可動域が制限された場合も，性行為がむずかしくなる。

● **排泄機能・生殖器にかかわる疾患**　前立腺肥大などの疾患のほか，人工肛門造設術や尿路変更術などの手術，または性器脱，加齢，分娩による尿失禁などにより，性交中の不安や性交に支障が生じることで性機能障害がおこる。男性では勃起障害・射精障害・性欲低下が，女性では性的関心・興奮障害やオーガズム障害，挿入障害などが生じる。

● **精神的な要因**　精神的な要因もまた，性機能に大きな影響を及ぼす。たとえばストーマ造設術を受けたことで自身のボディイメージが変化したことにより，自身の性機能に不安が生じるといったことがある。

　なお，DSM-5❶では，精神疾患としての性機能不全群の診断基準が示されている(○表7-34)。

3　日常生活への影響

　性機能障害の原因となる疾患が安定した時期になると，障害をもつ人の関心は自然と性へと向く[1]。

　しかし，障害をかかえての性生活には，本人もパートナーも不安をいだいていることが多い。ときには，性交の失敗や性役割の喪失をおそれ，性行為をあきらめてしまうこともある。それにより自尊感情の低下や生活意欲の低下，パートナーとの関係の破綻などが生じうる。

　また，わが国の社会において，通常，性に関する直接的な話題は避けられる傾向にあり，それは医療の場でも同様である。そのため，性行動は人間にとって基本的な欲求であるにもかかわらず，抑圧されて潜在化してしまった

□ NOTE
❶ DSM-5
　DSMとは，Diagnostic and Statistical Manual of Mental Disorders の略である。アメリカ精神医学会(APA)が作成する診断基準であり，現在は第5版(DSM-5)が発行されている。

1) 日本性科学学会編：セックス・セラピー入門——性機能不全のカウンセリングから治療まで．p.126，金原出版，2018.

り，そのほかの日常生活に関するニーズが優先されたりすることもある。

　性は，食事や排泄，睡眠，運動などのように充実した生活を送るための大切な要素であり，その人に合った性行動が再びとれるようになることは，生活の再構築に大きな影響を与える。その点で，性機能障害をもつ人のリハビリテーション看護には重要な意義があるといえる。

3　評価尺度

　性機能障害のケアのためには，性的問題の把握が重要である。性的問題について話すことは羞恥心を伴うため，問診の際に質問紙票を用いて性機能障害の程度を把握する。また，各種の臨床検査結果を把握することも必要である。

1　男性の性機能障害の評価

● **問診**　問診にて，性反応の各段階のどこに問題が生じているのかを確認する。現病歴，年齢，身長・体重・BMI，男性生殖器の異常の有無，性機能に影響を及ぼす疾患および治療の有無と程度，生育歴，パートナーとの関係を確認する。

● **質問紙票**　男性の勃起機能質問紙票として，SHIM（Sexual Health Inventory for Men，●表 7-35），IIEF-5（International Index of Erectile Function），IIEF-6 などがある。

● **検査**　性機能障害に影響する疾患の程度を確認するために，採血や尿検査などが行われる。肝機能，腎機能，脂質代謝，血糖値，HbA1c，全血球計算などの検査結果を確認する。性線機能の低下を疑う症状がある場合は，ホルモン検査が行われるため，その検査結果も確認する。性機能専門医が行う特殊検査としては，夜間勃起現象 nocturnal penile tumescence（NPT）の測定，プロスタグランジン E_1（PGE_1）陰茎海綿体注射，カラードプラ検査などがあり[1]，実施時は検査結果を確認する。

2　女性の性機能障害の評価

● **問診**　問診にて，性反応の段階のどこに問題が生じているのかを確認する。現病歴，年齢，身長・体重・BMI，月経周期，妊娠分娩歴，女性生殖器の異常の有無，性機能に影響を及ぼす疾患および治療の有無と程度，生育歴，パートナーとの関係を確認する。

● **質問紙票**　性的状態と障害の程度を質問紙票によって評価する。質問紙票には，女性の性機能に関する指標 Female Sexual Function Index（FSFI）[2]，女性性機能質問票日本語版 Sexual Function Questionnaire（SFQ）[3]，骨盤臓器脱，

1）日本性機能学会・日本泌尿器科学会編：ED 診療ガイドライン，第 3 版．pp.31-34，リッチヒルメディカル，2018．
2）高橋都：わが国で活用できる女性性機能尺度の紹介——Sexual Function Questionnaire 日本語 34 項目版と Female Sexual Function Index 日本語版．日本性科学会雑誌 29（1）：21-35，2011．
3）大川玲子ほか：女性性機能質問票日本語版（SFQ-J）の計量心理学的評価．日本性科学会雑誌 26（1）：16-26，2008．

▶表 7-35　SHIM

この 6 か月に，

1. 勃起してそれを維持する自信はどの程度ありました
   か
   1　非常に低い
   2　低い
   3　中くらい
   4　高い
   5　非常に高い

2. 性的刺激によって勃起したとき，どれくらいの頻度
   で挿入可能なかたさになりましたか
   0　性的刺激はなかった
   1　ほとんど，またはまったくならなかった
   2　たまになった（半分よりかなり低い頻度）
   3　ときどきなった（ほぼ半分の頻度）
   4　しばしばなった（半分よりかなり高い頻度）
   5　ほぼいつも，またはいつもなった

3. 性交の際，挿入後にどれくらいの頻度で勃起を維持
   できましたか
   0　性交を試みなかった
   1　ほとんど，またはまったく維持できなかった
   2　たまに維持できた（半分よりかなり低い頻度）
   3　ときどき維持できた（ほぼ半分の頻度）
   4　しばしば維持できた（半分よりかなり高い頻度）
   5　ほぼいつも，またはいつも維持できた

4. 性交の際，性交を終了するまで勃起を維持するのは
   どれくらい困難でしたか
   0　性交を試みなかった
   1　きわめて困難だった
   2　とても困難だった
   3　困難だった
   4　やや困難だった
   5　困難でなかった

5. 性交を試みたとき，どれくらいの頻度で性交に満足
   できましたか
   0　性交を試みなかった
   1　ほとんど，またはまったく満足できなかった
   2　たまに満足できた（半分よりかなり低い頻度）
   3　ときどき満足できた（ほぼ半分の頻度）
   4　しばしば満足できた（半分よりかなり高い頻度）
   5　ほぼいつも，またはいつも満足できた

（日本性機能学会・日本泌尿器科学会編：ED 診療ガイドライン，第 3 版．p.39，リッチヒルメディカル，2018 による，一部改変）

尿失禁，便失禁を伴う女性の性機能質問紙票 Prolapse/Urinary Incontinence Sexual Questionnaire IUGA-Revised（PISQ-IR）[1]などがある。
● **検査**　性機能障害に影響する疾患の程度を確認するために，採血や尿検査などが行われる。肝機能，腎機能，脂質代謝，血糖値，HbA1c，全血球検査，各種ホルモン（FSH，LH，エストラジオール，プロラクチン，フリーテストステロンなど）などの検査結果を確認する。

4　リハビリテーション看護の方法

1　アセスメントの視点

　性機能障害はさまざまな要因が複合的に影響し合っておこるため，多面的なアセスメントが必要となる（●図 7-77）。
● **心身機能・身体的構造**　男性であれば性欲・勃起・性交・射精・極致感，

1）巴ひかるほか：骨盤臓器脱，尿失禁，便失禁を伴う女性の性機能質問票（PISQ－IR）の日本語版作成と言語学的妥当性の検討．日本泌尿器科学会雑誌 105（3）：102-111，2014.

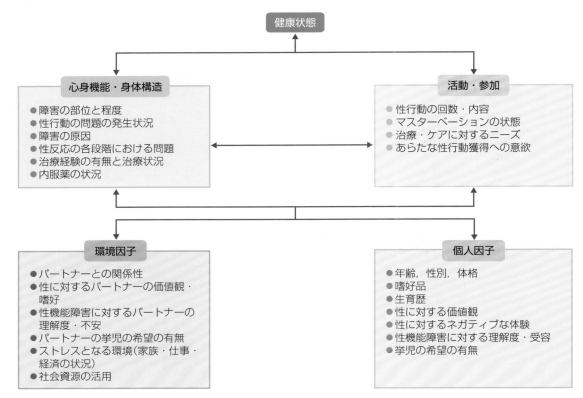

◎図 7-77　ICF に基づく性機能障害をもつ人のアセスメントの視点

女性であれば性欲・興奮・潤滑・性交・極致感といった性機能のうち，障害されている機能とその程度，原因について確認する。疾患や精神的な要因が，性反応のどの段階に影響を与えているのかをアセスメントする。心疾患や脳血管障害のある場合は，性行為の安全性確保のため，運動強度の評価を行う必要がある。薬物が性機能に影響を与える場合もあるため，現在の治療の状況についても確認する。

　性機能障害のある人は，自尊心が低下し，二次障害としてうつ状態となる可能性もある。また，生殖機能の喪失に対する不安をいだいている場合や，性行動への恐怖心がある場合もあり，心理状態のアセスメントは欠かせない。

● **活動・参加**　性行動の回数や内容をアセスメントする。パートナーとの性行動だけでなく，マスターベーションについても情報収集する。また，本人の性に関するニーズを知ることも重要である。治療や支援を望んでいるのか，または，あらたな性行動獲得への意欲はあるかなどについて確認する。

● **個人的因子**　年齢，性別，体格のほか，性機能障害に影響を及ぼすライフスタイルについてアセスメントを行う。タバコや酒類などの嗜好品の摂取や，生育歴や価値観，性に対するネガティブな体験などは重要な情報となる。また，性機能障害に対する理解度や受容の度合いも把握する必要がある。ボディイメージの変化に対する受けとめのほか，挙児の希望があるかなども重要な因子である。

● **環境因子**　パートナーは重要な環境因子である。性機能障害に対するパートナーの理解度や不安，性に対する価値観や嗜好，さらには本人とパートナーとの信頼関係や，挙児の希望があるかなど，多岐にわたるアセスメントが必要となる。また，家族関係の悪化や，仕事上の不安，経済的困窮などの環境因子は，ストレスを引きおこし，性機能障害の原因にもなりうる。十分に情報収集し，社会資源の活用なども見すえて，解決に向けてアセスメントを行う。

2 性機能障害をもつ人への支援

　性に関する問題は，羞恥心が大きく，また非常にプライベートな内容となるため，相談しにくい事項であることをふまえてケアを行う必要がある。

　看護師がケアを提供するうえで役だつモデルとして，PLISSIT モデル（性的問題への一般医療者の段階関与モデル）がある（○表 7-36）。ここでは PLISST モデルを参考に，性機能障害をもつ人のケアについて解説する。

◆ 性に関する相談を受ける準備

　一般に，性に関する看護はむずかしいと考えられている。その理由として，看護師の性機能にかかわる疾患およびその治療に関する知識不足や，羞恥心，苦手意識，援助方法のトレーニング不足，対象者との性差などがあげられる[1]。性的相談を受ける準備として基礎知識を身につけ，適切に対応できる体制を整えておく必要がある。それが性機能障害をもつ人の悩みや不安の表出のしやすさにもつながる。

○表 7-36　PLISSIT モデル

許可 permission （性相談を受け付けるというメッセージを出す）	医療者が患者の性の悩み相談に応じる旨のメッセージを明確に患者に伝える。患者にとって性的側面が重要でなかったり，その時点における優先順位が低かったりした場合は，無理に性の話題を掘りおこす必要はない。ただし，治療方針の決定時には性的合併症についても検討されるべきである。
基本的情報の提供 limited information	予定される治療によっておこりうる性的合併症や，それらへの対処方法について，基本的情報を患者に伝える。疾患と性に関する患者用パンフレットなどを渡す。患者の話をよく聴き，理解しようとする姿勢が医療者に求められる。
個別的アドバイスの提供 specific suggestions	それぞれの患者のセックスヒストリーに基づき，より個別的な問題に対処する。性的問題を引きおこす原因（性機能障害，ボディイメージの変容，治療関連副作用，パートナーとの人間関係など）を特定し，それらの問題に対する対応策を患者とともに検討する。この段階に対応する医療者は，上記の 2 段階よりも性相談に習熟している必要がある。
集中的治療 intensive therapy	以下の場合には，より専門のスタッフに紹介する。 • 患者がかかえる性的問題が重症で長期化している。 • 性的問題が発病前から存在し，未解決である。 • 性的虐待などのトラウマがある。

（日本性科学学会編：セックス・セラピー入門——性機能不全のカウンセリングから治療まで．p.124，金原出版，2018 の訳による，一部改変）

1）酒井綾子ほか：前立腺がん患者の性に関する看護援助の実態と看護援助経験をもつ看護師の認識．日本看護研究学会雑誌 35（4）：57-64，2012．

また，性機能障害をもつ人への看護は，生活の最もプライベートな部分を取り扱う。そのため，看護師として高度な倫理観が求められる。看護師が先入観なしに受け入れることが，本人の意向や価値観にそった選択を支援することにつながる。看護師は，自身がもつ性に対する考え方・感情・態度を検討して，みずからのジェンダーバイアス❶を認識する必要がある。

◆ 相談しやすい環境づくり

看護師は，対象者の会話や表情，行動などから，性機能に関する問題をかかえていないか注意深く観察を行う。問題がある場合は，プライバシーがまもられ，リラックスして話せる場所と時間を確保し，相談しやすい環境を整える。看護師が異性の場合，相談者の羞恥心を増加させる可能性があるため，同性の看護師が対応することが望ましい。

◆ エビデンスに基づいた情報提供と支援

性機能障害の治療は，カウンセリング・行動療法・精神療法を基本とし，薬物療法やリハビリテーション，補助具の使用などを組み合わせて行われる。また，治療を効果的に進めるためには，パートナーの理解と協力が必要である。看護師は，本人とパートナーがともに治療について十分な説明を受けることができるように調整する。

● **薬物療法** 男性の勃起障害の治療薬として，5型ホスホジエステラーゼ（PDE5）阻害薬が用いられる。一方，女性の性的関心・興奮障害に対してはホルモン補充療法が行われる。看護師は，対象者が薬剤の効果と副作用について理解できているかを確認する。

● **保湿剤および潤滑剤** 性交痛は性行為に対する恐怖につながる。腟の潤滑不全による挿入障害がおこっている場合は，保湿剤および潤滑剤の使用をすすめる（◐図 7-78）。

● **腟ダイレーター** 腟ダイレーターは，女性の骨盤領域の放射線治療や外科治療によって生じる腟内瘢痕形成や腟狭窄の予防，または腟周囲筋のリラクセーションや腟欠損症における皮膚伸展による腟腔の形成を目的として使用される医療器具である（◐図 7-79）。看護師は，対象者に使用方法や留意点

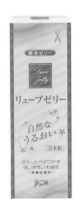
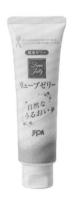

◐**図 7-78 リューブゼリー**
（画像提供：一般社団法人日本家族計画協会）

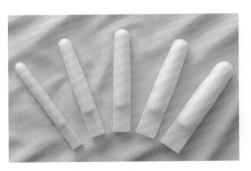

◐**図 7-79 腟ダイレーター**
（写真提供：日本性科学学会）

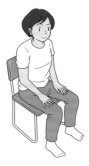

a. 座位
背もたれに体をあずけて深く
腰かけ，肩の力を抜く。

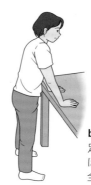

b. 立位
足と手を肩幅に開き，腰の高さ
ほどのテーブルに両手をついて
全体重をのせる。

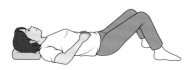

c. 仰臥位
足を腰幅に開き，両膝を軽く曲げて
立て，リラックスする。

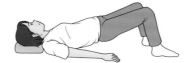

d. ブリッジの姿勢
足を腰幅に開き，膝を曲げて立て，
手掌を床につける。両手掌と足裏で
床を押して腰を浮かせる。

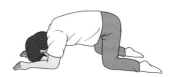

e. 四つんばいの姿勢
腕を肩幅，足を腰幅に開き，手
掌・前腕・肘を床につけた四つん
ばいの姿勢をとる。

▶**図7-80　骨盤底筋群のトレーニング**
上記の姿勢を維持したまま5秒程度，肛門，尿道，腔を締めるように骨盤底筋群を収縮させる。その後，骨盤底筋群を
弛緩させ，5秒程度リラックスする。この収縮・弛緩を10回ほど繰り返す。

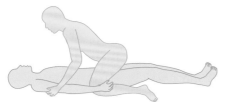

a. 四肢麻痺の男性の場合

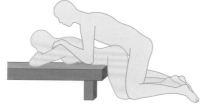

b. 股関節に開排制限がある女性の場合

▶**図7-81　性交時の体位の工夫**

を十分説明する。使用時に出血や分泌物の増加，痛み，挿入時の抵抗があっ
た場合は使用を中止して受診することを説明する。
●**骨盤底筋群リハビリテーション**　女性の骨盤底筋群の脆弱化や短縮・拘
縮などにより，腔・外陰部・直腸・膀胱・骨盤に疼痛が生じることがある。
骨盤底筋群のトレーニング法を指導し，骨盤底筋群の正常な緊張化をはかる
必要がある（▶図7-80）。看護師は，トレーニングのサポートや，対象がト
レーニングを継続できるように支援する。
●**体位の工夫**　心身機能および身体構造の障害による苦痛を最小限にする
体位を紹介する（▶図7-81）。たとえば，四肢麻痺のある男性の場合は，男性
が仰臥位になり，女性が上になる体位が安楽につながる。
●**勃起障害に対する補助具**　陰圧式勃起補助具は，陰茎に陰圧をかけて陰

茎内に血液を吸引した後，陰茎基部にゴムバンドを巻いて血液を滞留させる補助具である。勃起不全治療薬である PDE5 阻害薬が無効もしくは禁忌の場合にも使用できる。購入にあたって医師の処方は不要である。看護師は，締めつけ時間を 30 分以内にするなどの使用上の注意点を，対象者が把握しているかを確認する。

◆ 多職種連携

　性機能障害は多様な身体症状があるだけでなく，心理・社会的な要因も深く関与する。そのため，多職種がチームとしてかかわることが大切である。とくに，その人のかかえる問題が重症かつ長期化している場合や，挙児を希望している脊髄損傷患者を支援する場合，性的虐待によるトラウマがある場合などは，さまざまな専門職がチームとして協働する必要がある。

H 視覚障害

1 見るという生活行動

1 視覚の役割

　人間は，外界の情報の約 80% を視覚から得ているといわれている。相手の表情を見てコミュニケーションをとることや，文字・映像から情報を得ること，障害物や距離をとらえてぶつからないように歩行することや，食べ物を認識して摂取すること，そのほか衣服の着脱や整容などの日常生活全般において，視覚は重要な役割を果たしている。また，風景をながめたり，絵画を鑑賞したり，生活のゆたかさに通じる情緒的な満足を得るためにも視覚は欠くことのできない機能である。

2 視覚のメカニズム

　視覚をつかさどる感覚器である眼は，眼窩におさまる眼球と，眼瞼・結膜・涙器・眼筋などの付属器，そして視覚を脳に伝える視神経から構成されている（●図 7-82）。外界からの光刺激を眼球で受けとり，眼球と付属器で調節しながら視神経を通じて大脳皮質へ伝達することによって，対象のかたち・明るさ・色などの性状が「見える」という感覚をつくりだしている。この視覚が伝わる経路を**視覚伝導路**という。

　視覚には視力，視野，色覚，光覚，両眼視などが含まれ，これらの感覚が成立するために，眼には屈折・調節，眼球運動などのさまざまな機能が備わっている（●表 7-37）。

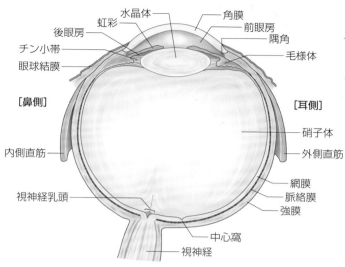

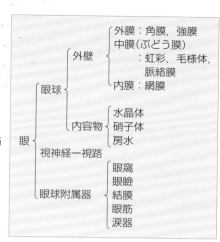

◎図 7-82　眼球の構造（右眼球の水平断面）

◎表 7-37　視覚と眼の機能

視覚	視力	物体の形や存在を認識する眼の能力である。中心窩で見たときの視力を**中心視力**，中心窩以外で見た視力を**中心外視力**という。
	視野	眼を動かさない状態で見ることのできる範囲をいう。見ているところの中心から耳側の位置に，視細胞がないことに対応して視野の欠けている**盲点（盲斑）**がある。
	色覚	色を弁別する能力である。視細胞の 1 つである錐体の機能で，明るいところでは感度がよく，暗いところでは感度がわるい。
	光覚	光を感じる能力である。明るい場所から暗い場所に移ると，しだいにものが見えてくる過程を**暗順応**といい，逆に暗い場所から明るい場所に移ったときに，まぶしさで一瞬見えないがすぐに見えるようになる過程を**明順応**という。
	両眼視	両眼からの視覚情報を脳で結合し，2 つの異なる像を 1 つにまとめ（融像），立体視する機能である。
視覚を支える眼の機能	屈折	眼球内に入った光線が，角膜・水晶体によって折れ曲がり網膜に像を結ばせるはたらきである。屈折力と眼軸の長さがバランスよく保たれている状態を正視といい，それ以外を屈折異常という。
	調節	見る距離が変化しても像が網膜上に鮮明に結ばれるように，毛様体によって水晶体の屈折力を変化させるはたらきである。遠方のものを見るときには水晶体が薄くなり，近方のものを見るときには水晶体が厚くなる。
	眼球運動と輻輳・開散	外眼筋のはたらきによる眼球の水平・垂直・回旋運動である。注視点が近づくと両眼が鼻側に寄る（内転）運動を輻輳といい，反対に，注視点が遠ざかると両眼が外転し視線を目標に合わせる運動を開散という。

2　視覚障害の原因と特徴

　世界保健機関（WHO）では，よいほうの眼の矯正視力が 0.05 未満の場合を**盲** blindness，両目に眼鏡をかけた矯正視力が 0.05 以上 0.3 未満の場合を**ロービジョン** low vision と定義している。一般的には「まったく物が見えず，明

○表 7-38　視覚障害の原因となるおもな疾患

疾患	視覚障害の原因となる割合	概要
緑内障	28.6%	眼圧の上昇により視神経が障害され，視野障害をきたす疾患である。発症の原因がほかにない場合を原発緑内障，ほかの疾患が原因となって発症したものを続発緑内障という。また，隅角が閉塞しているか否かによって閉塞隅角緑内障と開放隅角緑内障に分類される。
網膜色素変性	14.0%	視細胞，とくに杆体が変性する遺伝性疾患である。徐々に錐体も障害されていく。夜盲や求心性視野狭窄を発症し，視力低下が徐々に進行していく。
糖尿病網膜症	12.8%	糖尿病に合併する疾患である。高血糖が続くことで網膜の血管に障害をおこし，視力低下などを引きおこす。
黄斑変性	8.0%	黄斑（眼底中央部の錐体が集まっている箇所）の変性により変視症をきたす疾患である。進行すると中心暗点や視力低下を発症する。高齢者の増加に伴い，加齢黄斑変性が増加している。
脈絡網膜萎縮（網脈絡膜萎縮）	4.9%	脈絡膜の炎症の瘢痕，黄斑変性，眼外傷などにより脈絡と網膜が萎縮する疾患である。視力低下，中心暗点，色覚異常などをきたす。
その他	31.7%	視神経萎縮，白内障，脳卒中，角膜疾患，強度近視なども視覚障害の原因となる。

（視覚障害の原因となる割合については，白神史雄：厚生労働科学研究費補助金（難治性疾患政策研究事業）網膜脈絡膜・視神経萎縮症に関する調査研究，平成 28 年度分担研究報告書．2017 より作成）

暗の判別がつかず，日常生活を行うことが困難」な状態を全盲，「視覚障害により日常生活に支障はあるが，なんらかのかたちで残存した視覚の活用が可能」な状態をロービジョンと大別している。

このように視覚障害は，まったく見えない状態だけをさすものではない。光を感じることができる場合もあれば，目の前の手の動きはわかるという場合もある。また，視界がぼやけている，視野が狭い，視野の一部が欠損している，視野がゆがむ，立体視が困難など，原因となる疾患などによって見え方はさまざまである（○表 7-38）。

視覚障害者へのリハビリテーション看護に携わるうえでは，1 人ひとりの見え方には違いがあること，また，それによってかかえている問題もさまざまであることを理解する必要がある。

1 視覚障害の種類

◆ 視力障害

視力障害とは，屈折や調節機能の異常，または器質的疾患や心理的要因が原因となって視力が低下し，ものが見えづらくなった状態である。

● 屈折異常　屈折異常とは，屈折力と眼軸長❶のバランスがくずれ，網膜上に焦点を結ばない状態である。眼軸長に対して屈折力が強く網膜の前方で焦点が結ばれる場合を近視，眼軸長に対して屈折力が弱く網膜の後方で焦点が結ばれる場合を遠視，角膜の表面のゆがみによって屈折力が一定でないために焦点が結ばれない場合を乱視という。

● 調節異常　調節異常とは，毛様体筋や水晶体の障害により対象に焦点を

NOTE
❶眼軸長
　眼球における角膜の中心（前極）と後部強膜中央（後極）を結ぶ線（眼軸）の長さをさす。正常者では約 24 mm となる。

合わせることができない状態である。とくに加齢によって水晶体の弾性が弱まり，調節力が低下した状態を**老視**といい，近いものを見ることがむずかしくなる。また，毛様体筋の障害によっても調節異常が生じることがある。

● **その他の視力障害**　白内障などによる透光体（角膜・水晶体・硝子体）の混濁や，緑内障などによる眼圧の異常のほか，眼底（網膜・脈絡膜）の疾患，視神経・視路の疾患，弱視❶などの機能的な異常，心因によるものなどがある。

◆ 視野障害

　見える範囲が狭くなったり一部が欠けたりする状態を視野障害という。中心の一部に視野が残る求心性視野狭窄，視野の半分が欠損する半盲❷，中心部のみ見えなくなる中心暗点などがある。

◆ 色覚異常

　錐体の異常により特定の色の区別ができない，あるいは他者と色の見え方が異なる状態である。先天色覚異常と後天色覚異常とがあり，先天色覚異常の発生頻度は，日本人男性の約 5%（20 人に 1 人），日本人女性の約 0.2%（500 人に 1 人）とされている[1]。先天色覚異常は，本人が自覚しにくく親も気がつかない場合が多いため，検査を受けて早期発見をし，状態に合った生活上の対応を行う必要がある。後天色覚異常は，網膜疾患や視神経疾患，白内障などの加齢に伴う疾患がおもな原因となる。

◆ その他の視覚障害

● **夜盲**　杆体の異常により暗順応が障害され，暗所での視力が低下する症状を夜盲という。先天的なもののほか，ビタミン A の欠乏や網膜色素変性症によってもおこる。

● **複視**　複視とは，注視している対象が二重に見える状態である。片眼を遮閉して症状が消失する場合は両眼性複視，消失しない場合は単眼性複視である。乱視や白内障などが原因であることが多い。

● **飛蚊症**　飛蚊症とは，小さな虫のような異物が飛んで見える現象で，硝子体の混濁が原因である。加齢による生理的変化のほか，網膜剝離やぶどう膜炎などでも生じる。

● **変視症**　変視症は，対象がゆがんで見える状態である。

● **羞明**　通常の光を過剰にまぶしく感じる状態である。

2　視覚障害の生活への影響

　視覚障害により，次のような生活上の問題が複合的に生じることになる。

- 駅のホームから転落，道路への飛び出しなど，危険を察知できないことによる事故

1 ）北原健二監修：色覚異常を正しく理解するために．公益社団法人日本眼科医会，2008.

NOTE

❶弱視
　弱視とは，乳幼児期に視力の発達が抑えられることでおこる視力障害である。これを医学的弱視といい，ロービジョンを社会的弱視とよんで区別することもある。眼科領域で弱視といえば医学的弱視をさすことが多い。医学的弱視の原因として，斜視や屈折異常，先天白内障などによる形態的な視覚遮断などがある。

❷半盲
　耳側の視野が欠損する耳側半盲，鼻側の視野が欠損する鼻側半盲，両眼の視野の同側が欠損する同名半盲などがある。

- 慣れていない場所に出向くことが1人ではむずかしく，物の位置も判別が困難なことによる，日常生活の不便さと，それによる生活の不活発化
- 新聞や雑誌，パソコン画面などからの情報が得にくく，情報の獲得・活用の困難
- これまで担ってきた家庭や社会における役割遂行の困難
- 就労が困難になることによる経済力の減少
- 対人関係の変化
- 適切な時期に適切な情報を得られにくく，成長・発達遅延の可能性
- 不安，恐怖感，孤独感，絶望感などの心的苦痛
- 他者への強い依存

　このように，視覚を失うことは単に見ることができなくなるだけではなく，これまで積み上げてきた経験や職業，楽しみ，将来への希望など，自身を築いていた大きな部分がくずれることを意味する。読み・書き・歩行などといった多くのADLが不自由になりQOLが大きく低下するばかりか，自身の外見の確認などといった日常生活の些細なことであっても他者に依存する必要があり，受け身の生活や生き方を余儀なくされることになる。また，周囲の情報を得ることがむずかしくなるため，障害をもつ人自身の不安が強まることはもちろん，事故にもあいやすくなるなど，安全で安心な生活がおびやかされる。

　視覚障害者への支援にあたっては，医療だけではなく教育的・職業的・社会的・福祉的・心理的な支援を包括的に行うことが必要となる。視覚障害をもちながらも，社会生活を営む1人の人間であるという視点で全人的にとらえ，さまざまな不自由の克服を，ともに考えていかなければならない。

3　評価尺度

　日常生活に不自由を感じている視覚障害者に対し，必要なケアを提供するためには，機能の正しい評価が必要である。ここでは，とくに視覚障害の判定に用いられる代表的な検査法について述べる。

● **視力検査**　視力を計測するための標準的な視標としてランドルト環を用いた検査が行われる。5mの距離からランドルト環の切れ目の方向を判別してもらう。視力0.1のランドルト環からはじめ，しだいに小さいランドルト環へと進めていき，半数以上を判別できた最小のランドルト環のものを視力とする。眼前50cmの距離で視力0.1のランドルト環が読めない場合は，見える位置まで近づけ，50cmの距離まで近づいても見えない場合は下記によって測定する。

　1 **指数弁**　検査者の指を提示し，その本数がわかる距離を測定する。
　2 **手動弁**　指の本数がわからない場合は，眼前で検査者が手を動かし，その動きがわかるかを検査する。
　3 **光覚弁**　手動弁がわからない場合は，暗室で眼前に光をあて，光を感じるかを検査する。光を感じない場合は光覚なしとなり，失明と判定する。

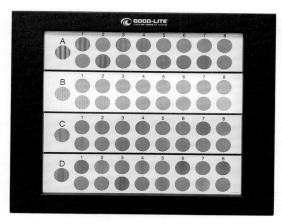

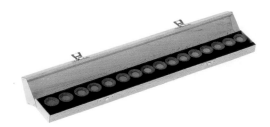

a. コントラスト感度検査
どの程度明暗の差が少ないものを識別できるか調べる。

b. 色相配列検査（パネル D-15 検査）
15 個の色のコマを色相通りに順番に並べる。

◉図 7-83　色覚検査とコントラスト感度検査
（写真提供：a. 株式会社ニコンソリューションズ，b. 株式会社 JFC セールスプラン）

● 視野検査　視野検査では，頭部を固定して，片眼を遮閉し，さらに目標を注視させて眼球を動かさないようにして測定する。器具を用いずに，おおまかな視野障害を検出する検査としては，被験者と検査者が向かい合った状態で視標（検査者の指など）を動かして視野を確認する対座法がある。一方，視野計などの検査器を用いる検査としては，視標を動かして測定する動的視野検査と，視標を動かさずに輝度をかえて測定する静的視野検査がある。

● コントラスト感度検査　コントラスト（明暗の差）が少ない検査表を用いて測定する（◉図 7-83-a）。コントラストを区別する能力を測定することで，暗い場所やまぶしい場所，屋外で霧がかかっている場合など，低コントラストの環境でも対象物を識別できるかがわかり，視覚障害者の日常生活の困難を予測することに役だつ。

● 色覚検査　簡便な判別法として，色覚検査表や，色相配列検査などが行われる（◉図 7-83-b）。

● その他の検査　屈折検査，眼底検査，眼圧検査，眼球運動検査，両眼視機能検査などが行われる。

4 リハビリテーション看護の方法

1 アセスメントの視点

　視覚障害者へのリハビリテーション看護にあたっては，視機能の状態を適切にアセスメントし，それが日常生活に与えている影響を把握する必要がある（◉図 7-84）。

　たとえば，疾患の種類や進行の程度によって，視覚障害のあらわれ方はさまざまである。見えにくさ，障害のある眼は左右どちらか，発症の時期，急に発症したのか徐々に発症したのかなどについて情報収集をする。また，視覚障害者へのリハビリテーションでは，障害の受けとめ方に寄り添ったケア

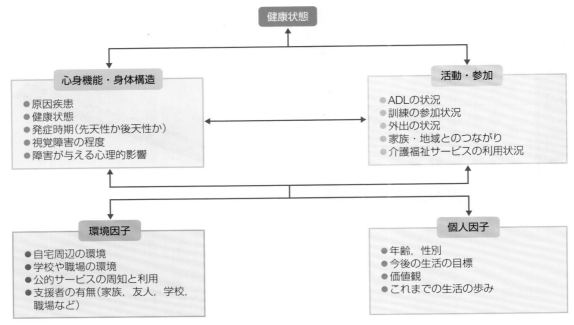

◉ **図 7-84　ICF に基づく視覚障害をもつ人のアセスメントの視点**

が重要となる。障害が先天性なのか後天性なのかによって障害のとらえ方には差があることもふまえ，障害の受けとめ方をアセスメントする。

● **心身機能・身体構造**　視覚障害の原因となっている疾患と現在の健康状態，また全盲か，光覚はあるのか，視野が一部欠損している状態なのかなどといった障害の程度，先天性障害なのか後天性障害なのかを確認する。糖尿病網膜症の場合は，糖尿病の状態もアセスメントする必要がある。

　また，視覚障害を負うことによる心理的影響にも着目する必要がある。文字の読み書きや歩行はどうすればよいのか，仕事はどうなるのか，いまは視力が多少残っているが，これからまったく見えなくなるのではないかなど，視覚障害者は多くの不安を感じている。とくに中途失明者は，これまでの生活とのギャップから抑うつ状態となりやすい。

● **活動・参加**　歩行，食事，整容などの ADL の状況を確認する。白杖を使用して1人で歩行が可能か，食事摂取は自力で可能かなどをアセスメントし，援助が必要な部分を確認する。また，訓練の参加状況や，家族・地域の人々とのつながり，医療者との対人関係についてもアセスメントをする。さらに，外出時の付き添いの必要性，公共交通機関の利用経験の有無など，移動方法や移動状況もアセスメントする必要がある。自宅で生活している場合は，デイサービスなどの介護福祉サービスの利用状況や利用内容を確認する。

● **環境因子**　点字ブロックの有無，歩道の幅や交通量など，自宅周辺の環境を確認する。また，学校・職場の環境も重要な因子である。白杖や読み書きに必要な拡大読書器などの支援用具の利用状況，人的支援（家族・訪問看護師・ケアマネジャーなど）の有無もアセスメントが必要である。

● **個人因子**　年齢，性別のほか，今後の生活の目標，生活のなかでなにを

大切にしていきたいこと，価値観，また，先天性の視覚障害であればこれまでの人生の歩みを確認してアセスメントする。

2　視覚障害をもつ人への支援

◆ ADL の拡大に向けた支援

リハビリテーション看護は，視覚障害者のかかえる困難を解消し，1 人ひとりが有する能力や適性に応じて，自立した自分らしい生活を営むことを目ざしている。それぞれの目標に向かい，ADL の拡大に向けた支援を行う。とくに中途失明者は，これまでできていた ADL に制限が生じることで，とまどいや自信の喪失を感じている。障害が生じた早期からリハビリテーション看護を行い，現状の視機能でできる動作をともに考え，できることを 1 つずつ増やしていくことが，自信をとり戻すことにつながる。

▌歩行

視覚障害者の歩行手段には，① 他者から歩行誘導を受けて歩行する方法，② 白杖を使用して歩行する方法，③ 盲導犬と歩行する方法の 3 種類がある。視覚障害の種類や，障害をもつ人の生活のスタイルに合わせた方法を選択する。

● 歩行誘導　　手引きによる歩行は，視覚障害者が誘導者に誘導されるという受動的な状態を呈してはいるが，実際は視覚障害者が誘導者の肘や腕を持つという能動的で積極的な姿勢による方法であり，自立の一手段である。ただし誘導時は，安全性の確保が最優先される。また，視覚障害者の安心感の確保も必要である。そのため誘導者は，前後・左右に気を配ること，無理をしないこと，緊急時に即応できる判断力が求められる。

□1 歩行誘導の基本的な方法　　次の誘導方法が基本となる。

（1）視覚障害者に声をかけ，まず自己紹介をし，誘導方法を説明する。

（2）視覚障害者に誘導者の肘をつかんでもらい，視覚障害者と誘導者が同一方向を向いて横並びになる（◐図 7-85）。これが誘導時の基本姿勢である。

（3）誘導者が視覚障害者よりも半歩前を先行する。歩行中もこの位置関係を維持する。

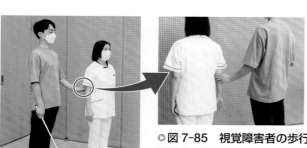

◐図 7-85　視覚障害者の歩行誘導の基本姿勢
誘導者は視覚障害者の半歩前に立ち，肘あたりをつかんでもらう。誘導者は腕を自然に下ろし，ぶらぶらしないようにする。肘をつかんでいる視覚障害者の腕は軽く曲げる。からだの向きは同一方向になるようにする。

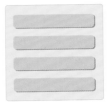
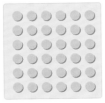

a. 誘導ブロック　**b. 警告ブロック**

●図7-86　点字ブロック

誘導ブロック（線状ブロック）は進行方向を示し，警告ブロック（点状ブロック）は危険な場所や誘導対象施設の位置を示す。

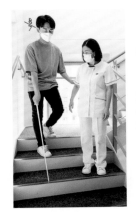

●図7-87　視覚障害者の階段昇降の誘導

段差を確認しながら一歩ずつゆっくりと進み，最後の段に着いたところでそのことを伝える。

MOVIE

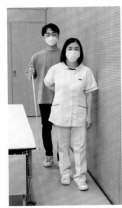
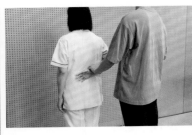

●図7-88　視覚障害者の狭所誘導

狭い場所や人込みは一列になって歩行する。誘導者の後ろに入ってもらい，背中にまわした腕の手首をつかんでもらう。

MOVIE

（4）声かけを行ってから歩行を開始する。

（5）歩行速度は視覚障害者に合わせる。

（6）曲がるときは，2〜3歩手前で，左右どちらに曲がるかを明確に伝え，曲がる方向に視覚障害者の身体が向くように誘導する。

（7）点字ブロックがある場合は，視覚障害者にその上を歩いてもらう（●図7-86）。

　　2 **階段昇降の誘導**　階段の前で立ち止まり，上り（または下り）の階段があることを視覚障害者に伝える。その際，視覚障害者に，つま先や白杖で段差を確認してもらうとよい。上り下りのどちらであっても，誘導者が一段先を進むようにして，視覚障害者の歩行のリズムに合わせて階段を昇降する（●図7-87）。最後の段についたら，誘導者はそのことを視覚障害者に伝える。

　　3 **狭所誘導**　狭い場所や混雑している場所であることを視覚障害に伝える。誘導者は，誘導する腕を背部にまわし，視覚障害者にその腕の手首をつかんでもらう（●図7-88）。こうすることで，視覚障害者が介助者の後ろに入り，一列になって歩くことができる。なお，誘導者と視覚障害者がぶつからないように，誘導者の手首をつかんだ視覚障害者の腕はのばすようにしてもらう。狭所や混雑している場所を過ぎたら再び基本姿勢に戻る。

　　4 **椅子への誘導**　視覚障害者に椅子があることを伝え，座面と背もたれを触るように誘導する（●図7-89）。触ることで自分との距離，椅子の高さ，椅子の形状などを把握することができる。誘導者は，視覚障害者が確実に着座するまでそばを離れないようにする。

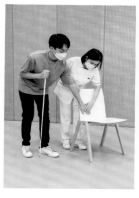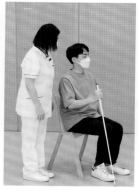

◉図7-89　視覚障害者の椅子への誘導
視覚障害者の手を取って椅子に触ってもらい，椅子の位置や形状を確認してもらう。確実に座るまで誘導者はその場を離れないようにする。

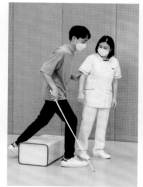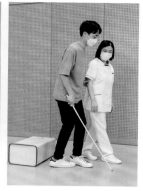

◉図7-90　視覚障害者の障害物の乗りこえ
誘導者が先に障害物をまたぎ，視覚障害者が続いてまたぐ。

MOVIE

⑤障害物があるときの誘導　障害物の正面で立ちどまり，障害物があること，障害物の種類・大きさを，視覚障害者がイメージできるようにわかりやすく伝える。誘導者が先に障害物をまたぎ，視覚障害者が続いてまたぐようにする（◉図7-90）。白杖がある場合は，白杖で障害物の幅や高さを確認するとよい。2人同時にまたぐ方法もあり，その場に応じて誘導者が適切に判断する。

●白杖を使用した歩行　白杖（盲人安全杖）とは，視覚障害者用の白色の杖である。白杖の携行については，「道路交通法」第14条第1項で「目が見えない者（目が見えない者に準ずる者を含む。以下同じ）は，道路を通行するときは，政令で定めるつえを携え，又は政令で定める盲導犬を連れていなければならない」と定められている。

白杖の機能には次の2つがある。
（1）視覚障害があることを周囲に知らせる機能：白杖を携行している人は視覚障害者であるという共通認識を，多くの人がもっている。したがって，白杖を携行することで，視覚障害があることを周囲に知らせ，配慮を受けやすくなる。
（2）触覚を通じて路面の情報を収集する機能：白杖で路面の情報を収集することで，障害物を回避し，安全かつ安心して移動することができる。

白杖には，継目のない直杖と，継目のある折りたたみ式杖の2種類がある（◉図7-91）。直杖は，継目がないため，路面情報の伝導性・耐久性にすぐれている。一方，折りたたみ式杖は，直杖よりも重いが，使用しないときは収納することができ，携帯性にすぐれている。

1人で歩くことを目的としたとき，白杖の長さは，立位時に地面から腋下まで届く長さ，あるいは身長から40cmを引いた長さを目安にする。

白杖を用いた歩行の訓練は，入所施設で集中的に行うのが理想的だが，通所や訪問訓練で基本的な操作を習得することも可能である。白杖を用いて歩行が可能になると，行動範囲が広がりQOLの向上にもつながる。

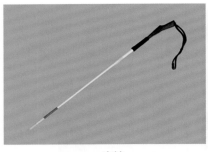
a. 直杖

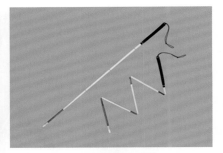
b. 折りたたみ式杖

◎図7-91　白杖

● **盲導犬との歩行**　盲導犬❶とは，視覚障害者に同伴して安全な歩行を支援する犬である。「身体障害者補助犬法」により，公共交通機関やデパート，飲食店，病院，ホテルなどの不特定多数が利用する施設において盲導犬の同伴が認められている。

　盲導犬は，視覚障害者に ① 曲がり角を教える，② 段差を教える，③ 障害物を教える役割を担っている。視覚障害者が思い描いているメンタルマップ❷に盲導犬が教える情報を組み合わせることで，安全・安心な歩行が可能となる。

　盲導犬との歩行を希望する者は，盲導犬と一緒に歩行する共同訓練を受けることができる，責任をもって盲導犬の適切な管理ができる，といった一定の条件を満たすことで盲導犬の貸与を受けることができる。

■ 食事

　視覚障害者の食事の際には，食物の位置がわからない，自身の口への運び方がわからないといった問題が生じることがある。とくに障害が生じた直後は，食器の使い方や摂食動作に困難が生じやすく，援助が必要になることも多い。最初はスプーンなどの使いやすい食器を用いて訓練を行い，徐々に慣れていく必要がある。

　配膳の際には，視覚障害者それぞれの見え方に応じた工夫が必要となる。視覚障害者に食物の位置を伝える方法の1つに，クロックポジションがある（◎図7-92）。配膳の位置を時計の文字盤に見たてて，視覚障害者を基準にして手前側が6時，奥側が12時，右手が3時，左手が9時とし，「6時方向に箸」「7時方向にご飯」と伝える方法である。位置を口頭で伝えるだけでなく，お盆の大きさや，食器の間隔，食物の熱さ・冷たさなども，実際に食器に触れてもらいながら説明するとよい。なお，その際には熱傷に注意する必要がある。熱傷を予防するために，汁物は器の6～7分目程度によそい，温度にも注意する。

■ 入浴

　自宅での入浴にあたっては，浴室の環境整備が必要となる。たとえば，浴室でのつまずき・転倒を避けるためには，動線上に物を置かないようにする。また，シャンプーや石けんなどはポンプ式の泡タイプを使用し，床面の固形

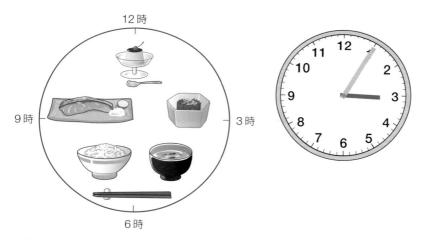

●図7-92　クロックポジション
たとえば，「ご飯の位置は7時，みそ汁は5時，デザートは12時」などと説明する。
食器に触れる際には熱傷に注意する。

石けんやシャンプー液などで足を滑らせないようにする。シャンプーは，ボトルの形状からリンスと区別できるようになっていることを視覚障害者に伝える（● column）。

　自宅以外の浴室で入浴する場合，浴槽や洗い場の位置を把握できていないなど環境に不慣れであるため，転倒の可能性が高くなる。1人で入浴する場合は，事前に浴槽の位置や高さ，シャワーノズルの温度調整，物の配置を確実に確認してから入浴するように指導する。

▌清潔

● **更衣**　衣服の表裏・前後ろの判別には，タグの位置などを確認するとよい。

● **洗顔**　拡大鏡を用いる，洗顔料やタオルの位置を決めておく。洗顔後は洗い残しがないようにタオルでていねいにふくなどの工夫をする。

---

column　アクセシブルデザイン

　シャンプーの容器には，触っただけでシャンプーだとわかるように，側面にギザギザのきざみがついている。このように，高齢者や障害者を含む多くの人が使いやすいように考えられた製品やサービス，環境などの設計をアクセシブルデザインという。同様の意味をもつ用語として，ユニバーサルデザインやバリアフリーデザイン，インクルーシブデザインなどがあるが，日本工業規格（JIS）や国際標準化機構（ISO）では，おもにアクセシブルデザインという言葉を用いて規格を作成している。アクセシブルデザインの例には次のようなものがある。

（1）紙幣：視覚障害者が紙幣を触るだけで区別できるように，千円札には横棒，五千円札には八角形，一万円札にはL字型のざらついた識別マークが下側両端についている。

（2）ビールなどの缶入り酒類：缶の上部に点字で「おさけ」と表示されている。視覚障害者がアルコールだと判別でき，誤飲を防ぐことができる。

（3）路線図：路線ごとに色分けするだけでなく，模様を入れる，路線名の一覧に色名を表記するなど，色覚異常に配慮したデザインがされている。

● **歯みがき**　白い歯ブラシに白い歯みがき粉をつけることは，コントラストが低く困難である。色つきの歯ブラシ（または歯みがき粉）を用いたり，一度手のひらに歯みがき粉を出して，それをブラシにつけるようにしたりするなどの工夫をする。歯ブラシを口にもっていくのは，食事動作と同様に訓練することでうまくできるようになる。

● **爪切り**　爪切りの刃を，切る爪の指の腹にあてることで，指を切らずに爪を切り進めることができる。拡大鏡や，視覚障害者が使いやすいように設計された安全な爪切りを用いることも有効である。また，ヤスリをこまめにかければ爪切りを使わずにすむ。

◆ コミュニケーション

　視覚障害者にあいさつをするときは，声だけでは誰だかわからないことがあるため，「看護師の○○です」と名のり，安心感をもってもらう。視覚障害者は，声色やテンポで相手の様子を判断しているため，明るい声で接し，言葉づかいに気を配る。これは，信頼関係を築くためにも重要である。

　視覚障害者には，さまざまな場面で状況説明が必要となるが，見えている感覚で説明をしても理解してもらえないことがある。場所や物の位置については，左右前後の方向や，あと何歩・何メートルの距離などというように，イメージしやすい方法で伝える。また，「ここ」「そこ」などの抽象的な言葉を使わずに，具体的な言葉を使うことを心がける。聴き手にわかりやすい話し方や説明の仕方を学ぶ方法としては，ラジオが参考になる。

　また，コミュニケーションの拡大や情報の取得のために，パソコンやスマートフォン，タブレットなどの情報機器の積極的な活用もすすめる。これらの機器では，画面の読み上げや拡大，音声入力などの補助をするソフトウェア・アプリが作成されており，視覚障害者でも機器を使うことができる。

◆ 心理的援助

　視覚障害者のリハビリテーション看護を行うにあたって，障害に対する思いを把握することは重要である。失明や視力低下を告げられたとき，多くの人は絶望的な気持ちになる。看護師には，このつらい気持ちを受けとめ，理解を示し，困難に対して一緒に向き合う姿勢が求められる。障害をもつ人が心のうちを話せるように，ふだんの看護を通じて信頼関係を築き，話しやすい環境を整えることが必要である。このような心理的援助を行うことで，障害をもちながらの生活に適応できるようになり，ADLの拡大にもつながる。

◆ 地域での援助

　退院・退所し，地域での生活に移行した視覚障害者は，外出時の転倒・転落・衝突などの危険な体験から，閉じこもりがちになることがある。地域移行後も安心・安全な生活を送ることができるように，社会資源の活用を促すなどの継続した支援が重要である。看護師は，視覚障害者のライフスタイルや，就労の意向，今後の目標などを確認し，必要な情報提供を行って，本人

が望む生活に見合った社会資源につなげる役割を担っている。適切な社会資源の活用は，視覚障害者の活動の幅を広げるとともに，家族の負担の軽減にもつながる。

● **視覚障害者が利用できる施設サービス**　　地域には，視覚障害者が利用できる施設サービスとして，地域交流センター，グループホームやショートステイなどの入所施設，通所施設，相談支援事業所，さまざまな職業訓練を行う施設などがある。パソコンや点字の訓練，ADL 訓練，歩行訓練，さらにはサークル活動(社交ダンス，編み物，英会話，カラオケ)や，ボランティアによる対面朗読を実施している施設もある。

● **施設サービス以外の社会資源**　　施設の利用以外にも，視覚障害者の地域生活を支援するさまざまなサービスがある。利用可能なサービスは，障害等級や年齢などによって異なるため，市区町村の担当窓口に相談をしながら制度を活用していくことになる。おもなサービスには次のようなものがある。

(1)居宅介護：ヘルパーが自宅を訪問し，入浴・食事・排泄などの身体介護や調理・洗濯・掃除などの家事援助を行う。視覚障害者の場合，自立できている部分も多いため，直接的な身体介護よりも，買い物や調理のサポートとして利用する場合が多い。

(2)同行援護：視覚障害により外出・移動が困難な場合に利用する。外出・移動に必要な情報の提供(代筆・代読を含む)，外出・移動の援護などを行う。

(3)自立訓練(機能訓練)：退院・退所した人を対象に，地域生活への移行に向けて，リハビリテーションの継続や身体機能の維持・回復などを目的とした訓練が必要な場合に利用される。事業所に通う以外に，居宅で食事・家事などの ADL を身につけるための訓練が行われる。

(4)福祉用具の購入費用補助：視覚障害に関する補装具としては，白杖や遮光眼鏡などがある(● 図 7-93-a)。これらの購入費用の補助を受けることができる。また，自立生活支援用具あるいは情報・意思疎通支援用具な

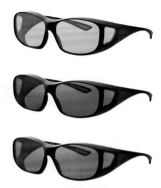

a.　遮光眼鏡
羞明の原因となる波長をカットして，コントラストを向上する。

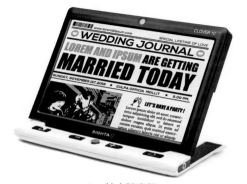

b.　拡大読書器
HD カメラによって文字や絵を拡大して表示する。

● **図 7-93　視覚障害に関する福祉用具の例**
(写真提供：a.　東海光学株式会社，b.　株式会社システムギアビジョン)

どの日常生活用具の購入費用補助または貸与も受けることができる。たとえば，電磁調理器，点字器，視覚障害者用ポータブルレコーダー，視覚障害者用活字文書読上げ装置，視覚障害者用拡大読書器（◯図7-93-b），盲人用時計などがある。

I 聴覚障害

1 聞くという生活行動

1 聴覚の役割

人はさまざまな音を聞いて状況判断を行っている。ラジオなどを聞いて情報収集するだけでなく，コミュニケーションをとるうえでも聞くことは不可欠である。また，背後から来る車の音を聞いてよけるなど，周囲の音をとらえることは危険を回避するためにも欠かせない。このように音は外界からの重要な情報源であり，それを聞くこと，すなわち**聴覚**は，人が安全かつ孤立せずに生活を営むうえで必須の機能である。

● **音の要素** 音は，高さ・強さ・音色（ねいろ）の3つの要素からなる。音の高さは1秒間の振動数（周波数）で示され，単位はヘルツ（Hz）である❶。一方，音の強さ❷は振幅によって決まり，デシベル（dB）という単位を用いる。音色❸は，音の性質を示すものであり，おもに波形によって決まる。

2 聴覚のメカニズム

聴覚は，空気や水などの媒介中を伝わる振動波（音波）が，耳から脳に伝わり処理されることで認識される感覚である。耳は聴覚をつかさどる感覚器であり，外耳・中耳・内耳から構成されている（◯図7-94）。

(1) 外耳：耳介と外耳道からなる。音波を耳介で集め，外耳道を通じて中耳へと伝達する。

(2) 中耳：鼓膜・鼓室・耳小骨（ツチ骨・キヌタ骨・アブミ骨）からなる。外耳から伝わってきた音波が鼓膜を揺らし，その振動は鼓室にある耳小骨で増幅されて，内耳へと伝えられる。

(3) 内耳：蝸牛・前庭・半規管からなる。蝸牛内の管腔は外リンパ液が入った前庭階と鼓室階，および内リンパ液が入った蝸牛管に分かれている。アブミ骨底から前庭窓を通じて蝸牛内の外リンパ液へと振動が伝えられ，前庭階から鼓室階へ，さらに蝸牛管の中にある基底板へと伝えられる。基底版上にあるラセン器（コルチ器）の有毛細胞が音波の振動を電気信号に変換し，その情報は蝸牛神経へと伝わる。なお，内耳後方の前庭と半規管は平衡感覚をつかさどる器官である。

蝸牛神経は前庭神経と合流して内耳神経となり，大脳の一次聴覚野❹（◯

NOTE
❶人間の耳に聞こえる音はおおよそ20Hzから2万Hzといわれており，これを可聴域という。高い周波数帯域の可聴限界は年齢とともに下がる。
❷音の強さ
音の強さは大きさとほぼ一致するが，音の大小は感覚的なものであり，音の高低や音色によっても影響を受ける。そのため，同じ強さの音であっても，たとえば極端な低音と高音を比べた場合などには，同じ大きさとして聞こえない。
❸音色
音の高さと強さが同じであっても，ピアノの音とバイオリンの音では違う。この音の違いが音色である。
❹一次聴覚野
一次聴覚野は側頭葉の上面にあり，その周囲には音の意味を理解するための二次聴覚野がある。

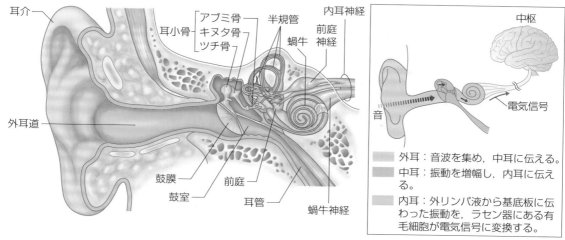

耳介
耳小骨 ─ アブミ骨
　　　　キヌタ骨
　　　　ツチ骨
半規管
蝸牛
内耳神経
前庭
神経
中枢

外耳道

鼓膜
鼓室
前庭
耳管
蝸牛神経

音
電気信号

外耳：音波を集め，中耳に伝える。
中耳：振動を増幅し，内耳に伝える。
内耳：外リンパ液から基底板に伝わった振動を，ラセン器にある有毛細胞が電気信号に変換する。

◉**図7-94　耳の構造**

201ページ，図7-70）に伝わり，音として認識される。この外耳・中耳・内耳から大脳にいたり聴覚が生じる経路を**聴覚伝導路**という。

2 聴覚障害の原因と特徴

　聴覚伝導路のいずれかに障害があると，音を知覚する能力が低下し，聞こえにくく，あるいは聞こえなくなる。この状態を**聴覚障害❶**という。

　聴覚障害は，聴覚に異常をきたした年齢または発達段階や，聴覚伝導路の障害部位などによって分類される。

1 発症時期別にみた原因と特徴

　聴覚障害は，発症時期により先天性のものと後天性のものに分類される。先天性の聴覚障害のおもな原因として，先天性風疹症候群や先天性サイトメガロウイルス感染症といった感染症，および外耳道閉鎖症や蝸牛奇形などの聴覚器の奇形がある。一方，後天性の聴覚障害の原因は，外傷や腫瘍，中耳炎，脳血管障害など多岐にわたる。

　先天性，または乳幼児期から学童期に聴覚障害を発症した場合，程度の差はあるが，その後の言語獲得および言語発達に大きな影響がある。対して，言語獲得後に聴覚障害を発症した**中途難聴（中途失聴）**の場合には，音声表出への影響は少ないが，それまでのコミュニケーション方法を変更する必要があるなど，日常生活の再構築が必要となる。

　中途難聴者の多くは，聞こえることが当然の生活を送ってきたため，聴覚障害を負うことで大きなショックを受け，障害に適応できず，補聴器の使用や手話の学習などに積極的に取り組めないこともある。

▨NOTE
❶聴覚障害とほぼ同義の用語として，聴力障害や難聴などがあり，いずれも聞こえの困難さに伴う障害や制限をあらわす。医学分野では難聴と表現されることが多く，診断名などで用いられている。また，重度の聴覚障害を聾というが，聴力と関係なく手話を主体とする場合を聾ということもある。

2　障害部位による分類とその原因・特徴

　聴覚障害は障害を受けた部位により，伝音難聴(伝音性難聴)，感音難聴(感音性難聴)，混合難聴の 3 つに分けられる(◉表 7-39)。

● **伝音難聴**　外耳から中耳までの音を伝える部分の異常により生じる。音の伝わり方がわるいだけで音の情報は保たれているため，補聴器の使用や治療によって改善する。耳小骨の機能が失われた場合，その代替として人工中耳を入れることがある。なお，自身の声は骨導❶を介して聞くことができる。

● **感音難聴**　内耳や聴覚の中枢にいたるまでの神経，または聴覚の中枢そのものなどといった音を知覚するどこかの異常により生じたものをさす。内耳に原因があるものを内耳性難聴，内耳より奥に原因がある場合を後迷路性難聴とよぶこともある。音の聞きとり・聞き分けの困難だけでなく，音色にも変化をきたし，早期治療によっても十分な効果が得られないことが多い。なお，加齢による難聴も感音難聴である。

　補聴器を使用する場合は音量のみならず，音質などの調整も必要となるが，そもそも伝音難聴に比べて補聴器の効果が得られにくいことが多い。また，補充現象❷(リクルートメント現象)がみられることもあるため，補聴器の音量調整には注意を要する。補聴器を装用しても改善効果が得られないなど，日本耳鼻咽喉科頭頸部外科学会が定める適応条件[1]を満たす場合には，本人の意思と家族の意向を確認し，人工内耳を入れることもある。

● **混合難聴**　伝音難聴と感音難聴が合併したものをよぶ。

　以上の 3 種の難聴以外に，器質的障害はみられないが，精神的ショックやストレス，ヒステリーなどを原因とする心因性難聴もある。

NOTE

❶内耳に音が伝わる経路には骨導と気導がある。骨導による経路は，頭蓋骨(側頭骨)の振動が蝸牛に伝わり感知されたものである。対して，気導による経路は，空気の振動による音が外耳道内の鼓膜から耳小骨を介して蝸牛に伝わるものである。骨導音は振動が頭蓋骨(側頭骨)から蝸牛に伝わり感知され，気導音は外耳道内の空気の振動が鼓膜，耳小骨から蝸牛に伝わり感知される。

❷補充現象
　蝸牛内の有毛細胞の障害により，小さい音は聞こえないがある程度大きな音になると急に異常な騒音として感じる音量への過敏な反応のこと。

◉表 7-39　聴覚障害の種類別にみるおもな原因と治療

	特徴	おもな原因	おもな治療
伝音難聴	・音が小さく聞こえる。 ・低音が聞きにくい。 ・音のゆがみはない。 ・言葉・音の明瞭度の悪化はない。	耳垢による外耳道閉鎖，外耳道の奇形，鼓膜損傷，耳管狭窄症，耳小骨の奇形，中耳の腫瘍，耳硬化症，側頭骨骨折，中耳炎など	・原因となる疾患の治療 ・人工中耳 ・補聴器(音圧を上げる調整)
感音難聴	・音が二重に聞こえる。 ・高音が聞きにくい。 ・音がゆがみ響く。 ・言葉の明瞭度・聞き分けの悪化。	突発性難聴，脳腫瘍，頭部外傷，メニエール病，内耳奇形，内耳炎，大きな騒音への曝露，加齢，先天性の感染症(風疹，サイトメガロウイルス感染症など)，薬剤(抗生物質〔ストレプトマイシン，カナマイシン，ゲンタマイシン〕，抗がん薬など)の副作用，脳血管障害，脳炎や髄膜炎といった炎症性疾患など	・原因となる疾患の治療 ・人工内耳 ・補聴器(効果は低いが音質や音の出力が調整できる)
混合難聴	・上記の合併 ・音が小さくゆがんで聞こえる。	―	・上記の治療

1) 一般社団法人日本耳鼻咽喉科頭頸部外科学会：成人人工内耳適応基準(2017)(http://www.jibika.or.jp/members/iinkaikara/pdf/artificial_inner_ear-adult.pdf)(参照 2022-03-29)。

3　聴覚障害の生活への影響

　聴覚障害は，日常生活において次のようなさまざまな影響を及ぼす。影響の程度は，障害の発症時期や程度，本人がおかれている環境により異なる。

　①コミュニケーションの不自由　聴覚障害者は，会話の際，相手の言葉が聞こえないため，相手の表情や口の動き，動作などという音声以外から情報を収集しようとする。そのため緊張・不安をしいられ，心身ともに疲弊する。マスクや手で相手の口もとが隠れていると，口の動きから情報を読みとることができず，コミュニケーション自体をあきらめてしまうこともある。また，前述したように，先天性の障害の場合は言語発達の遅れによって自己の気持ちの表出が困難なことがある。

　②情報収集の困難　たとえば病院や銀行での呼び出しに気がつかなかったり，車のクラクションやアラーム音，警報などが聞こえず事故や災害時に適切な行動がとれなかったりする。音による情報収集に困難があることで周囲の状況把握の遅れにつながり，適切な対応ができないばかりか危険に巻き込まれることもある。

　③心理的な影響　情報収集やコミュニケーションに問題が生じることから疎外感や不安を感じやすい。聴覚障害は外見からはわかりにくく，障害の程度もさまざまであるため，障害に気づいてもらえないことがあるほか，他者から「大きな声を出す人」や「無視された」という誤解を受けることも少なくない。一方で，聞こえにくいという状況にあっても本人や家族が障害を認めたくない，または他人に知られたくないという思いをいだいていることもある。さらに，音楽などの文化的楽しみも制限されるなど，日常生活に大きなストレスをもたらすことがある。

　④社会的な影響　地域社会の交流や人間関係にも影響が及ぶ。大人数での会議などは聞きとりがむずかしくなる。また，職務の特性から就労できない職種もあるなど，就職をはじめ結婚や育児など，さまざまなライフイベントにおいて特有の困難が生じる場合がある。周囲の人の聴覚障害に対する知識・理解不足から，話せない人として見なされ会話を避けられてしまうこともある。その一方で，周囲の人が音声以外の方法でのコミュニケーションを模索し，障害を理解し，生活上の困りごとへの配慮をすることで，生活への影響が軽減されることもある。

3　評価尺度

　代表的な聴覚機能検査として，純音聴力検査や語音聴力検査がある。そのほか，鼓膜の動きを測定するティンパノグラムや，内耳や脳の障害を確認するための CT や MRI などがあり，さらに聴覚障害の原因によっては疾患に特有の検査が行われる。聴覚機能検査による評価は，聴覚障害の程度のみならず，治療やリハビリテーションの効果をはかったり，コミュニケーション方法や活用できる社会資源を選択したりするうえでも重要な指標となる。

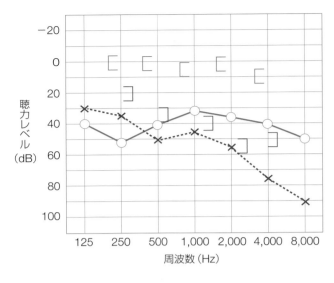

◉図7-95　オージオグラム
右気導聴力は○─○，右骨導聴力は〔，左気導聴力は×┄┄×，左骨導聴力は〕，であらわす。左図からは，右耳に伝音難聴が，左耳に感音難聴があることがわかる。

● **純音聴力検査**　防音室でオージオメーターを用いて 125 Hz，250 Hz，500 Hz，1,000 Hz，2,000 Hz，4,000 Hz，8,000 Hz の純音❶を聞き，どの周波数で音が聞こえはじめるか(聴覚閾値)を測定する検査である。気導聴力検査の場合は耳にレシーバーをあて，骨導聴力検査の場合は側頭骨の後方にある突出した部分(乳様突起)にレシーバーをあてる。結果はオージオグラムに記入する(◉図7-95)。聴覚閾値の平均値を平均聴力レベルといい，聴覚障害の程度をあらわす際に用いられる。聴覚障害の程度は軽度・中度・高度・重度難聴に分類されるが，WHO の基準と日本聴覚医学会が示す基準とでは，分類の基準に若干違いがある(◉表7-40)❷。

● **語音聴力検査**　言葉の聞きとりの程度(語音明瞭度)を調べる検査である。1桁の数字を聞きとる語音了解閾値検査と，単音節の語音を聞きとる語音弁別検査がある。確実に聞きとれる音の強さからはじめて，しだいに弱めながら聞きとり，それぞれの音の強さにおける正答率から評価する。「身体障害者福祉法施行規則」で示される身体障害者障害程度等級表では，聴力レベルに加えて語音明瞭度(言葉の聞きとりの能力)も評価の対象となっている(◉表7-41)。

4 リハビリテーション看護の方法

　聴覚障害のある人へのリハビリテーション看護を適切に行うためには，対象者の残存機能を最大限に発揮できるようにかかわる必要がある。ここまで見てきたように，ひとくちに聴覚障害といっても，発症時期や障害部位などによって障害のあらわれ方や程度はさまざまである。その人の聞こえなさ，そしてそれがもたらすつらさの理解に努めることが大切である。さらに，聴覚障害に伴って生じるさまざまな心理的・社会的問題についても援助し，その人らしい生活の再構築ができるように支援する。

NOTE
❶純音
　周波数が一定の正弦波からなる音のこと。
❷平均聴力レベルの算出方法には，三分法(〔500 Hz の聴覚閾値＋1,000 Hz の聴覚閾値＋2,000 Hz の聴覚閾値〕/3)や，四分法(〔500 Hz の聴覚閾値＋2×1,000 Hz の聴覚閾値＋2,000 Hz の聴覚閾値〕/4，あるいは〔500 Hz の聴覚閾値＋1,000 Hz の聴覚閾値＋2,000 Hz の聴覚閾値＋4,000 Hz の聴覚閾値〕/4)がある。

▶表7-40　聴覚障害の程度分類

聴覚障害の程度	WHO	聞こえの障害状況	日本聴覚医学会	聞こえの障害状況
正常聴力	25 dB 以下	ささやき声を聞きとれる	25 dB 未満	とくになし
軽度難聴	26～40 dB	1 m でのふつうの話声を聞きとれる	25 dB 以上 40 dB 未満	小さな声や騒音下での会話の聞き間違い, 聞きとり困難を自覚する。会議などでの聞きとり改善目的では, 補聴器の適応となることもある。
中等度難聴	41～60 dB	1 m での大声を復唱できる	40 dB 以上 70 dB 未満	ふつうの大きさの声の会話の聞き間違いや聞きとり困難を自覚する。補聴器のよい適応となる。
高度難聴	61～80 dB	耳もとでの叫び声を数語聞きとれる	70 dB 以上 90 dB 未満	非常に大きい声か補聴器を用いないと会話が聞こえない。しかし, 聞こえても聞きとりには限界がある。
重度難聴	81 dB 以上	叫び声でも理解できない	90 dB 以上	補聴器でも聞きとれないことが多い。人工内耳の装用が考慮される。

(WHO：The Grade of Hearing Impariment＜https://www.schwerhoerigen-netz.de/fileadmin/user_upload/dsb/Dokumente/ Information/Politik_Recht/Hoergeraete/who-grades-hearing.pdf＞＜参照 2022-11-01＞, 難聴対策委員会：難聴(聴覚障害)の程度分類について＜https://audiology-japan.jp/cp-bin/wordpress/audiology-japan/wp-content/uploads/2014/12/a1360e77a580a13ce7e 259a406858656.pdf＞＜参照 2022-11-01＞より作成)

▶表7-41　聴覚または平衡機能の障害の障害等級表

級別	聴覚障害	平衡機能障害
1 級	—	—
2 級	両耳の聴力レベルがそれぞれ 100 dB 以上のもの(両耳全聾)	—
3 級	両耳の聴力レベルが 90 dB 以上のもの(耳介に接しなければ大声語を理解しえないもの)	平衡機能のきわめて著しい障害
4 級	1. 両耳の聴力レベルが 80 dB 以上のもの(耳介に接しなければ話声語を理解しえないもの) 2. 両耳による普通話声の最良の語音明瞭度が 50%以下のもの	—
5 級	—	平衡機能の著しい障害
6 級	1. 両耳の聴力レベルが 70 dB 以上のもの(40 cm 以上の距離で発声された会話語を理解しえないもの) 2. 1 側耳の聴力レベルが 90 dB 以上, 他側耳の聴力レベルが 50 dB 以上のもの	—

1　アセスメントの視点

　前述したように聴覚障害は多様であり, アセスメントにあたっては ICF にそいつつ多面的に行う必要がある(▶図7-96)。ICF に基づいてアセスメントを行うことで, 対象者の健康状態や困りごとが把握できるのと同時に, 強み(ストレングス)の発見につなげることもできる。

● 心身機能・身体構造　聴覚障害の原因となった疾患や発症時期, 聴覚レベル, 随伴症状の有無などから聞こえの程度を正確に把握し, 対象者の症状や生活のしづらさを理解していく。また看護師は, 検査結果や医師による診察から心身機能・身体構造に関連する情報を得たうえで, 聴覚障害の影響が対象者の認識や行動にどのようにあらわれているか, また経時的な変化はあ

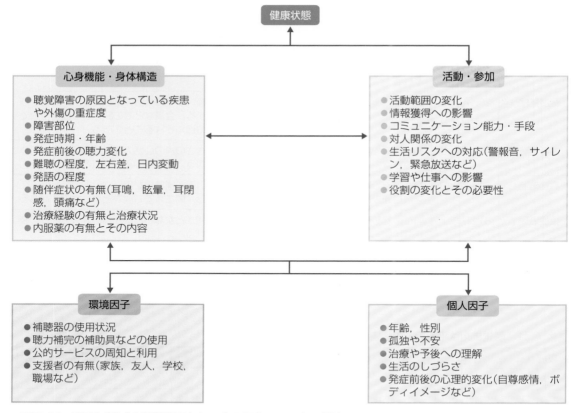

健康状態

心身機能・身体構造
- 聴覚障害の原因となっている疾患や外傷の重症度
- 障害部位
- 発症時期・年齢
- 発症前後の聴力変化
- 難聴の程度，左右差，日内変動
- 発語の程度
- 随伴症状の有無（耳鳴，眩暈，耳閉感，頭痛など）
- 治療経験の有無と治療状況
- 内服薬の有無とその内容

活動・参加
- 活動範囲の変化
- 情報獲得への影響
- コミュニケーション能力・手段
- 対人関係の変化
- 生活リスクへの対応（警報音，サイレン，緊急放送など）
- 学習や仕事への影響
- 役割の変化とその必要性

環境因子
- 補聴器の使用状況
- 聴力補完の補助具などの使用
- 公的サービスの周知と利用
- 支援者の有無（家族，友人，学校，職場など）

個人因子
- 年齢，性別
- 孤独や不安
- 治療や予後への理解
- 生活のしづらさ
- 発症前後の心理的変化（自尊感情，ボディイメージなど）

◎図 7-96　ICF に基づく聴覚障害をもつ人のアセスメントの視点

るかなどについても観察する。とくに音を聞き分ける能力は，検査でとらえた聴力レベルと必ずしも一致しないことがあるため，実際の生活における能力を見きわめる必要がある。

● **活動・参加**　聴覚障害による情報獲得の困難さや，周囲からの誤解，家庭内役割や対人関係の変化，社会参加の制限などは，本人にとって大きな心身のストレスとなる。対象者のしていること（実行状況）と，できること（能力）を把握し，日常生活に及ぼす聴覚障害の影響をアセスメントすることが適切なケアにつながる。

　また，コミュニケーション能力およびコミュニケーション手段についてもアセスメントする。聴覚障害の発症時期や，重症度，成育環境の違いなどによって，対象者の用いるコミュニケーション手段は大きく異なり，多様である。相手の言っている内容を聞きとろうとしているか，聞きとれなかったときにどのように対応しているか，聞きとれなかったことを相手に伝えているかなどのコミュニケーションの状況を把握する。音声言語を用いる場合は，声の大きさや発話スピード，話し手の位置，口の開け方などにも注意をはらう。そのほか，家族とのコミュニケーション状況なども参考になる。

● **個人因子**　対象者の感じている不安や孤独，聴覚障害に対する受けとめ方，さらに聴覚障害をもつ自分に対する受けとめ方などについて，本人のみ

ならず家族からも聞きとるようにする。また，聴覚障害のある生活のなかで支障になっていること，そしてその生活上の支障をどう受けとめ，どのように対処しているかなどについても把握する。

● **環境因子**　補聴器などの補助具の使用状況や，社会資源の活用状況などを確認する。また，周囲の支援が得られているかを確認することも重要である。家庭や同僚が障害のことを理解し，コミュニケーション手段が確立されていると，聴覚障害者の心身への負担はかなり軽減される。

2　聴覚障害をもつ人への支援

◆ 心身機能・身体構造に対する支援

● **心身の状態にそった支援**　聴覚障害者の場合，検査や治療の説明，問診などの際には，医師の説明がわからない，検査時の指示がわからない，自分の感じていることや症状をうまく説明できないなどの困難が生じる。メモやパンフレットを用いるなど，意思疎通の手段を模索し，聴覚障害者が自身の心身の状態を把握し，困りごとを表出できるようにかかわっていく。とくに重要な説明事項に関しては，正確に情報が伝わっているのかをていねいに確認する必要がある。コミュニケーションの手段を確立したうえで，聴力の変化や，左右差，随伴症状の有無，原因疾患などを確認し，それらに対応したケアを行う。突発性難聴や感音難聴の場合は，眩暈（げんうん）や耳鳴を伴っていることがあり，それらの症状が増強すると転倒や衝突の危険性が高まる。そのような場合は安静保持の援助や歩行介助を行う。

● **発達段階に合わせた支援**　また，聴覚障害者の発達段階も重要となる。先天性の聴覚障害の場合，音声言語の獲得が困難な場合が多く，対象となる子どもと親，双方への成長に合わせたケアが必要となる。中途難聴者の場合は，精神的ショックからの回復や疾患理解をたすけ，コミュニケーション手段の再獲得や，生活上の危険を回避するための方法の獲得など，これまで聴覚が果たしていた機能を補うための支援が中心となる。また，聞こえないことへの不安や恐怖から，抑うつ傾向や閉じこもりにも陥りやすいことに注意をはらう。

◆ 活動・参加に対する支援

● **コミュニケーション手段の再獲得**　対象者の情報収集・伝達方法の変化を観察し，不自由の有無を確認しながらコミュニケーション手段の再獲得を目ざす。

　発症直後は混乱もあるため，落ち着いた静かな環境で対象者の正面に座り，口が見えるようにしてゆっくりと話す。会話の練習は，1対1で家族などを相手に始め，徐々に人数や環境をかえていくか，さらに，友人や職場の同僚などと行うといったように拡大していく。

　また，口の動きを見たり，文字を用いるといった非音声的な手段を用いて聴覚を補うことも必要である。筆談や読話❶，手話や指文字，ジェスチャー

NOTE
❶読話
　相手の唇の動きや表情，身振りや前後の文脈から話の内容を読みとることである。

などといった手段を適宜紹介し，その人にとって確実かつ負担の少ないコミュニケーション方法を模索し，確立できるように言語聴覚士(ST)とともに支援する。

　筆談や読話などによるコミュニケーションは，音声によるものと比較して時間がかかり，労力を要する。そのため，メッセージを送る際には「短く，わかりやすく」という配慮が必要となる。

　手話・指文字の習得には専門的な訓練が必要で時間を要するが，確立できれば有効なコミュニケーション手段となる。また，手話・指文字習得の過程は，同じ障害をもつ人たちとの交流の機会ともなる。自身と似た体験を共有する仲間を得て，さらに手話・指文字によるコミュニケーションの体験を重ねることは，社会参加への自信につながる。

　また，かぜなどの体調不良により聞こえがわるくなることもある。非常時の対応についても連絡先などを決めておくと，いざというときあわてずにすむ。

● **事故の防止**　リハビリテーションが進むにつれて活動範囲も拡大する。それに伴い，さまざまな環境に対応することが求められるようになる。車の音や人の足音が聞こえないため，事故に合わないように学校や職場の往復路における危険箇所などを確認する。あせらず，緊張せず，落ち着いた行動をとることが，危険から身をまもるうえで重要であることを強調する。

● **社会的な役割の変更**　難聴の程度によっては社会的な役割の変更を迫られることもある。家庭内または学校や職場の支援者の有無を確認し，聞こえないことの理解と，対象者に合わせたコミュニケーション方法について協力を求める。

◆ 環境因子に対する支援

● **補聴器の活用**　補聴器は，音の増幅によって聴覚を補う機器である。一般的には，耳鼻咽喉科医による問診・視診・聴覚機能検査を行ったうえで，良聴耳の平均聴力レベルが40 dB以上かつ，それが不可逆的であれば補聴器の適応ありと判断される。補聴器使用者の多くは，加齢によるものをはじめとした感音難聴者である。補聴器にはポケット型，耳掛け型，耳穴型の3種類があり，使用にあたっては，それぞれの補聴器の種類別による特性をふまえ，対象者に合った補聴器の選定が必要となる(○表7-42)。最近は，骨伝導タイプの補聴器やコンピュータ内蔵のものも多い。補聴器の効果は，装用をはじめてすぐにあらわれるものではなく，聴覚障害の特性や個別の聞こえ方に合わせた調整が必要となる。そのため，試聴を重ねていく必要があること，慣れるまでに時間を要することを伝え，装用場面や装用時間を段階的に拡大していけるようにはかる(○表7-43)。さらに，使用後も湿度や耳垢により聞こえがわるくなることがあるため，定期的なメンテナンスとともに，対象者の聞く生活音に合うように音の調整を重ねる必要があることへの理解を促す。

● **社会資源の活用**　聴覚障害者が，日常生活上の困難の緩和や経済的な負

▶表7-42　おもな補聴器の種類と特徴

	長所	短所
ポケット型	・軽度〜高度難聴に対応 ・比較的安価 ・手もとのスイッチで操作可 ・使いやすい	・本体が大きく重く目だつ ・高音が聞こえにくい ・コードがあり運動に不向き
耳掛け型	・軽度〜高度難聴に対応 ・種類が豊富で聞こえ方も多様(性能で価格の差あり)	・眼鏡やマスクとの併用がしにくい ・汗や水など湿気に弱い ・着がえや運動で落ちることがある ・共鳴をおこすことがある
耳穴型(カナル型)	・音質がよい ・耳の中にあり,目だたない ・耳型をとるためフィットする ・騒音などの影響が少ない	・製作に時間がかかる ・高価 ・小さいので操作がしにくい ・慣れるまで耳閉感がある

(写真提供:リオン株式会社＜ポケット型＞, GN ヒアリングジャパン株式会社＜耳掛け型・耳穴型＞)

▶表7-43　補聴器の装用の段階

1週目:室内で静かな会話やテレビなど毎日1時間程度
2週目:家族や複数の会話を1日数時間程度
3週目:終日使用し屋外の騒音下でも使用
4週目:あらゆる場所で使用

担の軽減などのために社会資源を活用できるよう，障害をもつ人個々に合ったサービスの情報提供と調整を，多職種で連携して行っていく。

身体障害者手帳を取得すると，等級に応じて補聴器の一部補助や日常生活での税金免除などといった多くのサービスを受けることができる。各自治体が独自のサービスを提供している場合もあるため，自治体の相談窓口や聴力障害者文化センターなどの web サイトなども参考にするとよい。

身体障害者手帳によるサービス以外にも，さまざまなサービスがある(▶表7-44)。たとえば近年では，2021(令和3)年より「聴覚障害者等による電話の利用の円滑化に関する法律」に基づいた電話リレーサービス❶が開始されている。

このような公的なサービスだけでなく，ボランティアや患者会などのインフォーマルなサービス，さらには企業が開発しているアプリの活用なども社会資源として考えられる。また，さまざまな団体が聴覚障害者への支援に関するマークを提供し，啓発と普及に努めている(▶表7-45)。

NOTE
❶電話リレーサービス
聴覚や発話に困難のある人と健聴者との会話を，通訳オペレータが手話や文字，音声に通訳することで，電話で即時双方向でやりとりができるサービスである。

○ **表7-44 聴覚障害者が受けられるおもなサービス**

身体障害者手帳によるサービス	情報提供サービス
• 補聴器の交付・修理 • 補聴器用電池の交付 • 日常生活用具(聴覚障害者用屋内信号装置, 携帯用会話補助装置, 聴覚障害者用受信装置, 聴覚障害者用通信装置など) • 手話通訳者の派遣 • 公共料金や交通費などの割引・減免	• テレビの字幕 • 文字ニュース • 電光掲示板
	社会参加促進サービス
	• 役所などでの手話通訳者の設置 • 要約筆記者の育成 • 患者会
コミュニケーション支援サービス	**スマートフォンやタブレットで活用できるアプリ**
• 電話リレーサービス • 窓口での筆談対応 • 読話手話講座	• UDトーク • こえとら(UD手書き) • トーキングエイド

○ **表7-45 聴覚障害関連のマーク**

名称	概要	所管先
聴覚障害者標識(聴覚障害者マーク)	聴覚障害を理由に免許に条件が付されている場合, 運転する車に表示することが義務づけられているマークである。 ※緊急のやむをえない場合を除き, このマークのある車への幅寄せや割込みは「道路交通法」の規定で処罰対象となる。	警察庁交通局交通企画課
耳マーク	聞こえが不自由なことをあらわすのと同時に, 聞こえない人, 聞こえにくい人への配慮をあらわし, また, 配慮への協力を願うマークである。	一般社団法人全日本難聴者・中途失聴者団体連合会
ほじょ犬マーク	「身体障害者補助犬法」(◉240ページ)を啓発するためのマークである。	厚生労働省社会・擁護局障害保健福祉部企画課自立支援振興室
手話マーク	聴覚障害者が手話でのコミュニケーションを求める際や, 役所・公共施設・民間施設・交通機関窓口などで手話での対応が可能であることを示すマークである。イベント時のネームプレートや, 災害時に支援者が身に着けるビブスなどに掲示してもよい。	一般社団法人全日本ろうあ連盟
筆談マーク	聴覚障害者, 音声言語障害者, 知的障害者, 外国人などが筆談でのコミュニケーションを求める際や, 役所・公共施設・民間施設・交通機関窓口などで筆談での対応が可能であることを示すマークである。手話マークと同様にイベント時のネームプレートや, 災害時に支援者が身に着けるビブスなどに掲示してもよい。	

● **補助具の活用** 目覚まし時計やインターホンなどを, 音が鳴るものではなく光を発したり振動したりするものにかえるなど, ADLをたすけてくれる補助具を活用することも有効である。身体障害者手帳を所持していれば, 補聴器以外にも聴覚障害者用屋内信号装置, 携帯用会話補助装置, 聴覚障害

者用通信装置❶, 聴覚障害者用情報受信装置❷などの給付を受けることができる。

□NOTE
❶聴覚障害者用通信装置
　一般の電話に接続することで音声のかわりに文字などにより通信が可能となる機器であり, ファックスなどをさす。
❷聴覚障害者用情報受信装置
　字幕放送や手話通訳つき放送をテレビに受信できるようにする機器である。災害時の聴覚障害児・者向け緊急信号も受信する。

◆ 個人因子に対する支援

● 心理的な支援　聞こえないことによる疎外感や不安, 自尊感情の低下, ボディイメージの変化など, 聴覚障害者はさまざまに苦悩している。その苦悩を気がねなく表出できるように, 看護師には落ち着いた態度で接することが求められる。障害をもつ人自身が感じた喜びや悲しみなどを受けとめ, それに対する看護師の思いも表現して伝えていく。そのような相手を尊重したコミュニケーションを重ねることで, 聴覚障害者の疎外感や劣等感を軽減することにつながる。

　また, 補聴器や手話を活用することは, 聴覚を補う手段として有効であるが, 周囲に聴力障害があることを知らせてしまうことにもなる。そのため, 積極的な活用を避けようとする場合もある。一方的に補聴器や手話の活用をすすめるのではなく, 障害をもつ人を取り囲む環境や, 感じているとまどい・不安, コンプレックスなどを把握し, そのうえで障害と付き合いながら生きていけるよう, 障害をもつ人自身が考えを整理できるように支援する必要がある。

　就職や結婚, 出産といったライフイベントによって新たな不自由さが生じることもある。環境の変化に対応するためには周囲の理解と協力を得る必要がある。患者会などで情報を収集し, 似た状況にある聴覚障害者の工夫や経験を聞くことも有効である。強みをいかしつつ持続可能な方法を検討していけるように支援する。

J　事例展開

1　急性期の脳血管障害患者のリハビリテーション看護

1　学習のポイント

• 脳血管障害を原因とするさまざまな機能障害が患者の心身・生活に及ぼす影響を理解する。
• 急性期の脳血管障害に対するリハビリテーション看護の実際を理解する。

2　事例

事例　脳内出血で緊急入院となったAさん
　Aさんは49歳男性, 配送業をしている。妻(会社員)と同居。身長

168 cm，体重 85 kg。BMI は 30.12。

● 入院までの経過

　40 歳代前半から少しずつ体重が増加し，4 年前の会社の健康診断で肥満と高血圧を指摘されていたが，とくに気にとめずに生活していた。トラックに乗って配送をする仕事であり，2 交替勤務で土日も勤務していた。

　勤務中，荷物をトラックに搬入していたところ，突然座り込んだ。同僚が見つけて声をかけるとろれつがまわっておらず，なにを話しているのか聞きとることができなかった。まもなく A さんの左上下肢も脱力し，動かなくなった。上司がすぐに救急要請し，近くの総合病院に搬送され，緊急入院となった。

● 入院後の経過

　病院搬送中は，意識レベルは JCS Ⅰ-2 であったが，病院到着時には JCS Ⅲ-100 であった。対光反射は左右とも緩慢，瞳孔の大きさは両眼とも 4.5 mm まで散大し，右側共同偏視がみられた。血圧は 200/130 mmHg，脈拍 81 回/分，呼吸回数 30 回/分，SpO$_2$97%，体温 36.2℃ であった。MMT は左上下肢が 0，右上下肢が 5 であった。嘔吐もみられ，CT で右被殻に 6 cm 大の血腫と中心構造の偏位の所見があった。脳室穿破はしていなかった。右被殻出血と診断されたため，妻に説明が行われ，同日緊急で血腫除去術が行われた。

　術後は脳卒中集中治療室（SCU）で全身管理を行うこととなった。

3 　ICF に基づく情報収集とアセスメント（術後 5 日目）

　A さんに対し，ICF に基づいた情報収集とアセスメントを行った（○表 7-46）。

● 心身機能・身体構造　　術後血圧は降圧薬使用によりコントロールされており，不整脈もみられず，循環動態は安定している。一方，今後は ADL の拡大やリハビリテーション訓練に伴って血圧の変動が予測され，再出血の危険性がある。また，脳浮腫に対して浸透圧利尿薬によって治療が行われている。今後，発熱や活動時の脳への酸素供給の減少により痙攣発作を生じる可能性がある。

　呼吸状態は，酸素療法と定期的な吸引によって安定している。構音障害があること，左の口角が下垂していることから，左の顔面だけでなく嚥下障害もきたしている可能性がある。肺の副雑音は聴取されないが，定期的に吸引を行っている状況で，咳嗽反射が確認されていないことから唾液の嚥下が不十分であり，誤嚥性肺炎を引きおこす可能性がある。

　意識については，見当識があいまいであり回復過程である。うなずきや指示に従う行動があることから簡単な言語理解と意思表示は可能な状態であるが，麻痺による構音障害があり，コミュニケーションにおいてストレスが生じる可能性がある。右被殻出血の神経症状として左上下肢麻痺が出現している。また患肢の失認もみられる。

● 活動・参加　　訓練が開始されて間もないため，意識の賦活や姿勢保持訓

● 表7-46　ICFに基づく情報収集とアセスメント

		情報	アセスメント
生活機能と障害	心身機能・身体構造	・バイタルサイン：血圧140/92 mmHg，脈拍83回/分，呼吸回数18回/分，$SpO_2$97%，体温37.2℃ ・呼吸状態：昨日抜管となり，酸素療法は2L/分を継続している。肺の呼吸音は清明。1時間おきに口腔内吸引している。 ・意識レベル：GCSはE4V4M6，JCSはⅠ-3〜Ⅱ-20，名前は答えるが発音が不明瞭。生年月日や場所が言えない。会話中は流涎がみられる。覚醒しているときはうなずきや首振りの反応はあるが，ふだんは傾眠傾向である。対光反射あり，瞳孔の大きさ両眼とも2.5 mmで偏位なし。痙攣発作なし。 ・運動機能：左上下肢麻痺あり，MMT右上下肢5，左上下肢1，両足にフットポンプを装着しており下腿に浮腫・発赤・腫脹はない。 ・言語機能：構音障害があり，長文になると聞きとれない。左の口角が下垂している。 ・栄養：経鼻胃管チューブが挿入されており，薬の投与と経管栄養が行われている。点滴は浸透圧利尿薬による治療が終了する2日後に終了予定。 ・血液検査結果：総タンパク質(TP)6.9，アルブミン(Alb)3.4，ヘモグロビン(Hb)12.8，ナトリウム(Na)140，カリウム(K)3.9，塩素(Cl)108 ・排泄：膀胱留置カテーテルとおむつを使用中。排尿1,560 mL/日，排便1〜2回/日(軟便)。 ・画像検査所見(頭部CT)：再出血の所見はない。脳浮腫は改善傾向。脳室の拡大はない。	・症状は安定しているが，ADLの拡大やリハビリテーション訓練に伴い再出血や痙攣発作の危険性がある。 ・定期的な吸引と酸素療法が行われているが，誤嚥性肺炎を引きおこす可能性がある。 ・意識状態は回復過程にある。 ・構音障害と左上下肢麻痺が出現している。 ・深部静脈血栓症の予防は，はかられている。 ・脱水傾向にはなく，電解質バランスも安定している。経管栄養により必要な栄養は摂取できており，血液データや便の性状からも吸収機能に問題はない。
	活動・参加	・安静度：車椅子まで可 ・リハビリテーション訓練：術後2日目からPT・OTによる訓練が開始され，本日よりSTによる訓練が開始された。体位変換の訓練，ギャッチアップ90度5分〜10分間保持の訓練，ROM訓練，嚥下評価，構音体操，顔面や口腔のマッサージを行い，血圧は140〜170 mmHg台で経過。側臥位の際，患肢が下敷きのままだったため声をかけるが，患肢に注意が向かず支援して患肢をつかんでいる。 ・FIM：運動項目14点(食事1点，整容1点，清拭1点，上半身更衣2点，下半身更衣1点，トイレ動作1点，排尿管理1点，排便管理1点，ベッド・椅子・車椅子移乗1点，トイレ移乗1点，移乗(浴槽・シャワー)1点，移動1点，階段1点)，認知項目6点(コミュニケーション理解1点，コミュニケーション表出1点，社会的交流2点，問題解決1点，記憶1点)で，合計20点。	・左上下肢の麻痺によって姿勢の保持が困難であり，FIMからもADLが自立して行えない状況である。 ・麻痺によって体動が制限されることから，深部静脈血栓が生じる危険性がある。 ・麻痺側の失認があり，左肩関節の脱臼や，転落の危険性がある。
背景因子	環境因子	・会社員(フルタイム)の妻と2人暮らし。妻は術後病院にかけつけ，主治医からの説明を受けた。その後，妻は1日おきに面会に来て入院生活に必要なものを差し入れている。両親は遠方で2人暮らしをしている。弟がいるが遠方に在住。 ・Aさんの職場の人間関係は良好で，今回の入院について皆心配している。傷病休暇の手続きについて妻に説明が行われた。 ・妻は病院内のMSWを紹介され，障害の程度によっては身体障害者手帳や介護保険制度などが活用できることについて説明を受けた。また，今後，回復期リハビリテーション病院への転院の準備が必要になるかもしれないという説明がされた。 ・自宅はマンションの9階。集合玄関にスロープとエレベーターがある。持ち家であり，住宅ローンをかかえている。	・キーパーソンとして差し入れやAさんの家族・職場への連絡などを一手に担っている妻の身体的・精神的疲労が生じることが考えられる。 ・職場復帰については回復状況をみて検討する必要がある。 ・今後の療養期間や障害の程度は不明であるが，長期化するようであれば経済的負担の発生も考えられる。
	個人因子	・49歳，男性，日本国籍，幼少から関東地方で暮らし，高校卒業後に現在の会社に就職。 ・職場での働きぶりはまじめで後輩の面倒見もよく，皆から信頼されていた。一方で，職場でも食欲旺盛，酒好きでも知られていた。仕事終わりには，同僚と焼肉や居酒屋に行くことを楽しみにしていた。 ・職場の健康診断で血圧が高いと指摘されていたが，受診していなかった。 ・妻との関係は良好で毎年休みをとって海外旅行に行くことが楽しみであった。	・壮年期で社会的責任を担う立場にある。 ・生活習慣病への気づきや健康管理の意識は薄かった。 ・ボディイメージの変化や役割の変化が生じることで自尊心や自己効力感に影響があらわれる可能性がある。

練をおもに行っている。左上下肢の麻痺によって姿勢の保持が困難であり，FIM からも ADL が自立して行えない状況であることがわかる。また，活動範囲がベッド上であり，麻痺によって体動が制限されることから，深部静脈血栓が生じる危険性がある。現在，左上下肢の失認があることから，患側を無視した体位変換などによって左肩関節の脱臼の危険性や，バランスをくずし，ベッドから転落する危険性がある。

● 環境因子　仕事をしながら A さんを支援している妻の身体的・精神的疲労が生じることが考えられる。妻は A さんの病状の深刻さを受けとめていると考えられるが，回復を期待する一方，障害が残った場合は，介護などが必要となり，妻としての役割変化について不安を感じる可能性がある。今後は自宅環境の整備や経済面での支援が必要になると考えられる。

　職場は，A さんに協力的であり，心配している状況である。しかし，A さんにとっては，今後職場に戻れるのかという不安をいだくことになると考えられる。A さんのボディイメージが変化したことによってどのように職場復帰をしていくかは，今後の回復状況をふまえて話し合いが必要となることが予測される。

● 個人因子　これまでの生活習慣や健康に対するとらえ方について A さんや家族から情報を収集する。また，現状の受けとめについて，心理面のアセスメントも必要である。壮年期で，働き盛りであり，会社でも信頼されており，社会的責任を担う立場である A さんは，食べることや飲酒が楽しみであった。その一方で，高血圧などの生活習慣病への気づきや管理がされていなかったことがうかがえる。また，妻との良好な関係性が A さんの安寧につながっていると考えられ，A さんが病気になったことで妻に役割の変化と負担が及ぶことになれば，A さんの自尊心や自己効力に影響を及ぼす可能性がある。

4　健康課題

　アセスメントの結果から次の健康課題を明らかにした。
(1)右被殻出血の血腫除去術後，血圧上昇によって再出血を引きおこす可能性がある。
(2)脳内出血に伴う麻痺により嚥下障害や左上下肢の運動機能障害が生じ，セルフケアができないことによって二次的な感染症を引きおこす可能性がある。
(3)脳内出血に伴う安静臥床と左上下肢の運動機能障害による静脈還流の低下から深部静脈血栓症・肺塞栓症を引きおこす可能性がある。

5　看護計画

　急性期は，生命の危険を回避することが重要になるため，身体症状の観察と予防ケアが大切である（●表7-47）。また，廃用症候群の予防のための早期にリハビリテーション看護を行う必要がある。運動機能障害があるため ADL が低下しやすいことに加えて，麻痺や言語障害などが長期に持続する

○表7-47　Aさんの看護計画

健康問題	看護目標	看護計画
(1)右被殻出血の血腫除去術後，血圧上昇によって再出血を引きおこす可能性がある。	血圧がコントロールされ，脳浮腫が改善することで再出血を引きおこさない。	**観察計画(O-P)**：バイタルサイン，対光反射，瞳孔の大きさ，偏位の有無，意識状態，痙攣の有無，水分出納バランス，便秘の有無，排尿量，頭痛・吐きけなど自覚症状の有無，疼痛や心的ストレスの有無 **援助計画(T-P)**：静脈還流を促進するために頭位を高くギャッチアップしておく，リハビリテーション訓練で負荷をかける前後では血圧を測定して変化を観察する，降圧薬・利尿薬の管理，排便のコントロール，膀胱留置カテーテルの観察，吸引や口腔ケアによる気道内の浄化 **教育計画(E-P)**：血圧が高いと再出血の可能性があるため，頭痛，吐きけ，からだの痛み，便秘など腹部の不快感などがある場合は，がまんせずに看護師に言うように伝える。また，血圧をコントロールするにはリラックスして過ごすことや，日中は活動し，夜間は十分な睡眠をとるといった生活のリズムを整えることが大切であることを伝える。
(2)脳内出血に伴う麻痺により嚥下障害や左上下肢の運動機能障害が生じ，セルフケアができないことによって二次的な感染症を引きおこす可能性がある。	気道の浄化と身体の清潔が保持され，創感染，誤嚥性肺炎や尿路感染などの二次感染を引きおこさない。	**観察計画(O-P)**：バイタルサイン，副雑音の有無，口腔内の状態，手術創や全身の皮膚の状態の確認，発汗・湿潤の有無，褥瘡の有無，血液検査・尿検査の結果の確認，喀痰培養検査の結果の確認，水分出納バランス，吐きけ・嘔吐の有無 **援助計画(T-P)**：定期的な吸引による気道浄化と体位の調整，1日3回の口腔ケア，毎日の陰部洗浄とおむつの交換(排泄があった際には洗浄を追加する)，日中の覚醒時間増加，膀胱留置カテーテルの抜去とトイレトレーニングへの移行，全身清拭，創部に配慮したうえでの洗髪，排泄・喀痰・発汗の量に応じた水分摂取(脱水予防) **教育計画(E-P)**：息苦しいときにはすぐにナースコールを押してかまわないことを伝え，押しやすい場所に設置する。また，肺炎の予防のために吸引と口腔ケアを頻繁に行う必要性があることを説明する。夜間も吸引を行うことも説明しておく。膀胱留置カテーテルが挿入されていること，清潔を保持する必要性を説明する。
(3)脳内出血に伴う安静臥床と左上下肢の運動機能障害による静脈還流の低下から深部静脈血栓症・肺塞栓症を引きおこす可能性がある。	深部静脈血栓症・肺塞栓症をおこさない。	**観察計画(O-P)**：バイタルサイン(とくに末梢動脈血酸素濃度)，呼吸困難感の有無，呼吸音，左下肢の皮膚の状態(発赤や腫脹，疼痛の有無)，下肢の末梢冷感の有無，足背動脈の触知，水分出納バランス，血液検査の結果 **援助計画(T-P)**：定期的な左下肢の皮膚の観察とフットポンプの装着・作動，四肢の他動運動，脱水予防 **教育計画(E-P)**：臥床中に寝返りを打ちたい場合や，からだに痛みや違和感があった場合，または息苦しいときにはすぐに看護師を呼ぶように伝え，押しやすい場所にナースコールを設置する。また，血栓症予防のために，つねに両足にフットポンプを巻いて加圧・除圧をくりかえしていること，徐々に離床が進めば外せることを説明しておく。

ため，介護に関連した家族の問題もおこりやすい。

6　実施と評価

● **心身機能・身体機能**　急性期においては，生命の危機を回避するために予防的にかかわることが，まずは必要となる。開頭血腫除去術の術後は再出血の予防が重要であり，ドレーンが挿入されている場合は管理を行い，量や性状に異常がないかを確認する。また，降圧薬の薬剤投与によって血圧のコントロールを行い，痛みや吐きけ，便秘や尿の膀胱の充満を予防し，血圧を上昇させる因子を減らす。術後は脳浮腫による頭蓋内圧亢進のリスクがあるため，浸透圧利尿薬を投与し，意識レベルや瞳孔の大きさなどの観察から異常の早期発見に努める。また，痙攣を引きおこす可能性があるため，抗てんかん薬の投与によって痙攣のコントロールを行う。

　術後は意識障害の回復過程にあり，気道確保や人工呼吸器管理，酸素療法

によって呼吸の管理を行う。気道や口腔内の浄化に努め，誤嚥性肺炎を予防する。嘔吐すると誤嚥の危険性があり，肺炎のリスクが高まるため，吐きけのコントロールも重要である。安静の期間が続くと肺炎だけでなく，尿路感染や褥瘡などの二次的な感染の危険も高まる。予防のためにはつねに全身の清潔を保つことが重要である。

　脳出血の急性期では意識障害を伴うために一次的に経口摂取ができなくなる。また，薬剤を投与することが多くなり胃酸分泌が増えるため，消化管への影響を予防する必要がある。栄養は回復のために欠かせないため，嘔吐に注意しながら一時的に経管栄養管理を行う。意識障害が回復したら，STと連携してすみやかに嚥下評価を行い，経口摂取に戻れるように援助する。

　脳出血の後遺症によって言語障害がおこるケースもある。意識状態が回復するにつれて自分のニーズを相手に伝えることができない，またはうまく伝わらないことによってストレスを感じるようになる。STと連携しながら患者のニーズをくみ取り，患者に合ったコミュニケーションの方法を工夫する。

● **活動・参加**　術後は早期離床を目ざし，清潔ケアなどを通して意識の賦活のアプローチを行う。血圧の変動に注意しながらベッドアップ，座位，立位の順に少しずつ離床を促進し，離床時間を長くする。麻痺側の状態を観察しながら，ROM訓練を行い，関節拘縮を予防する。集中治療によって安静が続くと，深部静脈血栓の形成のリスクが生じる。肺血栓症を予防するためにも，間欠的空気圧迫法を行いつつ早期離床を目ざす。

● **環境因子**　急な発症は，同居家族にとっても衝撃的なできごとである。家族の受けた衝撃や不安に寄り添いながら，家族が病状の経緯や回復の経過を聞くことのできる場を設定する。家族も現状を正しく知ることで，今後のAさんの回復を見まもり，支援できる準備状態をつくることができる。また，職場の状況はAさんの気がかりとなるため，家族から職場に連絡してもらうなど，Aさんが安心して療養できる環境をつくる。

● **個人因子**　急性期からの改善をはかるため，これまでの生活習慣や保健行動をふまえ，Aさんの健康問題を検討する。回復に向けての早期離床のかかわりを通じて関係性を構築し，Aさんと一緒に今後の生活における目標設定や行動変容について考える手だてとする。

● **評価の視点**　評価の視点としてはおもに下記があげられる。

- 再出血，二次障害，深部静脈血栓症などをおこさず，リハビリテーションに取り組めているか。
- 安全を確保しつつ早期離床をはかることができているか。
- 構音障害を軽減させてコミュニケーションをとることができているか。
- 家族や本人の不安が軽減され，心身ともに安定して回復に専念することができているか。

2 回復期の脳血管障害患者のリハビリテーション看護

1 学習のポイント

- 機能障害が患者の心身・生活に及ぼす影響を理解する。
- 急性期の脳血管障害に対するリハビリテーション看護の実際を理解する。

2 事例

事例　脳内出血で後遺症が残ったＡさんのリハビリテーションと退院調整

　術後 13 日目（発症後 14 日目）になり，Ａさんは構音障害があるものの会話が可能となった。嚥下訓練により経口摂取が可能となり，内服と食事が始まったため，経管栄養は終了した。意識レベルは改善してきたものの重度の左上下肢麻痺が残存していた。主治医からＡさんと妻に対して，「術後，薬物療法により血圧は安定し，再出血の徴候はなく経過しています。重度の左上下肢麻痺が残存し，術後よりリハビリテーション訓練を継続していますが，回復はゆるやかで，今後は回復期リハビリテーション病院に転院して訓練を継続することがすすめられます。Ａさんは，訓練をしても，下肢装具を使用した状態での日常生活自立が回復の最高到達点になると予測されます。いまから退院後の生活に向けての準備や調整が必要になります」と説明があった。

　Ａさんは病状が安定したため一般病棟に移動となり，転院先が決まるまで治療を受けることとなった。

3 ICF に基づく情報収集とアセスメント（術後 13 日目）

　Ａさんに対し，ICF の枠組みに基づいた情報収集とアセスメントを行った（●表 7-48）。

● **心身機能・身体構造**　訓練が強化され負荷がかかっているため，ADL 拡大による循環動態の変動が予測される。降圧薬の内服と運動負荷のコントロールを行いながら再出血の予防に引きつづき注意する必要がある。呼吸状態は，誤嚥がなく，流涎が減少し，吸引をすることなく呼吸音に副雑音はみとめないことから，咽頭や舌の運動機能が回復し，誤嚥性肺炎の危険性は低減したと考えられる。口腔内の清潔保持と口腔内の訓練が継続されることで肺炎の予防が可能である。

　Ａさんの意識状態が清明となり，コミュニケーションがとれるようになり，再出血予防のための指導や生活習慣の見直しの話し合いができる状態であると考えられる。後遺症として，左上下肢麻痺と左顔面神経麻痺，舌の麻痺による構音障害が生じている。Ａさんは，立位・歩行ができないこと，両手を使って作業ができないことでセルフケアに援助が必要な状態である。また，ボディイメージの変容に対する悲嘆が生じている。回復へのあせりと看護師の援助に対する遠慮から，自分自身で歩行をしようと試み，ベッドか

◉表 7-48　ICF に基づく情報収集とアセスメント

		情報	アセスメント
生活機能と障害	心身機能・身体構造	・バイタルサイン：安静時は血圧 138/88 mmHg，脈拍 70 回/分，呼吸回数 18 回/分，SpO₂99%，体温 36.7℃，訓練時は血圧 158/99 mmHg，脈拍 119 回/分，SpO₂97% ・呼吸状態：副雑音なし，呼吸困難感なし，流涎なし，口腔内吸引なし ・意識レベル：GCS は E4V5M6，JCS は 0，質問を理解し受け答えも正答する。対光反射あり，瞳孔の大きさ両眼とも 2.5 mm で偏位なし。痙攣発作なし。 ・運動機能：左上下肢麻痺あり，MMT 右上下肢 5，左上下肢 1，ブルンストロームステージ（BRS）左手指Ⅱ，上肢Ⅱ，下肢Ⅱ。左肩痛があり三角巾やベルトで保護している。 ・言語機能：会話は構音障害があり，パ行マ行ラ行がとくに言いにくい。早口になると聞きとれない。長く会話していると流涎があり，みずからタオルでぬぐっている。 ・栄養：経口摂取が可能。エネルギーコントロール食を 8 割から全量摂取。テーブルセッティングすれば右手でスプーンを持ち摂取できる。むせはない。左の顔面麻痺があり口角が下垂している。閉口しにくいため食事中の食べこぼしや含嗽の際に水が口角からこぼれることがある。1 日の摂取カロリーは 1,600 kcal，タンパク質量は 60 g，水分摂取量は 1,000 mL，自分から口渇を訴えることはなく，水の入ったコップを渡すと摂取する。 ・血液検査の結果：TP7.7，Alb3.3，Hb14.4，Na143，K4.0，Cl108 ・排泄：おむつ（パンツタイプ）を使用中。ベッドサイドに設置した尿器を介助によって使用するか，介助によって車椅子でトイレまで行く。尿器から尿が漏れて衣服やシーツがぬれてしまったことがあり，「こんなこともできないなんて」と落ち込んでいる様子がみられる。排尿は 1,510 mL/日，排便は 1〜2 回/日（軟便） ・画像検査所見：頭部 CT により再出血の所見，脳室の拡大ともになし。	・循環動態は安定しているが，訓練が強化されているため，引き続き再出血に注意する必要がある。 ・左上下肢麻痺と左顔面神経麻痺があり，構音障害が生じているほか，食事や清潔，更衣，排泄，移動に関するセルフケアに援助が必要な状態である。 ・ボディイメージの変容に対し悲嘆が生じており，みずから動こうとして転倒・転落する危険がある。 ・栄養状態・水分出納は良好であるが，訓練の負荷上昇に合わせて摂取量を考慮する必要がある。 ・麻痺によって水分を経口摂取するための準備が困難であることから，いつでも水分摂取できるような支援がなければ脱水状態になる可能性がある。
	活動・参加	・安静度：歩行訓練可 ・リハビリテーション訓練：PT・OT・ST による訓練中。座位保持，車椅子への移乗，下肢装具を用いた立位訓練，平行棒歩行訓練を行っている。立位は 5 分経過すると疲労するため休憩している。歩行は 10 m を 1 往復するが，発汗し，呼吸が荒くなり，疲労している。患肢の ROM 訓練は継続している。舌の突出運動や構音訓練，顔面のマッサージを行っている。疲労感が強く，訓練後はベッドで休むことが多い。 ・FIM：運動項目 31 点（食事 5 点，整容 3 点，清拭 1 点，上半身更衣 2 点，下半身更衣 2 点，トイレ動作 2 点，排尿管理 3 点，排便管理 5 点，ベッド・椅子・車椅子移乗 2 点，トイレ移乗 2 点，浴槽・シャワー移乗 2 点，移動 1 点，階段 1 点），認知項目 33 点（コミュニケーション理解 7 点，コミュニケーション表出 6 点，社会的交流 7 点，問題解決 6 点，記憶 7 点）で，合計 64 点。	・まじめに訓練に取り組んでいるが，FIM のスコアをみる限り，援助が必要な状態である。 ・「できる ADL」と「している ADL」に差があることも考えられる。 ・いままでできていたことができなくなり，自己効力感の低下や，回復に時間を要していることへのあせり，不安を感じている。
背景因子	環境因子	・妻は 1 日おきの面会を欠かさず，A さんを励ましている。仕事も継続しながら，MSW と自宅近くの回復期リハビリテーション病院への転院に向けた手続きも行っている。面会終了後に看護師が声をかけると疲労した表情が見られる。妻は「（A さんが）がんばっているのはわかるけど，果たしてどこまでよくなるか。私もどこまで彼を支えられるか正直自信がないんです」と話す。マンションのリフォームも検討している。A さんの弟は週末に見舞いに来ていて，「私は遠方に住んでいますので，なかなか頻繁に来るのはむずかしいです。奥さんにお願いすることになってしまいますよね。両親は心配していますが，高齢なので来られず私がかわりに様子を伝えます」と話している。 ・A さんは車椅子に乗れるようになったため，電話できるスペースへ移動し，職場の上司と話している。それがきっかけで夕方，上司や同僚が面会に来る。仕事の引き継ぎや休暇の手続きはできていることがわかったが，面会終了後，看護師が声をかけると A さんは「こんな姿じゃ運転も無理だし，もう会社に必要な人間じゃなくなっちゃったな」と話し，落ち込んでいる姿がみられた。	・妻以外の人的資源がなく，本人・妻ともに今後の生活に不安をいだいている。 ・役割変化により妻の負担が増え，疲労が蓄積している。 ・回復の見通しがたたず，職場復帰のイメージもついていない。

表 7-48　（続き）

		情報	アセスメント
背景因子	個人因子	• Aさんは訓練に対してまじめに取り組み，表情はいつも平静を装っているが，1人でいるときは表情が暗く，目に涙をため，考え込んでいる。夜間覚醒している姿もみられ，巡回した看護師の声かけによって体位変換とマッサージを支援すると入眠する。 • Aさんは「こんなに動かないなんて，（左上肢を触って）いつも看護師さんの世話になってばっかりで，すみません。妻にも本当に迷惑かけっぱなしです」とため息をつきながら話している。	• 自己効力感が低下し，申し訳ない気持ちをいだいている。 • 悲嘆や不安から夜間の睡眠の妨げになっている。

ら転落するなどの危険につながる可能性がある。

食事摂取量と血液検査の結果から，栄養状態は良好であるが，訓練の負荷が上昇しているため，今後はエネルギーやタンパク質の摂取量の増加が必要となる。同様に，不感蒸泄や発汗量が増加する可能性があるため，脱水予防も重要である。

● **活動・参加**　現在，下肢装具を用いて立位保持と歩行の機能回復に向けた訓練が行われているが，FIMのスコアより，すべての行為に介助や見まもりを要する状況と考えられる。Aさんは，いままでセルフケアできていた行為を看護師の支援を得て行っていることに申し訳なさやもどかしさを感じ，自己効力感が低下していると考えられる。Aさんはまじめに訓練を受けているが，回復に時間を要していることや疲労が強いことから，これからの回復の見通しに不安を感じている状態であるといえる。訓練に対しては，医療者から指示されたことは実行できているが，Aさんのなりたい姿についての表出が少なく，受動的な参加状況にある。

● **環境因子**　妻は献身的にAさんを支援しているが，妻自身の生活と仕事に役割が加わったため，役割変化に伴う疲労が生じている。また，Aさんの回復の見通しがわからないことによる不安も生じていると考えられる。妻以外の家族は，遠方に在住，または高齢であることから，実質的な支援が得られにくいことも不安を増強させている。

Aさんは，ADLが拡大したことで，職場との連絡がとりやすくなった半面，障害をもった状態で職場に復帰ができるのかと不安をおぼえている。職場での人望も厚かっただけに，発症前のような役割には戻れないだろうと落胆していることが推測される。妻も，Aさんが自宅に帰って過ごすことができるのか，また在宅での介護に対する不安が生じている。

● **個人因子**　障害，そしてできなくなってしまったことに対し，喪失感や悲嘆の表出がある。また，医療者や妻などの周囲に対する申し訳なさが生じている。訓練にはまじめに取り組む姿勢がみられ，徐々にできることが増えてはいるが，喪失に目が向いており，自分自身の不安をなるべく周囲に見せないようにしている。実直な性格から，遠慮がちで他者に頼らず，自分の気持ちをなるべく自分自身で処理しようとする傾向がある。夜間覚醒していることもあることから，不安や今後の見通しに対する焦燥感が強いと推測される。

4　健康課題

アセスメントの結果から次のような健康課題を明らかにした。
（1）ADL 拡大，機能改善訓練に伴う負荷により，血圧が上昇し，再出血を引きおこす可能性がある。
（2）左上下肢麻痺に伴うセルフケア不足がある。
（3）ボディイメージの変容に伴う自尊心の低下，悲嘆・抑うつ状態がみられる。
（4）家族（妻）に役割緊張が生じている。
（5）退院後の生活習慣に戻ることに伴う血圧上昇により脳内出血が再発する可能性がある。

5　看護計画

　急性期を脱し，疾患のリスク管理を行いながらも，リハビリテーションを強化していく時期となる。病棟での療養生活のなかで ADL の評価が行われ，障害の程度に応じ，さまざまな訓練が行われる。また，運動機能障害や言語障害など，自身の障害に直面する時期でもある。訓練の時間だけでなく，ふだんの暮らしにおいても，いままでなにげなくできていたことができない，うまくいかないという経験をしていく。ボディイメージの変化に混乱し，以前と同じ感覚で無理に行動しようとして危険行動につながることもある。本人や家族は，できなくなったことばかりに着目しがちになり，悲嘆や抑うつ状態に陥ることもある。もてる力を引き出し，生活の再構築を目ざして，できることと，支援が必要なことの両面から現状を的確にとらえたうえで支援を行う必要がある（●表 7-49）。

6　実施と評価

●**心身機能・身体構造**　訓練が強化されることにより活動量が増えるため，循環動態が変化しやすく，血圧のコントロールを継続する必要がある。また，活動量の増加に伴い，転倒・転落などがおこらないよう安全に配慮する。訓練の強度に見合った栄養管理を行い，エネルギーやタンパク質不足を予防する必要がある。活動量や負荷に見合った十分な休息も重要であり，睡眠が確保されるように，精神面からもアセスメントを行い，夜間の排泄への心配を取り除くための配慮や環境調整が必要である。
　今後，A さんは回復期リハビリテーション病院に転院し，さらなる機能回復を目ざすことになるが，転院前から A さん・家族と一緒に在宅復帰や社会復帰を想定した話し合いを始め，目標を設定して支援を行う。
　一方，訓練を行ってもなかなかできるようにならない，これまでと同じようには動けないといったことを実感し，悲嘆や抑うつ状態に陥ることもある。看護師はその思いに寄り添い，意欲をもってリハビリテーションを継続できるようにかかわる。
●**活動・参加**　A さんは，しだいに家庭や社会での役割の復帰についても

○ 表7-49　Aさんの看護計画

健康問題	看護目標	看護計画
（1）ADL拡大，機能改善訓練に伴う負荷により血圧が上昇し，再出血を引きおこす可能性がある。	ADLが拡大しても血圧がコントロールされ，再出血を引きおこさない。	観察計画（O-P）：バイタルサイン，対光反射，瞳孔の大きさ，偏位の有無，意識状態，痙攣の有無，水分出納バランス，便秘の有無，排尿回数，頭痛・吐きけなど自覚症状の有無，疼痛や心的ストレスの有無 援助計画（T-P）：リハビリテーション訓練前後の血圧測定と変化の観察，降圧薬の服薬管理，排便のコントロール，睡眠の質の観察と休息をとりやすい環境整備 教育計画（E-P）：血圧が高いと再出血の可能性があるため，頭痛，吐きけ，からだの痛み，便秘など腹部の不快感などがある場合は，がまんせずに看護師に言うように伝える。また，血圧をコントロールするために活動中に休憩を入れたり，深呼吸を取り入れたりするほか，排便時に強くいきまないようにするなど，血圧上昇を避ける過ごし方を指導する。
（2）脳内出血後遺症の左上下肢麻痺に伴うセルフケア不足がある。	セルフケアの再獲得によって安全で自立した生活が送れる。	観察計画（O-P）：MMT，左上下肢のBRS，患側無視の有無，患側の疼痛の有無，褥瘡の有無，できるADL，FIM，Aさんの言動と危険行動の有無，疲労度・筋肉痛の有無 援助計画（T-P）：定期的な良肢位の保持と体位変換を本人と一緒に行う。また，清潔や移動，排泄，更衣などのADLも，Aさんにできることを促進しながら部分的に介助する。Aさんができている動作や前日よりできるようになった点についてフィードバックする。現在のAさんのなりたい姿や目標を聞き，目標を一緒に考えることも重要である。活動時の危険予防のために，足の位置や把持する場所などについて注意喚起する。看護師がベッドサイドを離れる際には，ベッド柵が上がっているか，ベッドや車椅子のストッパーはかかっているか，ナースコールやAさんが日ごろよく使用する物品は手の届く場所にあるか，床が水でぬれていないかなどの確認を行う。 教育計画（E-P）：生活のなかで動作を行うこと自体が訓練になることを伝え，できるところはAさんに行ってもらいたいと伝える。できないところは自立できるように工夫をするか，看護師が援助するので，生活で不便を感じるところは遠慮なく話し合っていきましょうと伝える。また，麻痺側の関節に疼痛が生じているなど，不快感や苦痛がある場合はがまんせずに看護師に伝えてほしいことを伝える。PT・OT・STとともに，回復の程度と今後の回復の見通しをAさんに説明し，ADL自立の拡大範囲を伝える。いまはまだ自立できないことや危険についても明確に共有する。
（3）ボディイメージの変容に伴う自己効力感の低下，悲嘆・抑うつ状態がみられる。	回復へのイメージがつき，退院後の目標に向けた主体的な訓練が行える。	観察計画（O-P）：MMT，Aさんのボディイメージや自己概念に関する言動や感情・思いの表出，非訓練日や夜間の過ごし方，妻からの情報，食事量・夜間睡眠状況，身体症状の有無 援助計画（T-P）：ふだんの生活援助の場面で，現在のAさんの訓練への取り組み姿勢のよいところや回復したところについてフィードバックし，Aさんがどのように受けとめているか話しやすいようにかかわる。 教育計画（E-P）：いままでできていなかったことができなくなった状況について，喪失感や悲嘆や焦燥感など，わき上がってきた感情をため込まず，医療者に表出してかまわないことを伝える。表出が今後の目標設定に役だつこともあり，必要な過程であることを伝える。PT・OT・STとともに，回復の程度と今後の回復の見通しをAさんに説明し，ADL自立の拡大範囲を伝える。いまはまだ自立できないことや危険についても明確に共有する。さらに，Aさんがなりたいと思っている姿や価値観，社会参加の目標などを医療チームでも共有できると，それを目標に組み込めるため，できるだけ話してほしいことを伝え，目標を共有する。
（4）家族（妻）に役割緊張が生じている。	妻がAさんの回復のイメージがつき，休息を取り入れながら，必要な支援を行える。	観察計画（O-P）：面会の頻度，体調，Aさんへの支援内容，MSWからの情報 援助計画（T-P）：Aさんの回復状況やAさんができているADLについて伝える。また，妻の体調によって，面会の頻度を調整し，休息を促すことも必要である。現在のAさんの目標やなりたい姿について妻とも共有する。 教育計画（E-P）：Aさんのリハビリテーションの方向性を伝え，セルフケアの再獲得のために，いまは時間がかかってもAさんに行ってもらうことが大切であり，できる限り見まもってほしいことを伝える。MSWや作業療法士とともにAさんが自宅に戻った姿を一緒にイメージし，在宅療養準備の方向性と具体的な段取りを指導する。

表7-49　（続き）

健康問題	看護目標	看護計画
(5)退院後の生活習慣に戻ることに伴う血圧上昇により脳内出血が再発する可能性がある。	Aさんと家族（妻）が，これまでの生活習慣を見直し，あらためることで血圧上昇因子を回避できる生活に向けて準備できる。	観察計画（O-P）：発症前の血圧，発症前の血圧上昇因子，発症前の食事習慣，その他の生活習慣，現在の血圧と目標値，内服薬とその管理状況，現在の病院食のカロリー設定・塩分量 援助計画（T-P）：安静時や動作後に血圧を測定し，Aさんと妻に値を伝え，どの程度動くと血圧が上昇するのかの理解を促進する。また，Aさんの内服薬の自己管理に向けて，降圧薬の内容の説明を行い，1日分の内服自己管理を開始する。 教育計画（E-P）：Aさんと妻に対して，高血圧が脳内出血の危険因子であること，再発の可能性があることを伝え，退院後も血圧のコントロールの継続が必要であることを伝える。Aさんにとっての血圧の目標値と，血圧の上昇因子，過ごし方の注意点についても説明する。栄養士とともに塩分やカロリーを摂取しすぎないように，摂取の目安と調理や食べ方の工夫についてAさんと妻に指導する。過労，不眠，ストレス，飲酒，喫煙も血圧の上昇因子であり，今後のストレスマネジメント，ストレスコーピングについて話し合う。

気にするようになる。起床から就寝までの行動をイメージし，必要なセルフケアの自立や，療養生活の工夫，活動範囲の拡大を行う。福祉用具の使用法についても指導する。

● **環境因子**　家族は患者の病状を正しく知ることで，回復を見まもり，精いっぱいの支援をすることができる。一方で，家族自身の生活，仕事などの役割も担うため疲弊していく。キーパーソンとして患者の支援を一手に引き受けることに大きな責任と負担を感じる時期でもある。家族が，自身の体調への配慮や思いを表出できるようにかかわり，適宜レスパイトケア（◐99ページ）を行う。Aさんの回復状況やセルフケアの再獲得の状況を伝え，また一緒に生活できる状態に向かっていることを実感できるように支援する。また，Aさんが職場と直接やりとりができるような配慮も必要である。

● **個人因子**　Aさんは機能の喪失に注目しがちで，自尊心が低下したり，自己効力感が低下したりする。できていることや残存機能を活用することに目を向け，成功体験を重ねられるようにはたらきかける。生活のなかで行う動作が訓練を兼ねるようにADLの工夫を提案し，Aさんのできることを増やしていく。そのようなかかわりが，Aさん自身の主体性を取り戻す支援となる。

　また脳血管障害の再発の防止も重要である。Aさんと家族のこれまでの生活習慣や嗜好，健康に対するとらえ方をふまえて，再発予防のための指導を行う。

● **評価の視点**　評価の視点としてはおもに下記があげられる。

• 障害に合わせて自立したADLを行うことができているか。
• 障害と向き合い，前向きに生活できているか。
• 退院後の生活を想定し，清潔，排泄，食事，更衣などのセルフケアができているか。
• 生活習慣を改善し，再発予防に取り組めているか。

3 高次脳機能障害をもつ対象者の リハビリテーション看護

　ここでは交通事故に伴う脳の損傷により，高次脳機能障害(●202ページ)を生じた事例を取り上げる。この事例の対象者は，集中治療室から一般病棟に転棟したあと，社会復帰を視野に入れたリハビリテーションを行っているが，リハビリテーションを継続するための支援が必要な状況にある。

1 学習のポイント

- 外傷性脳損傷患者の特徴を理解し，高次脳機能障害の生活への影響について説明できる。
- 高次脳機能障害をもつ人や家族に対する，生活の再構築に必要な看護実践について説明できる。
- 高次脳機能障害をもつ人や家族に対する，社会復帰に必要な支援について説明できる。

2 事例

事例 **外傷性脳損傷により高次脳機能障害を生じた B さん**

B さんの生活状況

　B さんは 37 歳，男性。医療機器メーカーの営業職であり，社外の業務が忙しく，帰宅は毎日 0 時過ぎで，朝は自宅から営業先の病院へと直行することが多い。また，付き合いによる飲酒の機会も多々ある。妻と 2 人の子ども(5 歳と 2 歳の男子)と郊外に暮らしている。B さんの両親が車で 15 分程度の距離に住んでおり，子育てを手伝ってくれている。

　小児期に気管支喘息をわずらっていたが，現在は症状はない。35 歳以降，胃・十二指腸潰瘍を繰り返し発症しているが，定期的な通院はしていない。年に 3 回程度，胃痛があるときのみ近所の診療所で受診している。

入院までの経過

　10 日前の朝，B さんが営業先の病院へと車を走らせていたところ，居眠り運転のトラックが対向車線をはみ出し，正面から衝突された。B さんの車は大破し，B さんは前頭部から出血し，呼びかけに反応がない状態であった。近隣の住民がすぐに救急車を呼び，救急病院に搬送された。搬送時の意識レベルは JCS Ⅲ-100 で，瞳孔不同がみとめられた。CT 検査の結果，前頭部に脳挫傷性血腫がみとめられたため緊急入院となり，減圧開頭術(外減圧術)および血腫除去術を受けた。また，肋骨骨折もみとめられた。

術後 10 日目までの経過

　減圧開頭術および血腫除去術後，循環動態は安定し，人工呼吸器も術後 3 日目で離脱となった。鎮静薬投与の中止後，徐々に覚醒し，呼びかけに対する反応がみられるようになった。意識レベルは JCS Ⅱ-10 または JCS Ⅱ-20 と傾眠傾向であった。上下肢の明らかな麻痺はなし。一度，てんかん発作が生じたため，バルプロ酸ナトリウムの定期内服が開始された。

　その後は全身状態が安定し，意識レベルも JCS Ⅰ-1 または JCS Ⅰ-2 と
改善したため，術後 10 日目に集中治療室より一般病棟に転棟した。なお，
リハビリテーションは，循環動態が安定した術後 5 日目より開始している。
肋骨骨折による影響はほぼみられず，バストバンドを装着し，痛みがなけれ
ば活動上の制限はない。B さんは事故直前からの記憶があいまいとなってお
り，交通事故で入院している状況をときおり忘れてしまう様子である。

3　ICF に基づく情報収集とアセスメント（術後 10 日目）

　B さんに対し，ICF の枠組みに基づいて情報収集とアセスメントを行った
（●表 7-50）。

●**心身機能・身体構造**　B さんは，術後 10 日目の時点で，四肢の麻痺など
の障害はなく，セルフケア機能もある程度は保たれている。しかし，頭部外
傷による高次脳機能障害が出現しており，リハビリテーションを行っても
30 分程度の集中が限界である。また，全般性注意障害があり，さらに短期
記憶障害から内服薬の飲み忘れなどがあるほか，易疲労性もみとめられ，リ
ハビリテーションの実施時以外は臥床しがちである。声かけがないとぼーっ
としていることが多く，動作がとまってしまい，遂行困難となることもある。
減圧開頭術による前頭部の骨欠損があり，活動時にはヘッドギアを装着する
必要があるが，忘れてしまうことが多い。また，全身状態は安定しているが，
てんかん発作が再発しうる状態にある。受傷時の記憶はほぼなく，受傷前の
生活などについての遠隔記憶は保たれているが，直近のことはすぐに忘れて
しまう。

●**活動・参加**　基本的な ADL や IADL はおおむね問題なくできているが，
記憶障害や注意障害，易疲労性により動作は緩慢であり，目的にそった動作
の持続には他者の声かけが必要な状況にある。また，軽度の運動性失語があ
り，ときおり言葉が出てこないことがある。早いペースや複数人での会話は
困難である。家族や同僚が面会に来ている際は楽しそうに過ごしているが，
自分の考えをうまくまとめることがむずかしく，また，長く話すと疲労感が
強く出てしまうため，もどかしさを感じているようである。

　高次脳機能障害に対する本人の病識が薄く，リハビリテーションの必要性
についての理解も，あいまいな部分がある。また，家族との会話から，すぐ
にもとの生活に戻れると思っている様子がうかがえる。今後の療養の話にな
ると，妻や両親に対して声を荒らげてしまうことがある。

●**環境因子**　身体介護の必要性はないが，頭蓋骨の欠損や肋骨骨折があり，
注意障害も生じていることから，転倒・転落などの二次障害の要因を除去す
る必要がある。住環境や立地，職場までの距離・移動手段，職場の環境など
について把握しておく必要がある。

　また，人的環境も重要なアセスメント項目である。家族や同僚との関係性
は良好であると考えられ，現状では障害やリハビリテーションに対する理解
が得られている。しかし，機能回復のためには長期的なリハビリテーション

○表7-50　ICF に基づく情報収集とアセスメント

		情報	アセスメント
生活機能と障害	心身機能・身体構造	**身体構造の変化** • 減圧開頭術後のため前頭部の頭蓋骨が一部欠損しており，ヘッドギアを装着している。創部の治癒は良好であり，2週間後に骨形成術が予定されている。 • 肋骨骨折によりバストバンドを着用している。 • 脳挫傷による前頭葉機能の低下が生じている。 • 抗てんかん薬と健胃薬を朝夕の2回，定期内服している。 **心身の機能障害** • 覚醒レベルの低下。 • 易疲労性あり。 • 短期記憶障害あり。 • 注意障害あり。 • 遂行機能障害あり。 • 軽度の運動性失語あり。	• 頭蓋骨の欠損および胸骨骨折があるため補助具を使用しており保護が必要な状況である。 • 前頭葉の機能低下，易疲労性，高次脳機能障害がみとめられる。 • 麻痺はないが注意障害や短期記憶障害があるため，歩行やリハビリテーションの際には装具を装着する必要がある。しかし，装着を忘れてしまうことが多い。 • てんかん発作の再発のリスクがある。
	活動・参加	• ゆっくりとではあるが歩行，食事，排泄などの ADL は自立できており，IADL もおおむね問題ない。 • 1対1のゆっくりとしたペースであれば，会話によるコミュニケーションは可能であるが，ときおり言葉が出てこないことがある。 • 妻によると「今後の療養生活のことを話すと急におこりだすことがある」「本人としてはすぐにもとの生活に戻れると思っているのかもしれない」とのこと。	• 記憶障害や注意障害があるため，ときおり声かけがないと動作がとまってしまうが，ADL は自立し，IADL も指示があれば可能である。 • 会話は可能であるが，高次脳機能障害による制限があるため，もどかしさを感じている。 • 病識が薄く，障害を自分ごととしてとらえられていない。 • 軽度の性格変化がみとめられる。
背景因子	環境因子	**物的環境** • 住まいは2階建ての一軒家である。周囲は住宅街で，近所にバス停がある。駅までは車で5分の距離。冬場の積雪は数年に1回程度の気候である。 • 職場は自宅から車で30分程度の場所にある。営業先にも車で移動していた。 **人的環境** • Bさんの両親(70歳代)が近くに暮らしており協力を得やすい。ただし，父は高血圧症・糖尿病，母は高血圧症・骨粗鬆症で薬物療法中である。なお，妻と子どもには持病はない。 • 職場の上司や同僚が見舞いに来ている。 • 職場は医療機器メーカーであり，障害に対する理解はある。障害が残る可能性について家族を通じて情報が伝えられており，長期的なリハビリテーションが必要な状況であることは理解が得られている。 • 受傷前は営業職であり，対人スキルや車の運転などを必須である。 • 現在利用している公的サービスはない。今後の利用については，受傷後間もないため情報収集をしていない。 **経済的環境** • 労災保険の対象となる。 • 受傷前は，妻はパートで保育士の仕事をしていたが，今後の夫の回復状況により退職を考えている。 • Bさんの両親は年金暮らしであり，経済的支援を受けることはむずかしい。	• 住居や職場において，二次障害の予防を本人が気づきやすい方法で実施する必要がある。 • 家族や職場の人たちは障害に対して理解があるが，実際の対応方法などについては情報が不足している。 • 今後，介護・経済的負担の増加が見込まれるが，公的サービスの情報が得られていない。 • 今後の生活に対する不安を払拭するための支援が必要である。

○表7-50　（続き）

		情報	アセスメント
背景因子	個人因子	・37歳男性，とくに信仰はない。 ・会社員の父と専業主婦の母，同居していた祖母に育てられた。きょうだいはいない。 ・高校は地元の進学校を卒業し，東京の私立大学の工学部を優秀な成績で卒業し，医療機器メーカーに就職した。営業職であり，前年度は成績優秀で表彰をされている。 ・受傷前は，仕事上の付き合いによる外食が多かった。 ・健康には自信があり，これまで大きな病気をしたことはなかった。 ・病気や死に対してはあまり考えたくない。そうなったらそうなったとき，という考えをもっていた。 ・家庭や職場での人間関係は良好であり，周囲から頼りにされており，中心的な役割を担っていた。 ・趣味はパソコンを自作すること。 ・「まさか自分が事故にあうとは思っていなかった」「手術もしたし，手足も動かせるし，これから頭の骨を入れれば，これまでと同様の生活ができると思っている」と話している。	・今後，障害受容に問題が生じると予測される。 ・社会復帰に向けた長期的な支援が必要である。 ・障害の程度と，本人や家族の意向・目標を考慮して支援する必要がある。

が必要となることを考慮すると，今後の地域生活や職場復帰において支障をきたす可能性もある。とくに家族は，先が見えないことへの不安を感じているようである。

　仕事上の事故であることもあり，今後の就労や経済的支援については，会社と保障面も含めた協議を行うことが必要である。また，現在，利用している公的サービス，または利用可能な公的サービスについての情報も得ておく。

● 個人因子　Bさんは37歳の働き盛りであり，職場復帰の意欲は高く，これまで健康に支障をきたすことなく学業や仕事においても第一線で活躍をしてきたという自信をもっている。しかし，今後の高次脳機能の回復状況によっては長期的な支援が必要になると予測され，てんかん発作を生じたことから，自動車の運転が必要となるこれまでの業務への復帰は困難が見込まれる。

　障害の評価に加えて，本人や家族の意向・目標・価値観をしっかりと聞きとり，これからの生活を見すえたアセスメントを行う必要がある。

4　健康課題

　アセスメントにより，以下の健康課題を抽出した（○図7-97）。

(1) Bさんが自身の障害の程度を理解し，目標をもってリハビリテーションを継続できるようになる。

(2) Bさんがてんかん発作をおこさずに過ごす。

(3) Bさんが頭蓋骨欠損に伴う生活上の注意点を理解し，安全に過ごすことができる。

(4) Bさんの家族・職場の人々が，Bさんの障害を理解し，適切な支援を考え対応することができるようになる。

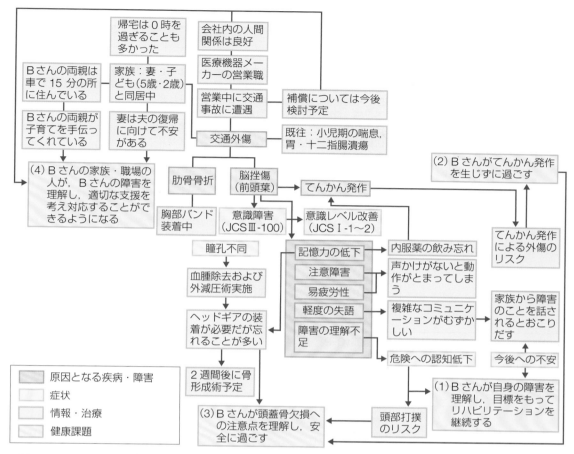

◉図7-97　BさんについてICFに基づいて整理した関連図

5　看護計画

　Bさんの生活の再構築に向けた看護を展開していくために，適切な看護計画を立案する必要がある（◉表7-51）。

　Bさんは，自身の障害についての認識がまだあいまいであることから，生活上の支援に加えて，障害の状況に合わせた理解の促しや，リハビリテーションの内容の説明を実施していく。

　また，頭部外傷による急性期は脱しているものの，今後もてんかん発作をおこすリスクや，頭蓋骨欠損による二次障害の可能性がある。これらを予防し，安全な療養生活を送ることができるように支援をしていくことも必要である。

　高次脳機能障害は，長期的に生活に影響を及ぼす可能性が高い。障害をもちながら社会復帰を果たすためには，家族や職場の人などに障害を理解してもらうことが不可欠である。障害をもちながらも生活を継続していくために，本人を支える周囲の人々への支援も必要となる。

○表 7-51　B さんの看護計画

健康課題	看護目標	看護計画
(1)B さんが自身の障害の程度を理解し，目標をもってリハビリテーションを継続できるようになる。	B さんが自身のリハビリテーションの内容を理解し，目標を医療者と共有しながら日々のリハビリテーションに取り組むことができる。	観察計画(O-P) ・B さんのこれまでの生活状況(生活史)や大事にしてきたこと ・症状と変化(注意障害，記憶障害，易疲労性，失語，セルフケア能力など) ・B さんの自分の状況に対する言動(不安，リハビリテーションに対する意欲，満足感，食事摂取量，睡眠状況など) ・B さんのリハビリテーション訓練の内容と実施状況 ・医師からの説明内容と受けとめ状況，家族の反応 援助計画(T-P) ・B さんの訓練状況について，PT・OT・ST から情報を得て B さんのリハビリテーションへの影響を査定する。 ・B さんの思いを傾聴する機会をもち，思いを表出できる方法や場をつくる。 ・B さんの状況について，他職種とも情報を共有し，方向性を確認する。 ・本人や家族の状況により，療養の場の選択や今後の訓練に関する説明の場を設け，看護師も同席し，反応や理解の状況を確認する。 教育計画(E-P) ・B さんの思いや考えを，ゆっくりでよいので医療者に伝えてほしいと伝える。 ・B さんの理解度や気持ちの揺れに合わせ，リハビリテーション施設や，同様の障害をもった人の社会復帰状況，患者会などといった情報を提供する。 ・日々の生活のなかで達成できる目標について一緒に考え，目標達成に向けた訓練の成果をともに確認する。
(2)B さんがてんかん発作をおこさず過ごすことができる。	B さんが内服薬を確実に内服し，てんかん発作を生じることなく過ごすことができる。	観察計画(O-P) ・内服状況 ・抗てんかん薬の血中濃度，副作用症状の有無(眠け，吐きけ・嘔吐など) ・発作の前兆症状の有無 ・発作時の症状，部位，持続時間，対処の内容，発作後の症状 援助計画(C-P) ・朝・夕に配薬し，内服ができているかを確認する。 ・血中濃度をモニタリングし，安定していることを確認する。有効血中濃度から逸脱している際は，医師へ報告し，対応について確認する。 ・副作用の出現が疑われる際には，薬剤変更などを医師に相談する。 教育計画(E-P) ・大事な薬であることを共有し，内服し忘れがないように，飲んだ際に，自分でもチェックするように習慣化することを伝える。 ・長期間の内服が必要となることを説明し，車の運転は医師の許可が出るまでは行わないことを共有する。 ・内服について心配なことなどあれば教えてほしいことを伝える。
(3)B さんが頭蓋骨欠損に伴う生活上の注意点を理解し，安全に過ごすことができる。	B さんが活動する際に，頭部の骨欠損に注意して活動することができる。	観察計画(O-P) ・創部の状態(発赤・熱感・腫脹・痛みの有無)，創部に対する言動 ・ヘッドギアの装着状況 ・ふらつき，めまい，てんかん発作などの体調変化による転倒リスクの確認 ・病床環境(つまずきやすいものがないか,頭部の周囲にとがったものなどがないか) 援助計画(T-P) ・転倒や頭部への衝撃が加わるような物が B さんの病床や行動範囲にないかを確認し，ある場合には除去する。 ・B さんが活動する際に，ヘッドギアを装着しているかを確認し，装着していなければ装着を促す。 ・夜間，トイレへの歩行時は付き添い，転倒を予防する。ナースコールを押すことがむずかしい場合は，センサーコールの設置も検討する。 教育計画(E-P) ・ヘッドギアの装着を忘れてしまったり，必要性が十分理解できていなかったりする場合は，手術により現在，一部骨がない状態となっていること，またその部分は，脳がまもられていない状態であることを説明する。 ・てんかん発作をおこす可能性もあるため，骨形成術を行うまではヘッドギアを装着して過ごす必要があることを伝える。

◯表7-51　（続き）

健康課題	看護目標	看護計画
(4)Bさんの家族・職場の人々が，Bさんの障害を理解し，適切な支援を考えて対応することができるようになる。	Bさんを支える人々がBさんの現状を理解し，必要な支援を受けるための準備や対応ができる。	観察計画(O-P) •Bさんのリハビリテーションの状況や言動 •医師からの説明内容と受けとめ •家族の生活状況（妻の仕事，子どもの世話，Bさんの両親からのサポート状況など） •Bさんの会社からの補償に関する情報 •事故の加害者との交渉状況 援助計画(T-P) •家族の受けとめ状況や，家族の思いを傾聴する。 •家族ともBさんの目標を確認，共有する。 •家族の生活状況について把握し，支援が必要である場合には，MSWやその他の専門職につなぐ。 •必要時，Bさんおよび家族の許可を得て，Bさんの会社の人や弁護士などへの情報提供を行う。 教育計画(E-P) •今後の生活についての見通しをたてることができるよう，生活上の困りごとや不安などについてBさんの家族と話す機会をもち，適宜必要な支援が受けられるようにサポートする。 •適宜，患者会や家族会など，地域のサポートも紹介をしていくことで，長期的な視点で支援が受けられるよう情報提供する。

6 実施と評価

看護目標：Bさんが自身のリハビリテーションの内容を理解し，目標を医療者と共有しながら日々のリハビリテーションに取り組むことができる

● **実施**　Bさんの受け持ち看護師は，なるべくBさんが自身の言葉で語ることができるように，時間を十分にとり，話を聞くようにかかわった。その結果，あるときBさんから，受傷前の生活では仕事中心であったこと，また今後，仕事に復帰できるのかどうか，今後小さい子どもをどうやって育てていくのかなど，先行きが見えないことについての不安が語られた。リハビリテーションに対しては，前向きに取り組む意欲が語られたが，早く社会復帰をしなくてはならないというあせりや，これくらいの症状であればもとのように車を運転して営業職として復帰できるのではないかという言葉も聞かれ，今後の見通しについて不確実な認識であることが受け取れた。週に1度の多職種カンファレンスで，医師やリハビリテーションにかかわる医療職者，MSWなどともこの状況を共有し，骨形成術後に予定されているリハビリテーション病院への転院が支障なく進められるように，手術やその後の療養に関してインフォームドコンセントが得られるように調整することとなった。

● **評価の視点**　評価の視点としてはおもに下記があげられる。

•Bさんが，日々のリハビリテーションを目標に向かって前向きに取り組むことができているかを，表情や言動などから評価する。
•Bさんが自身の考えを整理し，表現することができているか。
•他職種からの説明内容をどの程度理解し，記憶できているか。

▌看護目標：B さんが内服薬を確実に内服し，てんかん発作を生じることなく過ごすことができる

●**実施**　B さんは短期記憶障害があるため，配薬しても声かけをしないと服用していないことが多く，忘れてしまう状況であった。そのため，配膳時に，お盆に「食後内服薬あり」と記載した札を置くようにしたところ，飲み忘れがなくなった。また，副作用はなく経過しており，血液検査の結果をみると血中濃度は十分保たれており，てんかん発作をおこすことなく過ごすことができている。

●**評価の視点**　評価の視点としてはおもに下記があげられる。
- 内服薬が朝夕に確実に服用できているかをしっかり確認する。さらに，今後の社会復帰に向けて徐々に自己管理ができるように，服用に対する意識づけができてきているかを確認する。
- てんかん発作が生じていないかを，前駆症状も含めて観察し，評価する。また，薬物の有効血中濃度が維持されているかを血液検査の結果から確認する。

▌看護目標：B さんが活動する際に，頭部の骨欠損に注意して活動することができる

●**実施**　B さんは，骨形成術実施までは，活動時にはヘッドギアを装着する必要がある。しかし，短期記憶に障害があることに加え，病識が欠如していることから，トイレに行く際などに装着を忘れてしまうこともあり，つど声かけをして装着してもらうようにした。

　ベッドサイドに，ヘッドギアの絵をはるなど，装着を忘れないような工夫を行った。さらに，ほかの病棟スタッフやヘルパーにも声かけをしてもらうように促した。

　歩行は 1 人で実施しているが，ときおりふらつく様子や，障害物に気づかず頭部をぶつけそうになることもあるため，環境整備を行い，夜間のみ付き添い歩行とした。ナースコールを押すことなく歩いていることもあるため，4 点柵にしたところ，のりこえてしまうことがあった。転落の危険性が高いことから，3 点柵として夜間のみマットセンサーを使用し，危険な状況がないように見まもりを行った。

●**評価の視点**　評価の視点としてはおもに下記があげられる。
- 転倒・転落の危険因子を評価する。
- 危険な状況への対処がどのようになされているか，対処によりリスクが低下したかを評価する。

▌看護目標：B さんを支える人々が B さんの現状を理解し，必要な支援を受けるための準備や対応ができる

●**実施**　B さんと妻に対し，医師から手術と今後の療養の場に関する説明が行われたあと，看護師は妻と別室で話し合いの場を設け，現状についての理解と思いについて傾聴した。看護師と話をしている際に，妻はときおり涙を流しながら今後の生活に関する不安を語った。B さんの命がたすかったことへの感謝の気持ちがある一方で，夫が職場に復帰できるのか，自身が仕事

をやめて夫の介護をする必要があるのかなど，とくに経済的な面で不安を感じている様子であった。

　看護師は，急なできごとであり，すべてをすぐに受けとめることはむずかしいことを伝え，日々面会に来てさまざまな対応をしていることへのねぎらいを伝えた。また，人的資源・物的資源の両面で MSW とともに対応していくことを伝えた。障害の状況については，リハビリテーションの様子を見学できることや，PT・OT・ST からも情報提供することを伝えると，妻は少し安心した様子で，うなずきながら「またわからないことがあったら相談します」と言っていた。

● **評価の視点**　評価の視点としてはおもに下記があげられる。
- 妻が現在どのような心情にあるのか，なにに対する困りごとが生じているのかを確認していく。
- B さんの治療や訓練による障害の改善状況により，妻の不安も変化することが考えられるため，B さんの状況と合わせて妻の言動も評価していく。
- 医師から説明があったあとなどには，わからない点がなかったか，困りごとが生じていないかを確認していく。

4　下肢切断患者のリハビリテーション看護

　四肢の切断は，外傷や感染，血行障害，悪性腫瘍などが原因となる。近年は，高齢化により，糖尿病や閉塞性動脈硬化症などに伴う血行障害による足病変が増え，その重症化に伴う下肢切断が増加している。一方，2005〜2015年における国立障害者リハビリテーションセンター病院の補装具診療外来の受診者をみると，外傷による切断患者が約50％を占め，とくに20歳代において多いことが示されている[1]。

　糖尿病による切断の場合は，足趾だけの部分切除を行うことで，切断後の荷重面をできるだけ広くし，踵で歩くことができる。一方，外傷による場合は，受傷した部位の血行状態と切断後の QOL を考慮し，また義足のつけやすさや義足をつけて生活する際の機能を考慮して切断部位が決定される。

　ここでは，義足を装着することが多く，その適応のためにリハビリテーション看護が重要となる外傷後に焦点をあて，右下肢切断を余儀なくされた事例を解説する。

　切断にいたる過程によって，患者の心理状態は大きく変化する。外傷による四肢切断の場合には，看護師は突然の受傷による心理的なショックをふまえつつ，切断後の生活を見こしたケアを提供していく必要がある。

　看護にあたっては，四肢切断というみずからの障害を受容し，新たな身体で生活を再構築していけるように，とくに回復期における支援が重要となる。患者の社会的背景をふまえ，患者をサポートする家族員や重要他者との関係

1）三ツ本敦子ほか：国立障害者リハビリテーションセンター病院の補装具診療外来を受診した新規切断者の特徴．国立障害者リハビリテーションセンター研究紀要 37：47-54，2016．

性にも着目して患者の強みをとらえる必要がある。社会復帰に向けては，身体のセルフケアができるようになることだけでなく，就労先との調整も必要であり，多職種がそれぞれの役割を発揮することが求められる。

1 学習のポイント

- 四肢の切断患者の回復期における特徴を理解し，切断肢のケアの方法を説明できる。
- 幻肢痛が及ぼす生活への影響について説明できる。
- 障害に対する患者の心理的変化を理解し，社会復帰に向けたケアについて説明できる。

2 事例

> **事例**　交通外傷後右大腿部切断術を受けた C さん（術後 3 週目）
>
> 　C さんは 32 歳，男性，大手 IT 企業の営業職として勤務，妻（30 歳）と男児（2 歳）の 3 人暮らし。C さんは，14 歳のとき右足関節果上骨折をし，ギプス固定で完治した。それ以外に治療中の病気や障害などはない。
>
> 　2 週間前，仕事が終わりいつもどおり自転車で帰宅途中，交差点で左折してきたトラックと接触。右大腿骨開放骨折，血管・神経を損傷し，創外固定術と血行再建目的で緊急入院となった。
>
> 　C さんは骨折部に対する創外固定術，血行・神経再建術を受けたが，術後の血行状態が不良で，神経損傷も高度であった。今後，患肢を温存しても高度な感覚障害や機能障害を残す可能性が高く，全身状態が悪化することから，本人・家族と何度も話し合いを重ねた末，受傷後 2 週目に右大腿部切断術を受けた。
>
> 　術後 2 週目ですべての抜糸がすみ，現在，術後 3 週目である。断端を弾性包帯で巻き，義足がつけられるように整える断端形成を行いながら，両松葉杖を使用して日常生活の拡大をはかっている。術直後から幻肢痛があり，薬剤による疼痛コントロールを継続している。

3 ICF に基づく情報収集とアセスメント

　C さんに対し，ICF に基づいた情報収集とアセスメントを行った（●表7-52）。

● **心身機能・身体構造**　切断後の体重が，切断肢による減少以上に過度になっていないかに注意する。体重減少が顕著な場合は，栄養摂取状況や，また摂取が十分でない場合には，その原因についてアセスメントする。また，リハビリテーションを計画するにあたり，義足をつけるための断端形成が順調に進んでいるかにも着目する必要がある。

　四肢切断では，大きな神経の切断を伴うため，幻肢痛が生じることが多い。痛みは主観的なものであるため，患者とともによりよい痛みの緩和法を見つけていくことが重要である。薬物療法が奏功しているか，また薬物療法を主体的に実施するための認知機能を確認する必要がある。

○ 表7-52　ICF に基づく情報収集とアセスメント

		情報	アセスメント
生活機能と障害	心身機能・身体構造	・身長 177 cm，体重 63 kg（受傷前より 6 kg 減少） ・右大腿部下 1/3 で切断（切断長 20 cm），断端形成中 ・右股関節がかたくなっており可動域に制限がある。 ・関節可動域（ROM）の測定：右股関節屈曲 110 度，伸展−10 度，外転 30 度，内転 5 度 ・徒手筋力テスト（MMT）（右/左）：股関節屈曲 4/5，伸展 4/5，股関節内転 4/5，外転 4/5，膝関節屈曲-/5，伸展-/5 ・幻肢痛に対して薬物療法中（朝昼夕：アセトアミノフェン，プレガバリン，トラマドール塩酸塩） ・夜間は痛みが増強し，よく眠れない日もある。 ・認知機能に問題はない。	・右大腿部からの切断により体重の減少がみられる。 ・幻肢痛に対する薬物療法は十分な効果が得られておらず，不眠がみられる。
	活動・参加	・移動は松葉杖を使用し，院内は自由に行動できることとしている。ベッド周囲でつかまり立ちをしている際にときどきふらつきがみられる。 ・食事・排泄・整容は自立している。 ・コミュニケーションに問題はないが，痛みと不眠により落ち込んでいたり，看護師の対応が遅いとイライラしたりする様子がみられる。 ・妻は市役所に勤めている。妻は育休から復帰したばかりなため，C さんは保育園の送り迎えなどといった育児にも積極的に参加していた。 ・営業職で外まわりが多い職場で，営業成績もよかった。 ・「中学生の時に骨折したときは治った。今回も時間はかかるけど治ると思っていた。まさか切断になるとは思わなかった。脚に包帯を巻いて義足がつけられるようにしないといけないけれど，まだ自分でやるのはこわくて，ゆるんだりずれたりしたときは看護師さんや理学療法士さんにお願いしたい。右脚がなくなったのに足の裏がビリビリ痛くて，痛みどめの薬もあまりきいている感じはしない。でも，医学的なことはわからないから，お医者さんに決めてもらいたい」と話している。	・片脚での移動となるため，転倒のリスクがある。 ・身のまわりのことは自立しているが，痛みや不眠があり，さらに切断により感情が揺れ動いていることもあり，断端形成や薬物による痛みのコントロールに主体的に取り組むことがむずかしい状態にある。
背景因子	環境因子	・妻（30 歳）と男児（2 歳）の 3 人暮らし。両親は 60 歳代で，地方に住んでおり健在である。 ・趣味で知り合った友人が多く，子どもが生まれる前は職場の同僚ともよく飲み会に行っていた。 ・郊外のマンションに住んでおり，最寄り駅からは歩いて 20 分程度かかる。受傷前は趣味も兼ねて自転車通勤していた。職場は都内の高層ビル内に本社がある。 ・妻との共働きのため経済的にはゆとりがある。 ・現在，利用している公的サービスはない。障害者手帳の取得手続きはまだ行ってない。	・妻もはたらいており，かつ子育て中でもあり，妻からのサポートは十分には得られにくい。 ・住居が駅から遠いため，社会復帰後の通勤方法や働き方について検討していく必要がある。 ・障害者手帳の取得と，受けられるサービスについて，理解を促していく必要がある。
	個人因子	・32 歳，男性，おおらかな性格，大手 IT 企業の営業職として勤務，とくに信仰はない。 ・とくに健康には気をつかってこなかったが，14 歳のときに受傷した骨折以外は大きな病気や怪我はしたことはなく，健康に対する不安はなかった。 ・ひとりっ子で，地方の国立大学経済学部を卒業したあと上京し，IT 企業に就職した。 ・大学生のころからアウトドア派で，自転車で旅をするのが趣味で，それがストレス解消法だった。 ・「痛みが続くようなら長く義足もつけられないだろうし，社会復帰するとしても外まわりの営業なんて無理だよね。子どもも小さいから家のことも心配で，考えはじめるとつらいんだよ。松葉杖で歩いていると，すれ違う人がちらっと脚のほうをみるんだよね。自分は障害者になったんだなって思うよ」との発言がある。	・元来おおらかな性格で，自転車が趣味で，大手 IT 企業の営業職として活躍していた。 ・現在は痛みが強く，義足をつけた生活を具体的に考えることができていない。 ・ボディイメージの変容という障害の受容ができていない。

● **活動・参加**　本人や家族から受傷前の生活状況を聴取し，障害をふまえた社会生活への復帰の方法を検討する。もとどおりの生活に戻れないことを受け入れることは，患者の大きな負担となる。

看護師は心理的受容のプロセスをふまえ，患者・家族にかかわっていくことが重要である。

● **環境因子**　リハビリテーションが進むにつれ，必要となる援助は変化する。患者の自立を阻害しないように環境面を整えていく。退院にあたっては，生活をともに営んでいる家族員に注目し，必要な援助が得られるかをアセスメントする。

Ｃさんのような壮年期の下肢切断患者の場合は，家では片脚での移動やつかまり立ちで対応できることもあり，家屋内の改修を必要としない場合も多い。

しかし，通勤のために長い距離を移動したり，人込みや階段昇降のある駅構内を移動したりすることが想定される場合は，駅から近い住居を選択したり，働き方について会社と相談したりといった環境調整が必要となる。通勤距離や，通勤経路において移動の障害になりそうなことをアセスメントする。

● **個人因子**　患者の性格やこれまでの健康観についての情報を収集し，アセスメントする。これまで行ってきたストレス対処法などを把握することは，問題解決のための重要な手がかりとなる。また，痛みや不眠をコントロールし，身体的な状態を安定させることは，これからのことを前向きに考え，障害の受容を促進させる前提条件となるため，心身機能・身体構造の情報と合わせてアセスメントする。

4　健康課題

アセスメントの結果から次のような健康課題を明らかにした(◯図7-98)。
(1)幻肢痛のコントロールがついていない。
(2)切断後，片脚での移動となり転倒のリスクがある。
(3)断端形成に主体的に取り組めていない。
(4)切断した身体に適応し，社会活動に復帰するための見通しをもつことができていない。

5　看護計画

Ａさんが社会復帰するためには，変化したからだに順応し，セルフケアを行いながら義足を使って生活していけるようになることが目標となる。そのためには，現在ある幻肢痛や不眠などの症状をコントロールし，転倒事故をおこさずにリハビリテーションを進めていくことが課題となる。とくに教育計画(E-P)については，患者自身が主体的に取り組んでいけるように，看護師はＡさんに方法を提案したり，Ａさん自身が選択したりできるように計画を立案する(◯表7-53)。

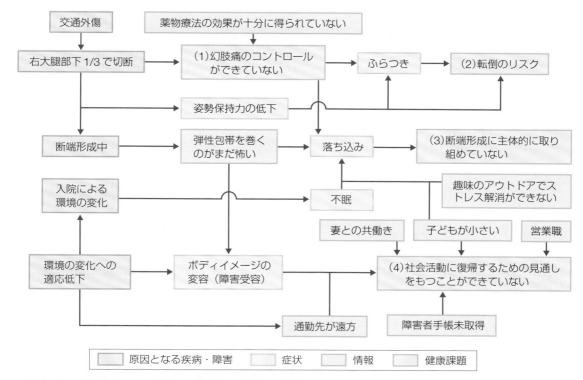

○ **図 7-98　C さんについて ICF に基づいて整理した関連図**

6　実施と評価

▎**看護目標：夜間の睡眠と日中の活動に支障がないレベルの痛みの**
▎**コントロールが得られる**

● **実施**　C さんと相談した結果，薬物の内服時間と痛みの日内変動を手帳
に記録してもらうことになった。C さんは，明け方に痛みが気になり目がさ
めることに気づき，消灯時間に合わせて薬剤を内服してもよいかと，医師と
看護師に相談してきた。医師と看護師は，C さんとともに手帳をみながら，
痛みの出方や内服時間を確認し，痛みに合わせて C さんが内服時間を調整
できるようにした。

　1 週間後には，夜間に痛みが出現することなく眠れるようになり，リハビ
リテーション後も NRS（Numerical Rating Scale）は 2〜3 と，痛みの増強が
ない状態で過ごせるようになった。

● **評価の視点**　評価の視点としてはおもに下記があげられる。

• 痛みの緩和のための薬物療法や気分転換活動により，患者が望んでいるリ
　ハビリテーションや日常生活に支障のない程度に痛みが変化したかを
　NRS で評価する。

• リハビリテーションや日中の活動状況を観察し，痛みによる支障がないか
　を評価する。

• 夜間の睡眠状況と午睡の時間を観察し，評価する。

◉表 7-53　C さんの看護計画

健康課題	看護目標	看護計画
(1) 幻肢痛のコントロールができていない。	夜間の睡眠と日中の活動に支障がないレベルの痛みのコントロールが得られる。	観察計画(O-P) • NRS の数値の変動 • 言葉や表情 • 薬物の使用状況と効果 • 痛みの増強因子・緩和因子 • 痛みと ADL の関連 • 夜間の睡眠状況，日中の午睡の状況 • 日中の活動状況 援助計画(T-P) • 痛みの程度とおこりやすい時間や動作を C さんと共有する。 • 薬物療法の効果を C さんに判定してもらい，医師と相談のうえ薬物の内服時間や量の調整を行う。 • 痛みを否定せず，幻肢痛や突然の下肢切断による思いを傾聴する。 教育計画(E-P) • 薬物療法だけではなく散歩やリハビリテーションなどの気分転換を提案し，痛みが緩和する方法を C さんと模索する。
(2) 切断後，片脚での移動となり転倒のリスクがある。	片脚での身体感覚を得て転倒をおこさない。	観察計画(O-P) • 病棟内の歩行状況と松葉杖の使用状況 • 四肢の筋力 • ベッドサイドでの移乗動作の状況 • 健側の動作時の痛みの程度 援助計画(T-P) • 歩行でふらつきがみられる場合は後方で支えられるように見まもりを行う。 • 環境を整備し，C さんと相談したうえで身のまわりのものを適した配置にする。 • 痛みが強いときは薬物療法などで緩和し，離床を進める。 教育計画(E-P) • 手に届く範囲にものを配置するなどベッドサイドの環境整備について提案する。 • 片脚での動作時に柵や手すりなどといったつかまれる場所を確保するように促す。 • 長距離歩行時に危ないと感じたときは無理をせずに休憩を入れるように促す。
(3) 断端形成に主体的に取り組めていない。	義足をつけられるように断端形成に主体的に取り組むことができる。	観察計画(O-P) • 断端の浮腫の程度の観察（日内変動） • 浮腫・発赤・擦過傷・水疱・瘙痒感などの症状の観察 • 弾性包帯の巻き直しの頻度とタイミング • 障害の受けとめに関する発言 • C さんの患肢の観察状況や弾性包帯の巻き直しへの参加の意欲 援助計画(T-P) • 症状を観察し，異常がある場合は巻き直しや軟膏処置などのケアを行う。 • 観察した症状を伝え，C さんができるケアに参加してもらう。 教育計画(E-P) • 障害に対して気持ちが揺れ動くことは自然なことであることを伝え，C さんの意欲にあわせてケアに参加するように促す。
(4) 切断した身体に適応し，社会活動に復帰するための見通しをもつことができていない。	義足をつけ社会復帰するための情報に目を向けることができる。	観察計画(O-P) • 切断や義足に対する思いに関連した発言 • リハビリテーションへの取り組み状況 • 社会復帰に向けた情報を収集する意欲 • 家族との関係性 援助計画(T-P) • C さんが思いを表出しているときは会話をさえぎらず傾聴する。 • C さんが情報を収集しようとしているときに断端形成や義足，障害者手帳の手続きに関する情報を伝える。 • C さんが家族と今後のことを相談できる環境を提供する。 教育計画(E-P) • ソーシャルワーカーと連携し，パンフレットや資料を用いて C さんが社会復帰するために必要な情報を伝える。 • C さんの揺れ動く思いに寄り添い，情報は何度かに分けて繰り返し伝えるようにする。

- 主体的に痛みのコントロールに取り組めているかを観察し、評価する。

▍看護目標：片脚での身体感覚を得て転倒をおこさない

● **実施**　Cさんはベッド柵につかまり床頭台のものを取り出そうとしているときにふらつく様子が見られたため、松葉杖をとりやすい位置に置くなど、Cさんとベッドサイドの環境整備を行った。また、清掃後に松葉杖を定位置に戻すようにスタッフ間で情報を共有した。Cさんからは、義足をつけていない浴室内の移動中に松葉杖がすべったりふらついたりしたことがあったので、危ないと感じたときは手伝ってほしいという発言が聞かれるようになった。

　Cさんは退院まで転倒することなく経過した。

● **評価の視点**　評価の視点としてはおもに下記があげられる。

- ベッドサイドでの起居動作の際のふらつきの有無を観察し、評価する。
- 動作時に危ないと感じた場所や時間帯を指摘してもらい、それを評価する。

▍看護目標：義足をつけられるように断端形成に主体的に取り組むことができる

● **実施**　Cさんは痛みがコントロールできるようになり、よく眠れるようになってきたころから、徐々に自身で弾性包帯の巻き直しを行うようになっていった。

　リハビリテーション後に弾性包帯が汗でぬれていると、断端を温タオルでふき、洗濯した弾性包帯に巻き直す様子が見られるようになった。現在では、あとから入院してきた下肢切断の患者に弾性包帯の巻き方をアドバイスするまでになっている。

● **評価の視点**　評価の視点としてはおもに下記があげられる。

- ケア時に、Cさんの患肢への注目ならびにケアへの参加の様子を観察し、評価する。
- 弾性包帯の巻き直しを自身で行おうとしている回数を観察し、評価する。

▍看護目標：義足をつけて社会復帰するための情報に目を向けることができる

● **実施**　会社の同僚や上司がCさんのところに面会に訪れるようになった。Cさんも徐々に社会復帰に向けて準備を始めており、部署の変更願いを提出し、駅から近い住居をさがしているという発言が聞かれるようになった。妻とナースステーションに来て「これを機に家族で生活を見直そうと思っている。子どもも小さいので、駅近に引っ越す準備をしている。助成制度を知りたいのでどこに相談したらよいですか？」と積極的に発言する様子がみられた。

● **評価の視点**　評価の視点としてはおもに下記があげられる。

- Cさんの社会復帰に関連した発言内容から評価する。
- 家族との面会の様子や、家族からの情報により評価する。

○表7-54　心不全の症状と身体所見

うっ血による自覚症状と身体所見		
左心不全	自覚症状	呼吸困難，息切れ，頻呼吸，起座呼吸
	身体所見	水泡音，喘鳴，ピンク色泡沫状痰，Ⅲ音やⅣ音の聴取
右心不全	自覚症状	右季肋部痛，食欲不振，腹満感，心窩部，不快感
	身体所見	肝腫大，肝胆道系酵素の上昇，頸静脈怒張，
		右心不全が高度なときは肺うっ血所見が乏しい
低心拍出量による自覚症状と身体所見		
自覚症状		意識障害，不穏，記銘力低下
身体所見		冷汗，四肢冷感，チアノーゼ，低血圧，乏尿，
		身のおきどころがない様相

5 心不全患者のリハビリテーション看護

● 心不全　心臓には，全身にくまなく血液をめぐらせるポンプとしての機能がある。心臓が適切なタイミングで収縮・弛緩を繰り返し，適切な量の血液を拍出することで全身の循環動態が維持されている。**心不全**とは，全身の酸素需要に，この心臓のポンプとしての機能が対応できなくなり，十分な血液を拍出できなくなった状態である。

　心不全には，左心系の機能が低下した**左心不全**と右心系の機能が低下した**右心不全**がある。左心不全では肺静脈のうっ血が，右心不全では体循環の静脈のうっ血がおこり，それぞれ特徴的な症状を呈する（○表7-54）。そのほか，心拍出量低下に伴う症状もあらわれる。

　ほとんどの心疾患が心不全の原因になる。なかでも虚血性心疾患，高血圧，弁膜症が多い。ほかにも，全身性の疾患や，感染症による心筋炎・心膜炎などが原因となる。

　このように心不全の原因・症状は多岐にわたるが，その多くは運動耐容能の低下を伴うため，患者の日常生活にさまざまな影響を及ぼすことになる。個別性のある看護実践を行うために，心不全患者の背景因子をアセスメントすることが重要となる。

1 学習のポイント

- 心不全の病態をふまえて日常生活に及ぼす影響について説明できる。
- 心不全患者の心負荷増大につながる生活行動を理解し，対象に合わせて援助方法を考えることができる。

2　事例

　慢性心不全の急性増悪により入院した D さん

　D さんは 56 歳，男性，都内の家電メーカーの営業課長。妻（パート），長女（大学 3 年），長男（高校 2 年）と同居。身長 172 cm，体重 75 kg，BMI25.4。

● 既往歴

　40 歳代のころより高血圧症で内服中であったが，服薬を忘れることがしばしばあった。50 歳ごろより労作時に胸部に違和感をおぼえることがあったが，あまり気にしていなかった。54 歳で急性心筋梗塞を発症し，1 か月間入院した。退院後も心機能が低下した状態が続いており，慢性心不全と診断され引きつづき通院していたが，仕事の忙しさを理由に通院を怠りがちで，薬の調整や心臓リハビリテーションがおろそかになっていた。

● 入院までの経過

　営業先で商品の搬入中に冷汗・息切れ・呼吸困難感が増強し，動けなくなっていたところを同僚が発見して救急車を要請し，緊急入院となった。

● 治療経過

　入院時は，低血圧，尿量減少，浮腫，起座呼吸，安静時呼吸困難感をみとめた。検査結果は，標準 12 誘導心電図では洞調律だが左心室肥大の所見があり，胸部 X 線検査では肺うっ血をみとめた。血液検査では脳性ナトリウム利尿ペプチド（BNP）148 pg/mL であった。診察の結果，慢性心不全の急性増悪と診断され，集中治療室（ICU）で輸液療法，薬物療法ならびに酸素療法が施行された。その後，循環動態の安定と症状の改善があり，入院から 4 日目に一般病棟に転棟して心臓リハビリテーションが開始された。入院から 7 日目の現在，バイタルサインは安定しており，胸部 X 線検査でも肺うっ血なし，BNP は 98 pg/mL であった。心臓リハビリテーションも順調に進んでいる。多職種が参加する退院カンファレンスでは，循環器系を再度精査し，問題がなければ退院の時期を検討していくこととなった。

3　ICF に基づく情報収集とアセスメント（入院後 7 日目）

　D さんに対して ICF に基づいた情報収集とアセスメントを行った（●表 7-55）。

● **心身機能・身体構造**　バイタルサインの確認のほか，各種検査結果についても把握する。心不全の評価に必要なおもな検査は次のとおりである。

(1) 標準 12 誘導心電図：虚血性の変化や不整脈，左心室肥大などを確認するために行われる。

(2) 胸部 X 線検査：肺うっ血・胸水の有無，心拡大を確認するために行われる。

(3) 心エコー検査：心機能の評価，血行動態評価を確認するために行われる。左室収縮能評価として，左室駆出率（LVEF）を確認するためにも行われる。

● 表 7-55　ICF に基づく情報収集とアセスメント

		情報	アセスメント
生活機能と障害	心身機能・身体構造	• 既往歴：高血圧，陳旧性心筋梗塞 • バイタルサイン：体温 36.4℃，血圧 124/76 mmHg，脈拍 80 回/分，呼吸 16 回/分，SpO₂ 97% • フィジカルイグザミネーション：末梢冷感なし，浮腫なし，心臓リハビリテーション前後に息切れあり，バイタルサインの変化なし • 標準 12 誘導心電図：洞調律だが左心室肥大の所見あり • 心エコー：LVEF48% • 胸部 X 線：心胸郭比（CTR）56%，肺うっ血，胸水なし • BNP：148 pg／mL（入院時），98 pg/mL（7 日目）	• 労作時に息切れや呼吸困難感があり，緊急入院となり ICU で治療を行った。現在，循環動態は安定し，回復期にある。 • 既往歴から器質的心疾患があり，息切れや浮腫もあることから，心不全ステージ C と考えられる。 • 検査所見は，心電図も問題なく，胸部 X 線，BNP などもおおむね改善傾向だが，LVEF48%と低いため，心負荷に注意していく必要がある。
	活動・参加	• 安静度：病棟内フリー • ADL は安静度の範囲内で自立している。 • 心臓リハビリテーションは，病棟内 200 m 歩行の段階である。実施中は，速足になりがちで，担当看護師から「心臓が弱っているのでゆっくり歩きましょう」と声をかけられている。「苦しいのがなくなったし，自分の身体がどこまでだいじょうぶなのか試しているんだ」という発言あり。	• 心不全という病態や心機能に見合った活動の知識が不十分である。とくに，「どこまでだいじょうぶか試す」という認識は，二重負荷につながるリスクがあるため注意が必要である。
背景因子	環境因子	• 家族構成：妻（パート），娘（大学生），息子（高校生）の 4 人暮らし。 • 職業：営業職の会社員であり，商品の納品など体力を使う作業も多くある。 • 住居：2 階建ての一戸建，毎日階段を使用している。 • 会社へは自家用車で通勤している。仕事中も会社の営業車に商品を積みながら，取引先をまわっている。	• 家庭や職場でも社会的責任が大きい立場にあると考える。それゆえに，仕事を優先する状況になれば心負荷となる活動につながり心不全の再燃の可能性がある。 • D さんの心不全に対して，家族や職場などの周囲の理解やサポート体制の有無について情報を確認する必要がある。 • 「あまり細かいことはできないよ」という発言から，自身の身体に関する積極的な理解や管理に乏しい可能性もあるため，患者指導を行っていくうえで D さんの変化をとらえていく必要がある。
	個人因子	• 56 歳，男性，会社員（営業職），きちょうめんな性格 • 健診で高血圧を指摘されていたが仕事が忙しく放置していた。 • 仕事の都合で昼食は外食が多い。 • 入院中は「苦しいのがよくなったから，また仕事もがんばらなきゃ」という発言がある。また，心不全教室に参加して塩分制限やセルフモニタリングに関する指導を受けたが，「薬を忘れないで飲めばいいんだから，あんまり細かいことはできないよ」という発言がある。 • 趣味：ゴルフ，ジョギング	

（4）BNP：心室の負荷により分泌が亢進する生化学マーカーであり，心不全の重症度や治療効果の評価の指標として用いられる。

　心不全はいったん発症すると，急性増悪や寛解を繰り返しながら徐々に心機能が低下していく。

　このような病期の経過から，わが国では心不全をA〜Dの4つのステージに分類している。事例のDさんは，器質的心疾患があり，心不全症候があるため，ステージCと考えられる。

● **活動・参加**　Dさんは，入院中より心臓リハビリテーションを行っている。心臓リハビリテーションは，運動療法による身体機能の向上のみを目ざすものではなく，薬物治療，冠危険因子の是正，患者教育やカウンセリングなども含めた多職種連携による包括的な疾病管理プログラムである。また，患者が自身の心機能について正しく理解し，退院後の生活にいかせるようにするという目的もある。

　退院後の日常生活では，心臓に負担をかけないことが重要である。とくに，二重負荷❶となる活動は避けなければならない。活動後は安静時間をとり，食事や排便，入浴，運動などの動作を連続して行わないように指導する必要がある。

● **環境因子**　家族は重要な環境因子である。たとえば，食事の際には塩分摂取に気をつけなければならないなど，退院後の生活に向けて家族も知っておいたほうがよい注意点がある。また，住環境や通勤経路について情報収集することで，退院後の生活に合わせた心機能の負担軽減方法を検討することができる。さらに，仕事や対人関係などといった患者がストレスを感じることの情報も得ておくとよい。

● **個人因子**　患者の生活歴や価値観，大切にしていることなどを把握しておくと，患者とのかかわりや患者教育にいかすことができる。また，ストレスに対するコーピングも1人ひとり異なるため，情報を得ておくとよい。

NOTE
❶二重負荷
　食事，排便，入浴などの活動をたてつづけに行い，心臓に負担をかけることである。

4　健康課題

　アセスメントの結果から次の健康課題を明らかにした（◯図7-99）。
（1）病識が不足していることにより，心不全が再燃する可能性がある。
（2）心不全を予防するためのセルフケア能力が不足している。

5　看護計画

　Dさんのように，急性期および回復期を経てリハビリテーション期にある心不全ステージCに該当する患者は，急性増悪を防ぎ，寛解期をできるだけ長く維持できるように援助していくことが重要となる。

　看護計画の立案にあたっては，心不全の再発を防ぐために，Dさんが予防に関する知識を身につけ，必要なセルフケアを行いながら生活していけるようになることが目標となる（◯表7-56）。そのためには，随時バイタルサインを確認し，症状をコントロールしながら，自身の心機能に見合った活動を実践できるように援助していく。

　また，つねにセルフモニタリングを行い，異常があった際には早期受診できるよう指導する。さらに，社会復帰に向けて家族や職場のサポートが得られるように看護計画を立案する。

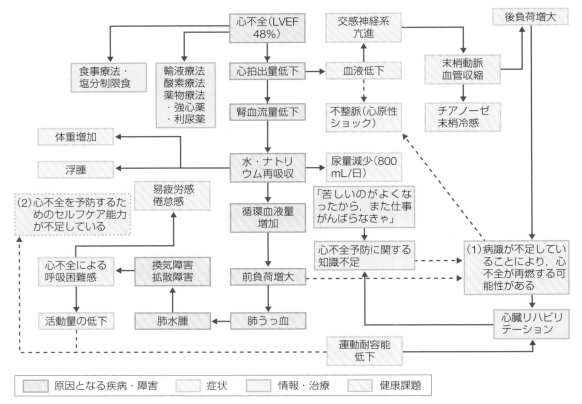

図 7-99　D さんについて ICF に基づいて整理した関連図

6　実施と評価

▌看護目標：心負荷とならない行動ができ，心不全が再発しない

● **実施**　前述したとおり，心不全は急性増悪と寛解を繰り返しながら徐々に心機能が低下していく予後不良の病態であり，再入院率も高い。わが国の慢性心不全患者の再入院率は約 21％であり，平均在院日数は約 2〜4 週間となっている[1]。とくに高齢者や併存疾患を有する心不全患者は，再入院のリスクが高いため，入院時は早期に再入院の要因となる生活習慣を見直したり，セルフケア能力を高めるための患者教育を行ったりする必要がある。また退院後は，外来や在宅で運動耐容能の向上，再入院・要介護化防止を目ざし，併存疾患を含めた全身的な疾病管理と，サルコペニア・フレイルを予防する運動介入が必要である。

　D さんに対して，日々，バイタルサインやフィジカルイグザミネーションの結果，および諸検査の結果を伝えた。このようなかかわりにより，D さん自身が心不全増悪時と現在とを比較して自身の身体の変化に関心をもち，心不全の病態を理解することへとつなげることができた。また，自覚症状に

---

1 ）山内英樹ほか：慢性心不全患者の再入院予防のための看護支援に関する実態調査．日本循環器看護学会誌 15（1）：27-34，2019．

○表7-56　Dさんの看護計画

健康課題	看護目標	看護計画
(1)病識が不足していることにより，心不全が再燃する可能性がある。	心負荷とならない行動ができ，心不全が再発しない(自身の心機能について説明できる，心機能に見合った行動ができる，心不全が再燃しない)。	観察計画(O-P) ・バイタルサイン(体温，血圧，脈拍，呼吸，SpO₂) ・自覚症状の有無，表情や言動 ・浮腫，チアノーゼ，末梢冷感の有無(Aさんとともに観察する) ・尿量，排便の有無，体重 ・検査所見(心電図，胸部X線画像，心エコー，BNPなど) 援助計画(T-P) ・安楽な体位の保持 ・清潔ケア ・心臓リハビリテーション 教育計画(E-P) ・Dさんの心機能と，心機能に見合った活動について説明する。 ・心不全が増悪した生活についてふり返る。 ・心不全の病態や悪化する要因についての教育を実施する。 ・セルフモニタリングについて説明する。 ・異常が生じた際には早期受診することを説明する。
(2)心不全を予防するためのセルフケア能力が不足している。	仕事の継続に向けてセルフケア行動が向上する(心不全を予防するセルフモニタリングができる，心不全の再燃がない)。	観察計画(O-P) ・心不全の病態や予防に関する理解度(介入前後の言動や行動の変化) ・家族や職場のサポート状況 ・バイタルサイン，自覚症状 援助計画(T-P) ・セルフモニタリングを一緒に行う ・身体観察 ・日々の血圧や体重測定 ・心不全手帳の記録 教育計画(E-P) ・心臓リハビリテーションにおける疾病管理プログラムを実施する。 ・服薬指導や栄養指導を実施する。

○表7-57　NYHA分類

Ⅰ度	心疾患を有するが，無症状で身体活動の制限がない
Ⅱ度	通常の身体活動で疲労や呼吸困難などが出現する(通常の身体活動がある程度制限される)
Ⅲ度	軽度の動作によっても心不全が出現する(通常の身体活動が高度に制限される)
Ⅳ度	安静時にも心不全症状が出現する

ついては，NYHA分類を用いて，身体活動に伴う息切れや動悸，疲労感などの自覚症状について客観的評価を行った(○表7-57)。

　なお，再発予防への患者自身の主体的なかかわりを促進するために，日本心不全学会から心不全手帳が発行されている。心不全手帳には，疾患の説明や日常生活上の注意点が掲載されており，日々の血圧・脈拍・体重を自身で記録し，日々の変化が把握できるようになっている。心不全手帳を活用することで，セルフモニタリングが日課となり，体調の変化にも気づきやすくな

○表 7-58　心不全患者の疾病管理プログラムの特徴と構成要素

特徴	• 多職種によるチームアプローチ(循環器医，心臓血管外科医，看護師，薬剤師，理学療法士，栄養士，ソーシャルワーカー，心理士など) • 専門的な教育を受けた医療従事者による患者教育，相談支援 • 包括的心臓リハビリテーションによるプログラムの実施
構成要素	• 薬物治療，非薬物治療 • 運動療法 • アドヒアランスとセルフケアを重視した患者教育 • 患者，家族，介護者あるいは医療従事者による症状モニタリング • 退院調整・退院支援，社会資源の活用 • 退院後のフォローアップ • 継続的な身体・精神・社会的機能の評価(体重，栄養状態，検査所見の結果，ADL，精神状態，QOL の変化など) • 患者，家族および介護者に対する心理的サポートの提供

(日本循環器学会ほか：2021 年 JCS/JHFS ガイドライン フォーカスアップデート版 急性・慢性心不全診療. 2021-03-26＜https://www.j-circ.or.jp/cms/wp-content/uploads/2021/03/JCS2021_Tsutsui.pdf＞＜参照 2022-06-01＞より作成)

るなど，自己管理能力の向上が期待できる。

● **評価の視点**　D さんが，心不全に関する知識を身につけ，自身の心機能について理解しているか，心機能に見合った活動ができているかなどを評価する。

■ **看護目標：仕事の継続に向けてセルフケア行動が向上する**

● **実施**　不十分なセルフケア行動は，心不全の増悪因子となる。D さんは，仕事を優先するあまり，心不全をおこしている自身の身体にあまり関心を寄せていない言動もみられることから，セルフケアへの支援を実施していく必要がある。

　疾病管理プログラムとは，入院から外来にいたるまで，多職種チームの支援によって再発防止を含む予後改善を目ざす体系的なプログラムである。このプログラムは，近年，心不全の増悪の予防に寄与し，QOL の改善や生命予後に効果があるとして，「急性・慢性心不全ガイドライン」でも推奨されている(○表 7-58)。疾病管理プログラムにおいて，継続的なフォローアップは重要であり，患者の生活を支える看護師の果たす役割は大きい。

　また，とくに D さんに対しては，自身の身体の変化に気づくことができるように，セルフモニタリングの獲得を支援する必要がある。頸静脈・顔面・下肢の浮腫，末梢冷感の有無など，看護師だけでなく D さんも一緒に自身の身体に触れてもらい，日々の変化に気づけるようなはたらきかけを行った。あわせて，周囲のサポート状況についても確認し，D さんのセルフケアへの理解を促した。

● **評価の視点**　疾病管理プログラムの実施状況や，D さんの反応，セルフモニタリング行動の状況について評価する。

✏ work 復習と課題

❶ 運動機能障害の原因と種類についてまとめてみよう。

❷ 運動機能障害の評価法にはどのようなものがあるか説明しなさい。

❸ 片麻痺のある人の起居動作，車椅子への移乗，杖歩行について，それぞれ看護師が援助する際のポイントをまとめてみよう。

❹ 廃用症候群を予防するために必要な支援を説明しなさい。

❺ 食べることには栄養摂取以外にどのような意義があるか，考えてみよう。

❻ 摂食嚥下障害の原因疾患をあげてみよう。

❼ 間接訓練と直接訓練の種類・内容を説明しなさい。

❽ 排泄動作を行うために必要な運動機能・認知機能について説明しなさい。

❾ 排泄機能障害をもつ人に対する心理的な援助の必要性について述べなさい。

❿ 排尿ケア・排便ケアの方法について説明しなさい。

⓫ 呼吸機能障害が活動制限を引きおこし，さらには QOL の低下へと結びつくのはなぜか，説明しなさい。

⓬ 呼吸機能障害をもつ人の ADL を改善するために必要な支援はなにか，考えてみよう。

⓭ 失語症と構音障害の種類についてまとめてみよう。

⓮ 言語障害をもつ人とコミュニケーションをとる際，どのような工夫が必要か考えてみよう。

⓯ 代表的な高次脳機能障害の特徴と，支援を行ううえでの注意点をあげてみよう。

⓰ 高次脳機能障害をもつ人に対するリハビリテーションについて，医学的リハビリテーション，生活訓練，職能訓練に分けてそれぞれの特徴を説明しなさい。

⓱ 性機能障害の原因についてまとめてみよう。

⓲ 視覚障害が生活に及ぼす影響について述べなさい。

⓳ 視覚障害者の歩行誘導の際，狭所，階段，障害物がある場合のそれぞれの注意点をあげてみよう。

⓴ 先天性の聴覚障害者(または乳幼児期から学童期に聴覚障害を発症した場合)と，中途難聴者との違いについて説明しなさい。

㉑ 脳血管障害に対するリハビリテーション看護について，急性期と回復期に分けてその特徴をまとめてみよう。

㉒ 下肢切断患者の心理的変化について説明しなさい。

㉓ 心臓リハビリテーションとはなにか，説明しなさい。

㉔ 本章で解説した障害を 1 つ取り上げ，ICF に基づくアセスメントと，アセスメントの結果から導き出されるリハビリテーション看護の実践についてまとめてみよう。

㉕ 障害をもつ人とかかわった経験について，話し合ってみよう。

第 8 章

これからの
リハビリテーション看護

本章の目標
□ 地域リハビリテーション看護を実践するためのアセスメントについて学ぶ。
□ がんリハビリテーション看護，災害時に障害をもつ人が必要とする支援，リハビリテーション看護に活用できるさまざまな機器について学ぶ。

A 地域リハビリテーション看護

1 地域リハビリテーションの概念

　地域リハビリテーション community based rehabilitation（CBR）は，世界保健機関（WHO）によって「すべての障害者のリハビリテーションおよび，貧困の削減，機会均等化，社会的インクルージョンのために行われる，総合的な地域開発における戦略」[1]と定義されている。わが国では，2001年に日本リハビリテーション病院・施設協会によって「地域リハビリテーションとは，障害のある子供や成人・高齢者とその家族が，住み慣れたところで，一生安全に，その人らしくいきいきとした生活ができるよう，保健・医療・福祉・介護及び地域住民を含め生活にかかわるあらゆる人々や機関・組織がリハビリテーションの立場から協力し合って行う活動のすべてをいう」と定義され，その活動指針も示されている（●表8-1）。
● **地域リハビリテーションの活動方針**　地域リハビリテーションとは，こ

●表8-1　地域リハビリテーションの活動指針

1. 障害の予防	障害の発生は予防することが大切である。リハビリテーション関係機関や専門職者は，地域リハビリテーション活動支援事業などの，介護予防にかかわる諸活動に積極的にかかわっていくことが求められる。また，災害などによる避難生活で生じる生活機能の低下に対しても，リハビリテーションが活用されるべきである。
2. 支援システムの作成と継続	地域の人々のあらゆるライフステージに対応したリハビリテーションサービスを，総合的かつ継続的に提供できる支援システムを地域につくっていくことが求められる。とくに医療においては，廃用症候群の予防および生活機能の改善のため，疾病や障害が発生した当初からリハビリテーションサービスが提供されることが重要である。このサービスは，急性期から回復期，生活期へと遅滞なく効率的に継続される必要がある。
3. 社会参加への支援	生活機能や活動能力の改善が困難な人々に対しても，できうる限り社会参加を促し，また，生ある限り人間らしく過ごせるよう支援がなされなければならない。
4. 啓発	一般の人々や活動に加わる人が，障害を負うことや年をとることを家族や自分自身の問題としてとらえられるよう，啓発されることが必要である。
5. 生活圏域における支援体制の構築	今後は，専門的サービスのみでなく，認知症カフェ活動・認知症サポーター・ボランティア活動などへの支援や人材育成も行い，地域住民による支え合い活動も含めた，生活圏域ごとの総合的な支援体制ができるようはたらきかけていくべきである。

（日本リハビリテーション病院・施設協会：地域リハビリテーション　定義・推進課題・活動指針＜https://www.rehakyoh.jp/teigi.html＞＜2022-11-30＞より作成）

---

1) WHO et al. : *CBR : a strategy for rehabilitation, equalization of opportunities, poverty reduction and social inclusion of people with disabilities.* p.2, WHO, 2004.

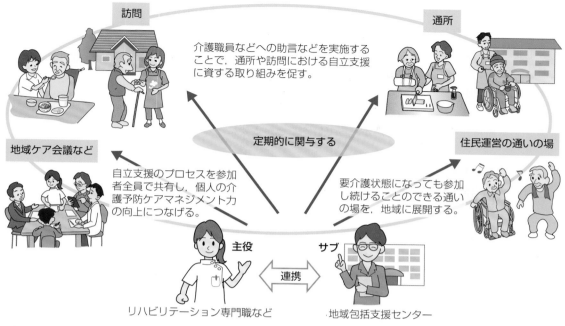

▶図 8-1　地域リハビリテーションのイメージ

地域における介護予防の取り組みを機能強化するために，通所，訪問，地域ケア会議，サービス担当者会議，住民運営の通いの場などへの，リハビリテーション専門職者などの関与を促進し，地域包括支援センターと連携しながら介護予防の取り組みを総合的に支援する。

(厚生労働省：一般介護予防事業等の推進方策に関する検討会<https://www.mhlw.go.jp/content/12300000/000558773.pdf><2022-11-30>による)

のような考え方をもとに，地域に暮らす人々がその人らしく過ごせるようになるために，地域の人々と専門職者がリハビリテーションの視点をもち，あらゆる場での活動機会をつくりあげていく共同作業と言いかえることができる(◯図 8-1)。

　ここで示す専門職者には，理学療法士(PT)・作業療法士(OT)・言語聴覚士(ST)だけでなく，看護職・介護職も含まれている。地域の人々に活動機会を提供することはリハビリテーションに関わる専門職者の重要な役割であり，地域の人々が主体的に活動機会を築けるように支援していく役割も求められている。

2 地域包括ケアシステムにおける地域リハビリテーション看護の考え方

　厚生労働省は，2025 年を目途に，住み慣れた地域で自分らしい暮らしを人生の最期まで続けることができるよう，地域の包括的な支援・サービス提供体制(**地域包括ケアシステム**)の構築を推進している。ここでは，介護予防と生活支援は地域の多様な主体によって支援され，そこに専門職が効果的にかかわることで，対象者の尊厳ある自分らしい暮らしの実現を支援していく。つまり日本リハビリテーション病院・施設協会が提唱した地域リハビリテー

ションの視点が，地域包括ケアシステムに組み込まれていることになる。

　また，生活の基盤となる住まいは多様化しており，保健・医療・福祉の連携も重要となっている。そのため，地域における介護・リハビリテーションにおいては，専門職である看護師の効果的なかかわりが求められている。

　今後は，地域リハビリテーション看護の基礎となる地域包括ケアシステムを理解したうえで，① 異なる住まいにおけるリハビリテーション，② 継続看護，③ 多職種連携を軸としてかかわっていくことが重要になるといえる。

3　異なる住まいの場での地域リハビリテーション看護

　近年では，生活の基盤となる住まいは，自宅・施設・病院と多様化しているため，地域リハビリテーション看護は異なる住まいの場で展開されていくこととなる。

　また，リハビリテーションは予防期・急性期・回復期・生活期・終末期の5つの時期に分けて考えることができる（◯54ページ）。時期の区分から考えれば，自宅では予防期・生活期・終末期を，医療機関や施設では，急性期・回復期・生活期を過ごすことになる。地域包括ケアシステムの理念として掲げられている尊厳ある，自分らしい暮らしの実現のためには，時期によって異なる住まいの場であっても，多職種がかかわり，情報共有がなされ，その人にとって同じ看護が提供される継続看護が行われることが重要となる。

　とくに高齢者の場合は，廃用症候群を予防し，生活の再建そして社会参加を支援するリハビリテーション看護が重要となる。それぞれの住まいの場によるリハビリテーション看護について，以下に述べる。

1　地域における予防的リハビリテーション看護

　地域で行われる事業❶には，自立支援・重度化防止や住民の自助・互助を推進するものがある。とくに中心的役割を担っているのが介護予防・日常生活支援総合事業である。このような事業は，リハビリテーションが必要になる状態を未然に防ぎ，かつ社会参加・社会的役割をもつことが生きがいや介護予防につながるという意味で，予防的地域リハビリテーションにあたると考えられる。

　たとえば，住民主体による支援である通所型サービスBでは，住民ボランティアによる体操・運動などの活動といった，自主的な通いの場が設定されている。この対象となる集団や個人は，比較的自立した生活を背景に集まっていると考えられる。機能的な訓練のみならず，日常の過ごし方や他者との交流についての相談などもあり，総合的に暮らしを支えていくこととなる。看護師を含めた専門職は，このような取り組みに対して，対象となる集団や個人のアセスメントをし，アドバイスをしていくことで，地域リハビリテーションを充実させることができる。

　また，障害をもつ子どもたちに対する地域での予防的リハビリテーション

NOTE
❶事業
　自治体などにおいて政策を具体的に推進するために行われるものをさす。

看護は，現在の障害の程度を最小限に予防するという視点で行われる。施設や市町村で開催される教育研修などはそれに該当するであろう。また同じような境遇の家族どうしが自助・互助で開催する教室やレクリエーションなども，地域リハビリテーション看護であり，看護師が積極的な支援を行っていく必要がある。

2　在宅におけるリハビリテーション看護

● **生活期のリハビリテーション看護**　生活期のリハビリテーション看護では，障害をもつ人が，在宅復帰支援を受けることで，獲得した生活機能の安定，QOL の維持・向上を目ざす。これにより，自立生活・社会参加支援が適切に実施されることが重要となる。また，おもに介護保険サービスによって提供される，生活期や終末期のリハビリテーション看護が，継続的に提供されることも必要である。さらに，障害をもつ子どもについては，ライフサイクルや成長にそった在宅でのリハビリテーションが必要となる。

　在宅でのリハビリテーションを支援する身近な事業所には，訪問看護ステーション，デイケア，デイサービスなどがあり，訪問看護では，家庭の状況に合わせたリハビリテーションが行われる。その際，医療保険と介護保険のいずれの利用であっても，主治医がリハビリテーションの必要性を認め，訪問看護指示書によりリハビリテーションの訓練内容や目標について指示が

---

column　　**予防的地域リハビリテーション看護の実際**

　著者の大学では，予防的地域リハビリテーションの取り組みとして，大学を拠点とした「暮らしの保健室」「よりみちカフェ」を月 1 回開催している。

　「暮らしの保健室」では，暮らしや健康に関する相談窓口を設けるとともに，在宅医療や病気予防について，地域の人々の学びの場を提供している。また，健康チェックに加え，体重・血圧や骨密度測定，フットケア・マッサージなどを行い，障害の重度化の予防や自身の健康を考えるきっかけとなるよう，取り組んでいる。

　参加者は 20〜25 名ほどであり，初期の認知症の人，脳血管障害の後遺症をかかえる人，骨折の治療中の人，精神疾患をもつ人，糖尿病の人といった，なんらかの障害をもつ人々も含まれている。参加者は，継続して記録を続けることで，症状の変化を観察できるようにしている。とくにフットケアでは，足の形，爪の変形，湿潤程度などを参加者がボランティアの看護学生とともに観察し，今後の足の手入れや正しい靴の選択，歩き方などを一緒に考え，足疾患を予防する機会となっている。

　「よりみちカフェ」では，地域の高齢者や障害をもつ人と子どもたちとの世代間交流を通して，地域コミュニティの活性化を目ざしている。ボランティアの看護学生を中心に，気軽に立ち寄ってもらえるカフェの運営を行い，フラダンスやゲーム，楽器の演奏といった，自然にからだが動くようなイベントを開催して，継続的な健康管理や，子ども達とのふれあいによる心の刺激を提供している。

　写真にあるように，フラダンスの衣装を着た看護学生たちは，地域住民の心も動かしている。これも「暮らしの保健室」同様に予防的な地域リハビリテーション看護といえよう。

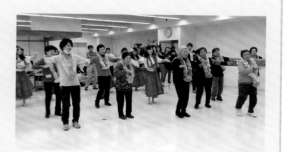

出されていることが条件となる。

　医療機関や施設から在宅へと移行した対象者の場合は，獲得された生活機能の安定化とQOLの維持・向上がリハビリテーションの目的となる。そのため，退院前から多職種で数回カンファレンスを行い，施設内での様子や，リハビリテーションの内容などの情報共有を行い，在宅でも継続的に提供できるように準備をしていく必要がある。

●終末期のリハビリテーション看護　終末期リハビリテーションは，最期の瞬間までその人らしく暮らすための重要なリハビリテーションとして位置づけられており，在宅でも行われている。たとえば，本人の意識が遠のいていくような状態であっても，通常の訪問看護と同様に関節可動域訓練を行いながら，家族から本人の思い出話を傾聴しつつ看取ったというケースや，がんの終末期であっても，1人で過ごすのがさびしいという本人の希望を尊重し，毎日デイサービスに送迎し，まわりの人たちの動きやゲームなどをながめて終末を過ごしたというケースもある。

　在宅でのリハビリテーション看護にあたっては，生活期であっても終末期であっても，それぞれの暮らしに即したアセスメントと看護が重要である。

3　医療機関・施設におけるリハビリテーション看護

　地域包括ケアシステムをもとに考える場合，医療機関や施設も地域のなかに位置づけられるため，これらで行われる看護も，地域リハビリテーション看護の1つであるといえる。医療機関・施設では，おもに急性期・回復期に合わせたリハビリテーション看護が行われることになる。

　2022(令和4)年の診療報酬改定では，疾患別リハビリテーションの取り扱いの見直しが行われ，多くの疾患別リハビリテーションに実施計画書と評価が求められた。これまでのリハビリテーション料の見直しのみならず，廃用性症候群リハビリテーション料や障害児(者)リハビリテーション料，がん患者リハビリテーション料など，多岐にわたる変更が加えられ，その人に合わせて一貫したリハビリテーションが提供できるようなしくみづくりがなされている。これらのリハビリテーションが適切に提供されるために，看護師は多職種連携をはかり，療養生活において生活機能の回復につながる活動ができるようにアセスメントしていかなければならない。また，入院の時点から，在宅生活を見すえて，継続的なリハビリテーション看護の視点を病棟内で強化していくことも重要であろう。

4　地域リハビリテーション看護実践のためのアセスメント

　地域リハビリテーション看護で重視されるのは，なにより本人の暮らしである。看護師には，障害をもっていたとしてもこれまでの暮らしが継続できるように，障害のある子どもや成人・高齢者とその家族に対してチームケアを行うことが求められる。

本人らしい暮らしを支えるためのケアプランや実践を現実のものにしていくために，最初に必要となるのが，在宅・施設での暮らしのアセスメントと，暮らしにそったプランニングである。その際，多職種でケアカンファレンスを行い，ケアを行うチーム内での共通理解をはかっていくことが重要である。

6つのアセスメント領域

アセスメントのための具体的な視点として，6つの領域があげられる（◉表8-2）。すべてのアセスメント領域を網羅しようとすると，その量が膨大であると感じるかもしれない。しかし，すべての領域を埋めることがアセスメントの目的ではない。あせらず正確に視点を定めて必要な情報を収集し，ケアにいかすことを考えていくとよい。

◆ 健康領域

健康領域のアセスメントで重要となるのは，健やかさ，栄養状態，排泄状態に対する視点である。

■ 健やかさへの視点

皆さんは家族に対して一番大事にしてほしいと思うことは何だろう？「わんぱくでもいい，元気でいてくれれば」とか「夫は元気で留守がいい」とも言われているように，私たちは家族や大切な人にはいつも健やかさを求めている。それと同様に，私たちがかかわる障害のある子どもや成人・高齢者とその家族に対しても，健やかに過ごせるようになることを第一に考え，それを支えるためのアセスメントを行うことが重要である。

健康領域のアセスメントでは，まず，疾患やその程度について把握をしていく。障害をもたらす疾患の症状が悪化すると，いくつもの疾患を巻き込んでいく悪循環がみられることもあるため，現在だけでなく，今後の疾患の状態の予測も行っていくことが重要となる。

次に，本人が以前から行っていた健康管理の方法や行動を把握する。たとえば，朝には必ずラジオ体操をしていた，3食しっかり食べるようにしていた，家族が障害をもつ子どものおなかのマッサージをしていたなどがそれにあたる。これらを，継続して行えるように支援する必要がある。対象者が信じていた健康管理行動を尊重するためにも，情報収集は必要である。

◉表8-2　高齢者をみるためのアセスメントの視点

健康領域	健やかに過ごすことを支えるための視点
安全領域	安全に過ごすことを支えるための視点
自立支援領域	いまある力・意欲を発揮することを支えるための視点
安心領域	安心・快でいられる時間を確保することを支えるための視点
個別性領域	その人らしさと暮らしの継続を支えるための視点
支援体制領域	地域住民が互いに支え合うための視点

（六角僚子：アセスメントからはじまる高齢者ケア──生活支援のための6領域ガイド．医学書院，2008 より作成）

■ 栄養状態への視点

　障害のある子どもや成人・高齢者は，疾患に伴う消化器機能低下や，社会的・環境的要因，薬物の副作用などにより，栄養障害をおこしやすい。栄養障害は，活動や免疫能の低下を引きおこし，ときには死にいたる大きな問題となる。そのため，体重や摂食嚥下状態はもちろんのこと，リハビリテーションを実践していくために，ほかの要因もしっかり把握していくことが重要となる。具体的には，栄養状態に関連する疾患，体重，摂食嚥下障害，食欲や水分摂取量・食事摂取量，口腔内の状態，食事の体位，吐きけや嘔吐，腹痛などの消化器状態，皮膚状態，褥瘡について把握をしておく。

■ 排泄状態への視点

　人間らしさの保持は排泄の自立にあるともいわれるほど，排泄ケアは重要である。地域リハビリテーション看護の対象者は排泄になにかしらの障害をもつことが多いため，排泄に関連する疾患，排泄方法・排泄パターン，尿意・便意，腹部の状態などを把握し，リハビリテーションを円滑に進められるようにしていく。

◆ 安全領域

　安全領域のアセスメントで重要となるのは，生活環境，対象者，支援側の体制に対する視点である。

　地域リハビリテーション看護の対象者は障害をもっているため，生活においてはつねに危険と隣り合わせである。そのため，危険を予測し，事故をおこさず安全に過ごすための支援体制が重要となる。「その人」のための支援体制を整えるため，本人だけでなく，家族を含めた支援体制についてもアセスメントを行い，本人・環境・支援体制の3方向からの視点をもつことが重要となる。具体的には，① 食事や排泄，入浴場所などの生活環境がその人にとって安全であるか，② 本人の危険認知能力，認知障害，記憶障害，見当識障害，視空間認知障害，周辺症状などの程度はどうか，③ 支援側が疾患を正しく理解し，支援のための適切な技術をもっているか，といった点をアセスメントする。

◆ 自立支援領域

　自立支援領域のアセスメントで重要となるのは，日常生活活動，役割（参加），活動・休息・睡眠のバランス，環境の機能性に対する視点である。

　2001 年に WHO により国際生活機能分類（ICF）の理念が提示され，障害のとらえ方の変化や，暮らしのなかで残存機能をいかすという考え方が打ち出された（●29ページ）。ICF では生活機能を人間が生活するうえで使用しているすべての機能と定義しており，心身機能・身体構造，活動，参加で構成され，健康状態と環境・個人因子に左右されるとしている。

　ICF の考え方では，活動とは，課題や行為に対する主体的な人間の行動であり，参加とは，生活・人生に関与する社会的な行為である。活動と参加は人間が生活するうえで欠かすことのできない重要な要素であり，地域リハビ

リテーション看護では，これらを機能させていくための前向きな支援が求められる。

　自立支援に向けては，対象者にいまある力を見きわめ，やる気をもって活動を行い，参加ができるような環境をつくることが，看護師の役割となる。障害により役割遂行や社会参加が困難な状態であっても，医療的・社会的要因を十分にアセスメントし，課題に対する視点を転換することによって，プラス面や，解決の可能性をもつ課題を多く見つけることができる。そのために，残存機能を発見するアセスメントを行っていくことが重要である。

■ 日常生活活動（ADL）への視点

　日常生活活動（ADL）の状態は，対象者がリハビリテーションに意欲的に取り組み，自立していくために必要な情報となる。その人が活動するためにどのような障害があり，どうすればできるようになるのかを視野に入れながら，心身機能・身体構造，セルフケア状態（活動）をとらえ，情報収集をすることが必要である。具体的には，基本的 ADL や，外出，買い物，食事のしたく，金銭管理といった，地域社会で自立した生活を営む活動（手段的ADL）を観察していく。

　活動をアセスメントする際は，1人でできない活動，見まもりがあれば1人でできる活動，適切な言葉かけによりできる活動のように，対象者がどのような活動であれば行えるのかを見ていく。とくに，手段的 ADL のような社会での活動を観察すると，本人ができるにもかかわらずさせてもらえないという状況も多い。この場合，活動を遂行する力があるのに，していないためにできなくなっている状態ということになる。

　アセスメントの際は，単に「できる」「できない」を観察するだけでなく，どうすれば本人ができるようになるのか，また，そのためのしくみづくりをも視野に含めることが重要である。

■ 役割への視点

　たとえば，ある女性は妻・母親・看護師・PTA 役員といった役割を担い，ある男性は夫・父親・子ども・会社員・町内会役員といった役割を担うなど，人間は1人で複数の役割をもちながら暮らしている。しかし，ひとたび障害をもつと，それまでもっていた役割を失ってしまうように感じたり，障害者であることを理由に役割を担わなくてもよいと感じたりすることがある。対象者の役割に関しては，障害をもっていても役割が継続されているか，あるいは，以前の役割をいかして別の役割を担っているかといったことをアセスメントする必要がある。

■ 活動・睡眠・休息のバランスへの視点

　活動を促進するための睡眠・休息は，人間が生きていくうえで不可欠な欲求であり，心身の疲労回復やエネルギーの節約という重要な役割をもっている。また，成長・発達をたすけたり，免疫能を高めたりするというはたらきもある。

　障害をもつ人の特徴として，活動性が低下し，外出などの機会が減ることで生活範囲が狭まったり，生活リズムの乱れが生じたりすることがあげられ

る。自立性が乏しい場合には，活動性の低下から廃用症候群がおこり，さらに認知機能の低下が加わるといった，悪循環に陥るケースも見受けられる。とくに身体障害のある人は，支援者からのはたらきかけがないと，寝たきりの状態になりやすい。活動・睡眠・休息の時間がかたよりなく，バランスよく調整されているか，などをアセスメントしていくことが重要である。

■ 環境の機能性への視点

　環境の機能性の有無も，アセスメントの際に欠かせない視点である。環境のなかに，対象者のもっている力をいかすための機能があるかを把握する。たとえば，段差という環境は転倒のリスクであるが，機能性という視点でとらえると，脚力の維持や体幹バランスを調整する機能をもつという見方ができる。生活の場面で，対象者の残存機能をいかに活用できるかを考え，能力をいかすための環境調整と，そのためのアセスメントが必要となる。

◆ 安心領域

　安心領域のアセスメントで重要となるのは，感覚・知覚，認知レベル，ストレス，環境の快適性，コミュニケーション・関係性への視点である。
　障害をもつ人は，視聴覚機能の支障や，膝・腰が痛いといった身体的不調から，不安な毎日を過ごしている場合が多い。障害により，安心できる暮らしを送ることができずにいると，他者との交流も制限されてしまう。安心領域のアセスメントにおいては，障害をもつ人が少しでも安心し，快い時間を確保できるように，感覚や知覚の状態，記憶障害や見当識障害といった認知機能の状態，ストレスに耐える力や環境の快適性，他者との関係調整能力などについて観察をしていく。

◆ 個別性領域

　個別性領域のアセスメントで重要となるのは，個別性，価値観・信念，性，自己の考え方やとらえ方への視点である。
　「その人らしさ」を尊重しましょう，とはよく聞く言葉であるが，ではいったいその人らしいとはどのようなことであろうか。その人らしさは，表情やしぐさ，からだの動きや姿勢，立ち居ふるまいからみえてくる特有のものであり，いままでの生活様式や習慣や生活リズムなどからかたちづくられる。そして，これまでの暮らしのなかでしてきた自己決定が，さらにその人らしさや個別の姿をその人のものとして確立させていく。
　個別性領域では，生活歴，生活習慣，なじみの環境のほか，自己決定の仕方，価値観や自己の思いなどを重視したアセスメントを行っていく。これらの情報を尊重することで，地域包括ケアシステムが提言している「自分らしい暮らしを人生の最期まで続けることができるように」という方針の実現に近づくと考えられる。

◆ 支援体制領域

　支援体制領域のアセスメントでは，家族の介護力，地域とのつながり，

サービス提供側施設・事業所の支援への視点が重要となる。

　この視点では，対象者をとりまく支援体制をみていく。具体的には，暮らしの継続のために，本人と家族のいまを支える資源があるか，本人本位に支えているか，本人と家族が孤立せず社会的なつながりを保ちながら暮らしているか，といった項目である。また，家族の介護力をアセスメントしていく必要もある。さらに，その家族の歴史，関係性，経済力などもアセスメントされなくてはならない。

　加えて，インフォーマルな支援への視点も重要である。理・美容室の出張や歯科の出張診療，また，ボランティアによる催し物や手伝い，家族や親族の面会やふれ合いなどもインフォーマルな支援にあたる。これらの支援は，地域や近所の人たちのあたたかい心で行われていることが多く，看護の視点では見落としてしまうことがある。インフォーマルな支援を看護師が確実にアセスメントしておくことで，地域連携の手がかりとなるだろう。

　また，在宅の対象者や施設に対して，外部からはたらきかけがあるかだけではなく，障害者本人が外部の人々やイベントにかかわっているか，つまり，双方向のつながりがあるかを観察することも重要である。

　本人本位の支援という視点にたってアセスメントをすることは，サービスを提供する施設・事業所や，看護師自身のふり返りにもつながっていく。施設や事業所，看護師側の理由による決定でリハビリテーションが進められていないかを，批判的視点でながめていくことが重要である。

5 事例に基づく地域リハビリテーション看護実践のためのアセスメント

　各領域のアセスメントが終了したら，それらをもとにアセスメントを統合し，課題・計画を立案する作業となる。その人の課題は，その人のいくつもの情報が関連し合って浮かびあがってくるものである。

　ここからは，Aさんの事例をもとに，関連し合う6つの領域とともに，アセスメントをみていく。

事例

　Aさん(27歳，女性)は，高校3年生のときに交通事故を原因とした脳挫傷により，高次脳機能障害と四肢不全麻痺の状態となり，気管切開を行った。急性期病院とリハビリテーション病院で計3年間療養生活を送ったあと，新築となった自宅へ戻り，母親と兄と同居を始めた。その後，相談支援専門員が中心となり，在宅医，訪問看護師，訪問リハビリテーションスタッフ(PT，OT，ST)，ホームヘルパー，訪問歯科医，デーサービススタッフによりつくられた在宅サポートチームが結成され，連携を取り合いながら本人の夢を支えるリハビリテーションを実践した。

▶健康領域・安全領域のアセスメント

　Aさんの診断名は頭部外傷後遺症，脳挫傷，高次脳機能障害，四肢麻痺，

言語障害，摂食嚥下障害であり，気管カニューレが挿入された。また，唾液の分泌が多く，流涎（りゅうぜん）がみられた。高次脳機能障害はあるが，記憶障害などはなく，事故後の自分自身の状態を理解し，コミュニケーションツールを用いて意思を表現することができた。その一方で，左半側空間無視があり，意思疎通に関して情動のコントロールがうまくいかないときがあり，またそれらが原因となり頭痛を生じることがあった。そのほか，痛みや生理などにより発熱しやすい状態であった。

　服薬は慢性便秘症治療薬，抗痙攣薬（けいれん），鎮痛薬などであり，検査値にはとくに異常はみられなかった。

　BMI が 17.7 とやせ型であり，栄養状態については，胃瘻（ろう）から一日 3 回，合計 1,000〜1,200 kcal の栄養をとっていた。ST の介入により摂食嚥下訓練を行っており，A さんには食べたい気持ちが十分にあった。

　排泄方法はおむつを着用していた。排尿は 1,500 mL/日あるが尿意は感じなかった。排便は 1〜2 日に 1 回で便意があるため，ときどき伝えることができていた。

　在宅サポートチームは事故の後遺症を正確に観察し，誤嚥性肺炎および二次感染予防などの対処をしていた。介護用ベッド上での生活であり，移動はリフトを利用していた。四肢麻痺があるため，みずからの動きによる事故や転落などはないと考えられた。

自立支援領域のアセスメント

　四肢麻痺があり，弛緩性麻痺と痙性麻痺がみられた。筋力低下もみられたため，座位保持訓練，他動運動訓練などを行った。ケアはすべて母親や在宅サポートチームの支援により行われた。

安心領域・個別性領域のアセスメント

　A さんが安心して自分らしく療養生活を送るためには安心領域・個別領域が重要であった。事故については，「こんな状態になったことがつらい」と泣きながら訴えていた。できる限り家で生活を継続したい思いが強かった一方で，母親や兄に迷惑をかけるのはつらいとも思っていた。

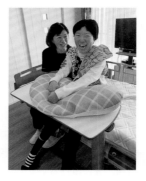

　自宅に戻ったあとの A さんは，リハビリテーションに積極に取り組んでいた。リハビリテーションは「第二の人生の種をまいてくれた」ような存在であると語り，したいことや欲求も多くなっていた。チャレンジしたいことがたくさんでき，楽しみたいという思いや，将来はすこし動けるかもしれないという期待ももっていた。家族との時間も大切にしており，休日にはサービスを利用して，母とおしゃれをして外出・ショッピングを楽しんでいた。

　また，人とのコミュニケーションが A さんにとっての安心材料であったため，人とのつながりを大切にしたい思いが強かった。

支援体制領域のアセスメント

　主たる介護者は母親であるが，在宅サポートチームが支援体制を整えていた。サポートチームは A さんのリハビリテーション意欲から，社会参加が広がる可能性があることを生活課題にし，さらには母親の不安をできる限り

軽減するよう家族支援にも努めていた。
　　（事例提供：株式会社ジェネラス　訪問看護ステーションほたるいせ）

　地域リハビリテーション看護では，利用者に疾病や障害があっても，多職種と連携しながらリハビリテーションを行うことで，利用者とその家族の潜在的な力を引き出すことを目ざす。そのために，その人に必要なケアを，必要なときに，必要なだけ提供することが望まれる。また，地域に根ざした訪問看護師の使命の１つとして，利用者が住み慣れた地域で望む暮らしを実現できるように支援するというものがあげられる。

　事例をもとに，A さんが地域で望む暮らしのために必要な支援を考えてみよう。A さんは人とのコミュニケーションが安心材料であり，人とのつながりを大切にしたいという思いが強かった。このことから，在宅サポートチームはデイサービスの利用者や他者と会話を楽しめるよう，意思伝達装置を使用できるように支援を行った（◉図 8-2）。また，後遺症の症状を正確に観察し，誤嚥性肺炎と二次感染予防といったケアを行った。一方で，リハビリテーションに積極的に取り組む姿勢やチャレンジしたいという目標をもっていることから，社会参加の実現のために，家族を含めた支援を行うことも，望む暮らしの実現につながるであろう。

　このように，単に機能訓練を行って機能障害の改善を目ざすだけではなく，あたり前の生活の実現や楽しみ，目標をもつことの意義を共有したうえで，社会参加を実現させる活動を実践することが，地域リハビリテーション看護では重要である。ただし，あたり前の生活といっても，それは１人ひとりの個性，生活様式，習慣，価値観，考え方などにより，さまざまである。だからこそ，利用者と家族に寄り添い，個別性を理解できるように考え，日ごろから良好な関係を維持しておくことが不可欠となる。

　以上のような理念で地域リハビリテーション看護が進められていくことで，A さんのように障害をもっていても，自分らしく生きていくことが可能になると考えられる。

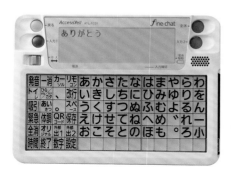

◉**図 8-2　意思伝達装置（ファインチャット）**
（写真提供：アクセスエール株式会社）

B がんリハビリテーション看護

1 がんリハビリテーションの考え方

1 がんと治療に伴う患者の全人的な影響

　がんの治療は，根治または延命をめざして手術療法・薬物療法・放射線療法を組み合わせた集学的治療で行われることが多い。がん医療の進歩により生存率❶は向上し，がんの治療と日常生活を両立するがん患者が増えている。

　その一方で，がんとともに生きる患者は，治療に伴う副作用や機能障害，後遺症により QOL が低下することになる。しかも，それらが生涯にわたることも少なくなく，その対処は大きな負担となる。不安や抑うつ，適応障害といった精神的な影響や，会社や学校などにおいて社会的役割の変容が生じることも少なくない。そのため，がん患者への身体的・精神的・社会的な支援が重要となっている。

◻NOTE
❶生存率
　治療の効果を判定する指標として用いられ，がんの生存率では5年相対生存率がよく用いられる。

2 がんリハビリテーション

● **がんリハビリテーションの定義**　がんリハビリテーションという考え方が広まっている。がんリハビリテーションとは，「がん患者の生活機能と生活の質（quality of life：QOL）の改善を目的とする医療ケアであり，がんとその治療による制限を受けた中で，患者に最大限の身体的，社会的，心理的，職業的活動を実現させること。また機能的な面を元の状態に回復させるだけでなく，健康レベルをその人にとって最善の水準に向上，維持させることである」[1]とされている。

● **がんリハビリテーションの目的**　がんリハビリテーションの目的は，病期あるいは治療の経過別に「予防的」「回復的」「維持的」「緩和的」に分類される（●図 8-3）。これらに加えて，高齢者は，がんやその治療による食欲不振や下痢，嘔吐，倦怠感などによる低栄養が，サルコペニア・フレイルを引きおこすため，これらの予防に向けたリハビリテーションも大切である。これらの目的をがん医療に携わる多職種が共有し，患者の状態・リスクに応じた適切なリハビリテーションを行っていく必要がある。

3 がん患者を支える看護師の役割

　がんそのものやがん治療に伴う機能障害・喪失は，身体的な問題だけでなく，ボディイメージの変容などに伴うアイデンティティの喪失や，家族役割の変容，就労への影響といった社会的な問題を引きおこし，生きる意味が揺

1）日本リハビリテーション医学会がんのリハビリテーションガイドライン策定委員会編：がんのリハビリテーションガイドライン．p.1，金原出版，2013.

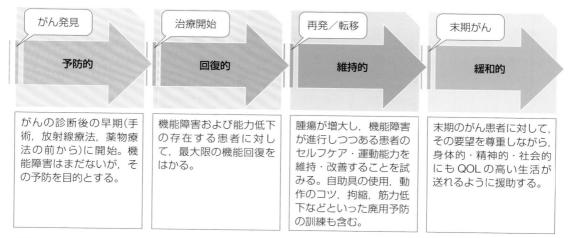

がん発見	治療開始	再発／転移	末期がん
予防的	回復的	維持的	緩和的
がんの診断後の早期(手術, 放射線療法, 薬物療法の前から)に開始。機能障害はまだないが, その予防を目的とする。	機能障害および能力低下の存在する患者に対して, 最大限の機能回復をはかる。	腫瘍が増大し, 機能障害が進行しつつある患者のセルフケア・運動能力を維持・改善することを試みる。自助具の使用, 動作のコツ, 拘縮, 筋力低下などといった廃用予防の訓練も含む。	末期のがん患者に対して, その要望を尊重しながら, 身体的・精神的・社会的にも QOL の高い生活が送れるように援助する。

◎図 8-3　がんのリハビリテーションの病期別の目的
(辻哲也:がんリハビリテーションの概要. 一般社団法人日本がん看護学会監修:看護師が行うがんリハビリテーション――サバイバーを支える. p.5, 医学書院, 2016 による, 一部改変)

らぐといった多面的な苦痛をもたらす。残存機能を最大限にいかし, さまざまな変化に対する精神的・社会的な適応を促し, その人にとっての新たな日常をさがし, 生活の再構築や自己実現を支えることが, 看護の役割である。

2　がんや治療に伴う機能喪失・障害に対するリハビリテーション看護

　がんの治療が多様化することに伴い, がんリハビリテーションに求められる状況も多様なものになっている。ここでは, 患者の食にかかわる摂食嚥下障害に対するリハビリテーションと看護, ついで, がん治療後のリンパ浮腫に関するリハビリテーションについて述べる。

1　摂食嚥下障害に対するリハビリテーションと看護

　摂食嚥下障害は, 腫瘍により生じるだけでなく, 手術療法によって, さらには薬物療法, 放射線療法などの影響により生じる場合もある(◎表 8-3)。障害された摂食嚥下機能に対するリハビリテーションによって栄養摂取の方法を確立し, それを日常の生活で実践・継続できるかが患者の QOL の維持・向上のカギとなる。

◆ がんに関連した摂食嚥下障害の原因と評価

　摂食嚥下障害に対する効果的なリハビリテーションやケアの考案のためには, 看護師だけでなく, 医師や歯科医師, 言語聴覚士, 理学療法士などの多職種がチームとなり, 機能障害の原因と状態を慎重に評価する必要がある。

◆ 機能回復に向けたがんリハビリテーション

　がんの発生部位や治療の術式にもよるが, 食道がんの手術後は摂食嚥下障

◎表8-3　がんのリハビリテーションの対象となる障害の種類

がん自体による障害	
がんの直接的影響	• 転移性骨腫瘍に伴う切迫骨折・病的骨折 • 脳腫瘍(脳転移)に伴う片麻痺, 失語症など • 脊髄・脊椎腫瘍(脊髄・脊椎転移)に伴う四肢麻痺, 対麻痺など • 腫瘍の直接浸潤による神経障害(腕神経叢麻痺, 腰仙部神経叢麻痺, 神経根症) • 疼痛
がんの間接的影響 (遠隔効果)	• がん性末梢神経炎(運動性・感覚性多発性末梢神経炎) • 悪性腫瘍随伴症候群(小脳性運動失調, 筋炎に伴う筋力低下など)
おもに治療の過程においておこりうる障害	
全身性の機能低下, 廃用症候群	• 薬物・放射線療法, 造血幹細胞移植後
手術	• 骨・軟部腫瘍術後(患肢温存術後, 四肢切断術後) • 乳がん術後の癒着性関節包炎・肩関節拘縮 • 乳がん・婦人科がんなどの手術(腋窩・骨盤内リンパ節郭清)後のリンパ浮腫 • 頭頸部がん術後の摂食嚥下障害, 構音障害, 発声障害 • 頸部リンパ節郭清後の副神経麻痺(僧帽筋の筋力低下・萎縮, 翼状肩甲) • 開胸・開腹術後(肺がん・食道がんなど)の呼吸器合併症・嚥下障害
薬物療法	• 四肢末梢神経障害(感覚障害による上肢巧緻性・バランス障害, 腓骨神経麻痺など)
放射線療法	• 横断性脊髄炎, 腕神経叢麻痺, 嚥下障害, 開口障害など

(辻哲也：がんのリハビリテーションの概要. 辻哲也編：がんのリハビリテーションマニュアル——周術期から緩和ケアまで. pp.23-37, 医学書院, 2011による, 一部改変)

害が高頻度に発生する。必要なエネルギー量を, 経口で規則正しく摂取できるような機能訓練を行う。また, 退院後の生活に向け, STの指導のもとでのセルフケアの習得が必要である。

　リハビリテーションは, 誤嚥による肺炎などの合併症を予防するため, まずは間接訓練から始める(◎152ページ)。その後, 経口摂取が可能と判断された場合は, 実際に食物を用いた直接訓練が行われる(◎152ページ)。しかし, リハビリテーションが順調に進まず, 誤嚥がみとめられるようなら, 間接的嚥下訓練に戻る。患者が意欲を維持し, ねばり強く取り組むことができるように, 精神的に支えて励ますようにする。

◆ セルフケアの習得と生活の再構築

　摂食嚥下障害をもちながら生活することは容易ではない。摂食嚥下障害により, 食べることを負担に感じるだけでなく, 他者と食べることに気がねしたり, むせることで食事の場の雰囲気をこわすことを懸念して外食を控えたりすることにより, 社会的交流が減少するという問題もある。

　そのため, 摂食嚥下障害が残存したまま退院する患者は, 日常生活においても口すぼめ呼吸や息こらえ嚥下❶, 顎引き嚥下❷などの訓練を長期的・主体的に実践しなければならない。

　また, 入院中のリハビリテーションでは, 慎重に意識的に取り組むことでできていたとしても, 退院後の日常生活のなかでは慎重さを欠き, 誤嚥をおこしやすくなる。入院中から, 退院後を見すえて, 患者自身が, むせ, 咳嗽,

NOTE

❶息こらえ嚥下
　むせずに飲み込めるように次のように行う。①鼻から大きく息を吸う, ②しっかりと息をとめる, ③顎を引いて息をとめたまま飲み込む, ④口から息を吐き出す。

❷顎引き嚥下
　顎を引き, 頭頸部をゆるやかに屈曲させることで, 咽頭腔の形状や喉頭の位置などを変化させ, 誤嚥の防止をはかる方法である。ファウラー位で摂食する際に, 枕なども用いて適切な角度に調整するとよい。

発熱，息苦しさ，つっかえ感の変化，逆流の有無などの症状を理解してセルフモニタリングできるように指導する。また，異変を感じた際の対処方法を習得するといったセルフケア能力を高めることで，患者の不安の緩和と自信につなげていく。

　退院後に看護師が患者にかかわる機会は限られるため，患者の通院時には積極的にコミュニケーションをはかる必要がある。不安や問題の共有，および対処方法の助言に加え，できていることを賞賛し，モチベーションを高める支援を，看護師は意図的に行うようにする。セルフケア能力が獲得できることは，対処能力を養うだけでなく，自身の変化を受容し，成長の契機となる。

　以前の生活に戻ることはできなくとも，新たな日常生活を患者自身が見いだし，可能性を広げていけることを看護師は信じて支援していくことも大切である。

2　がん治療後のリンパ浮腫に関するリハビリテーション

◆ がん治療に伴うリンパ浮腫とセルフケアの必要性

　リンパ浮腫とは，リンパ管による間質液の回収機能の異常により発症する浮腫をさす。リンパ浮腫には，原発性（一次性）と続発性（二次性）があり，続発性のほとんどは乳がんや子宮のがん，前立腺がん，大腸がんなどの手術後に発生する。手術療法によるリンパ節郭清や，放射線照射によりリンパ液の流れが阻害されると，リンパ液が貯留して上・下肢にリンパ浮腫が生じる。リンパ浮腫が悪化すると，仕事や生活全般に支障をきたし，精神的・社会的苦痛も強まり，QOL が低下するリスクがある。

◆ リンパ浮腫の病期分類

　リンパ浮腫の病期分類には，国際リンパ学会 International Society of Lymphology（ISL）のものが広く用いられている（◎表 8-4）。この病期分類を用いてリンパ浮腫の重篤度を見きわめ，治療やケアにつなげていく。

◎表 8-4　国際リンパ学会の病期分類

0期*	リンパ液輸送が障害されているが，浮腫が明らかでない潜在性または無症候性の病態。
I期	比較的タンパク質成分が多い間質液が貯留しているが，まだ初期であり，四肢を挙上することにより治まる。圧痕がみられることもある。
II期	四肢の挙上だけではほとんど組織の腫脹が改善しなくなり，圧痕がはっきりする。
II期後期	組織の線維化がみられ，圧痕がみられなくなる。
III期	圧痕がみられないリンパ液うっ滞性象皮病のほか，アカントーシス（表皮肥厚），脂肪沈着などの皮膚変化がみられるようになる。

＊0期は発症していないが，潜在性にリンパ浮腫のリスクを有する状態をいう。
(International Society of Lymphology : The diagnosis and treatment of peripheral lymphedema. Consensus document of the International Society of Lymphology. *Lymphology*, 42(2): 51-60, 2009 より作成)

◆ リンパ浮腫予防のための知識とリハビリテーション

● **知識・情報の獲得**　リンパ浮腫の好発部位・徴候・症状，ならびに合併症や日常生活で留意すべきことなどの知識・情報が確実に得られるようにする。また，これらの知識・情報もとに患者のセルフケア行動・リハビリテーションを促す。その際，パンフレットや資料を用いて助言・指導を行うことが効果的である。

● **日常生活におけるセルフケア・リハビリテーションの留意点**　リンパ浮腫は，予防と早期発見・対処が不可欠である。そのためには治療開始前からの患者への指導・支援が必要である。徴候や症状のセルフモニタリングと，日常生活での留意点，予防的なリハビリテーションを継続すること，そして変化に気づいた際には受診することなどを確認しておく。また，リンパ浮腫は，がんの治療後数年経過してから発症することもあるため，治療後はつねにリンパ浮腫のリスクがあることを認識してもらう必要もある。

● **スキンケア**　浮腫のある部位の皮膚は脆弱なため，日焼け・虫刺されを予防し，皮膚を傷つけないように爪をよく手入れする。また，浮腫のある部位は多毛症になりやすいが，脱毛はしないように指導する。

● **栄養**　適正体重を維持する。バランスのよい食事をとり，肥満予防に努める。

● **衣類の選び方**　からだを締めつける下着・衣服や，腕時計，装身具を着けない。予防的弾性着衣が処方された場合は装着するように指導する。

● **仕事や家事の工夫**　上肢に浮腫がある場合は，負担をかけないように患肢で重いものを持たないようにする。重いものを持つときには，小分けにして持つように指導する。長時間，パソコン操作を行うときは，肘枕を使用し，腕の重さを軽減し，ときどき肘の屈伸運動を行うようにする。下肢に浮腫がある場合は，長時間の立ち仕事や正座を避け，エクササイズ・運動，患肢挙上を行う。

● **その他**　手指に浮腫があるときは，指輪や時計などの圧迫するものを外す。炎症時は入浴や温泉，プールなどを控える。

◆ リンパ浮腫への指導と治療

　一度リンパ浮腫を発症すると治癒がむずかしくなるため，患者と協働してリンパ浮腫の予防に取り組むことが基本になる。診療報酬ではリンパ浮腫指導管理料が設けられている。定められた機会に説明および指導管理を行った場合に算定される。その際，看護師からの一方向の指導ではなく，患者がこれらの情報や知識を習得し，セルフケア行動を習得・遂行できるような質の高い指導が求められる。

　リンパ浮腫の治療は，下記を適切に組み合わせた複合的治療で行われる。

（1）弾性着衣または弾性包帯による圧迫
（2）圧迫下の運動
（3）用手的リンパドレナージ

（4）患肢のスキンケアおよび体重管理などのセルフケア指導

　これらは指定された要件をすべて満たす研修を修了している者でないと実施できない。看護師は，患者のリンパ浮腫の徴候や状態をアセスメントし，多職種で連携して必要なリハビリテーションやケアが提供できるようにする。

　日常生活のなかで，患者が長期的にリハビリテーションを含むセルフケアを遂行できるよう，外来通院時にはタイミングを逃さず，適宜，実施方法の評価や相談，および保証，賞賛などといった意図的なかかわりを行い，自己効力感が高められるようにしていく。

　社会生活を営みながら，発症予防あるいは悪化予防のためのスキンケア・リハビリテーションを継続することは容易ではない。看護師には，患者の心身の負担を考慮し，患者の技術習得への支援だけでなく，リンパ浮腫に伴う精神的・社会的苦痛への支援が求められる。

C 災害時のリハビリテーション看護

1 障害者と災害

1 災害時の障害者の位置づけ

　災害や紛争において，緊急人道支援活動をする NGO や支援者の指針となるものとして**スフィア❶**がある。スフィアでは災害や紛争における脆弱性の高い人々として，子どもや高齢者などとならんで，障害者が位置づけられている。また人道憲章と人道対応に関する最低基準は，**スフィアスタンダード**として知られており，生命保護のために必要不可欠な4つの要素を次のように定めている。

（1）給水，衛生および衛生促進
（2）食料安全保障と栄養
（3）避難所および避難先の居住地
（4）保健医療

　このスフィアスタンダードは，2016（平成28）年に内閣府（防災担当）が示した『避難所運営ガイドライン』のなかで，参考にすべき国際基準として紹介されている。

　一方，2015年には第3回国連防災世界会議が開催され，「仙台防災枠組2015-2030」が採択された。そのなかで，障害者とその組織による災害のリスク評価は，個別の必要性に応じた計画の策定と実施においてきわめて重要であるとされ，災害における障害当事者の参画が必須であることが示された。

　このように障害者を，災害時に支援が必要な人々というだけではなく，災害という事象において命と生活をまもる主体者として位置づけることが重要である。

NOTE
❶スフィア
　人道支援の質と説明責任の向上を目的として，1997年にNGOグループと赤十字・赤新月運動によって開始されたプロジェクトであり，難民や被災者に対する人道援助の最低基準を定めている。2018年にスフィアプロジェクトからスフィアに改称されている。

2　障害者の災害時の困難

　高齢者をはじめとして，障害者や乳幼児，妊産婦，外国人など，災害時にとくに配慮を要する人は**要配慮者**とよばれる。そのうち，災害発生時などにみずから避難することが困難で，円滑かつ迅速な避難のためにとくに支援が必要な人は，**避難行動要支援者**と称される。避難行動要支援者は，大地震後の津波や，豪雨災害による土石流・洪水の際に逃げ遅れるリスクが高く，また適切な避難支援と避難先の確保が必要になる。そのため，市町村において名簿の作成が義務づけられ，個別の避難支援計画を作成することが求められている。

◆ 避難支援の課題

　東日本大震災後の内閣府の調査[1]では，要配慮者❶の約6割が一般避難所に避難していなかったことが明らかになっている。避難できなかった理由としては，「避難が必要だと判断する情報が入らなかった」「周囲の支援がなく，避難することができなかった」「避難する場所がわからず，避難できなかった」「身体が不自由で避難できなかったため」などがあげられ，事前の個別避難支援計画の作成が重要であることがわかる。

　避難支援における障害者に特化した課題として，地域で暮らす障害のある潜在的な避難行動要支援者（以下，**潜在的要支援者**）の存在がある。潜在的要支援者とは，障害者手帳が交付されていても福祉サービスを受けておらず，必要な支援につながることなく地域で生活をしている人である。これらの人々は，もともと地域とのつながりが希薄で，災害時に支援から見落とされるリスクが高いことが特徴である。

　しかし，市区町村自治体を対象とした調査[2]において，潜在的要支援者を「把握していない」自治体は55.4%，また災害時支援や防災支援に関する検討をしたことが「ない」自治体は63.2%となっており，潜在的要支援者への災害時の個別支援計画の作成のむずかしさと，計画の作成が進んでいない実態が明らかになっている。

◆ 避難所の課題

　先の東日本大震災後の内閣府の調査[3]では，要配慮者が一般避難所に行かなかった理由として，「設備や環境面の問題から避難所では生活できないと思った」「他の避難者も多数いるため，避難所には居づらいと感じると思った」との回答が多かった。学校の教室や体育館，地域の公民館やホールなどに設置された避難所での生活は，身体的障害をもつ障害者や要介護高齢者だけでなく，知的障害者や精神障害者にとっても困難であることは容易に想像

1）内閣府：避難に関する総合的対策の推進に関する実態調査結果報告書（http://www.bousai.go.jp/kaigirep/houkokusho/hinan_taisaku/pdf/hinan_taisaku_houkokusyo.pdf）（参照 2022-12-02）.
2）岡田裕樹ほか：潜在的要支援者の災害時等の緊急的支援への準備に関する調査研究. 国立のぞみの園紀要 14：91-103, 2021.
3）内閣府：避難に関する総合的対策の推進に関する実態調査結果報告書（http://www.bousai.go.jp/kaigirep/houkokusho/hinan_taisaku/pdf/hinan_taisaku_houkokusyo.pdf）（参照 2022-12-02）.

できる。そのため，自宅の被害が大きくても自宅での生活を継続したり，車中での避難生活を選択したりする要配慮者が少なくなかった。

このような状況を受けて，東日本大震災後の 2013（平成 25）年には「災害対策基本法」が改正され，一定の基準に適合する避難所を**指定避難所**とした。そのうち，要配慮者のための特別な配慮がなされた避難所を**福祉避難所**として指定することになった。しかし，各自治体で福祉避難所の指定が進められているものの，2016 年の熊本地震の際には福祉避難所の適切な周知が行われていなかったことや，2019（令和元）年の台風 19 号（令和元年東日本台風）による豪雨災害時も福祉避難所の確保が進んでいないことが明らかになり，課題としてあげられた。

そのため，2021（令和 3）年には『福祉避難所の確保・運営ガイドライン』の改定が行われた。指定福祉避難所の指定を促進するとともに，事前に受け入れ対象者を調整して人的・物的体制の整備をはかることで，災害時における要配慮者の直接避難などを促進し，要配慮者の支援の強化をめざすこととなった。

3 災害時ケアプランと災害ケースマネジメント

東日本大震災後における，障害者の死亡格差の研究において，障害のある人の死亡率は，全体の平均死亡率の約 1.3 倍と推計され，とくに在宅で暮らす障害者の死亡率が高く，死亡格差が生じている[1]。その根本的な要因として，平常時の保健・医療・福祉サービスと，災害時の対策・支援とが分断しており，障害者をはじめとした要配慮者が「取り残された」ことが指摘されている。

障害者にとっての災害の影響については，ICF（◎29 ページ）の生活機能モデルから考えてみるとわかりやすい。災害時には被災に伴う傷病により「心身機能・身体構造」が低下することがあるが，大きくは災害による「環境因子」の劇的な変化により，生活機能の「活動」や「参加」が著しく制約を受けることになる。この影響は，災害急性期の緊急避難先での生活にとどまらず，応急仮設住宅や復興公営住宅での生活へも影響を及ぼす。そのため，障害者に対しては，避難時だけではなく，災害時・災害後の状況を想定した支援計画を作成しておくことが求められる。

2018（平成 30）年から兵庫県において，防災と福祉の連携モデル事業が展開され，2020（令和 2）年からは県の事業として制度化されている。この事業では，相談支援専門員や介護支援専門員が，平常時のサービス等の利用計画を作成する際に，自主防災組織などの地域の人々と一緒に，避難のための個別支援計画（**災害時ケアプラン**）を作成する。そして県は事業を実施した福祉事業所と市町村に対して補助を行うというものであり，災害時ケアプランの作成の促進が期待される。

1）立木茂雄・川見文紀：障がいのある人の防災対策——避難，避難生活から生活再建までを視野に入れて．総合リハビリテーション 49（3）：261-267，2021．

　また，要配慮者にとっても個別の状況を把握している専門職が計画をたてることで，災害時により実行性の高い支援が行われることが期待される。

　さらに 2021 年の「災害対策基本法」の改正では，障害者を含む災害当事者の「生活の全体性」に目を向け，災害後の中長期にいたるまで切れ目のないサービスが提供される必要性が示された。この考え方は**災害ケースマネジメント**とよばれ，被災者の生活再建が進むようマネジメントする取り組みが推進されている。2022（令和 4）年 3 月には災害ケースマネジメント事例集が発行され，今後は災害ケースマネジメントの標準的な取り組み方法などがまとめられた手順書が作成されることとなっている。

2　災害リハビリテーション

　これまで災害時のリハビリテーションを理解する前提として，障害者と災害に関して現状と課題をみてきた。ここでは障害者を含めたリハビリテーションを必要とする人々を対象とした，災害時のリハビリテーションについて説明する。

1　災害リハビリテーションの概要

　災害リハビリテーションの概念は，日本災害リハビリテーション支援協会 Japan Disaster Rehabilitation Assistance Team（JRAT）によって示されている。JRAT は，2013 年に東日本大震災後にリハビリテーション関連団体が結集して組織化された大規模災害リハビリテーション支援関連団体協議会として発足し，2020 年に法人化にともなって名称が変更された。

◆　災害リハビリテーションの定義と目的

　2019 年に JRAT は，超高齢社会において多発する災害における災害リハビリテーションを次のように定義している[1]。

> 被災者・要配慮者等の生活不活発病および災害関連死等を防ぐために，リハビリテーション医学・医療の視点から関連専門職が組織的に支援を展開することで，被災者・要配慮者等の早期自立生活の再建，復興を支援する活動のすべてをいう

　また，災害リハビリテーションの具体的な目的は，災害関連疾患，ストレスによる精神疾患などの予防や治療，摂食嚥下障害や口腔ケア支援，要配慮者の保護，生活環境整備などである。

　次に，災害リハビリテーションで強調されている，**生活不活発病**と**災害関連死**についてみてみたい。

1）栗原正紀：JRAT（日本災害リハビリテーション支援協会）の創立とその意義. Monthly Book Medical Rehabilitation272：1-8, 2022.

● **生活不活発病**　生活不活発病とは,「防げたはずの生活機能低下」ともよばれており, 避難生活において活動の機会が制限されることによって生じる生活機能の低下をさし, 災害によって生じた廃用症候群と考えられる。生活不活発病は, 先に説明した障害者の災害における困難を ICF の生活機能モデル(◯29 ページ)から見てみると理解しやすい。

　障害者は, 突然の災害による急激な「環境因子」の変化に直面し,「参加」や「活動」の機会が奪われる。さらに災害によるさまざまなストレスのなかで, 過酷な避難生活が続くことも加わり, 日常生活はますます不活発となって「心身機能」が低下し, 生活不活発病の状態となってしまう。このような状態が続くと, 容易に持病が悪化し, また新たな疾患も発症するなど「健康状態」にも影響を及ぼす。

● **災害関連死**　災害後のストレスや生活環境の悪化が誘因となって発症する疾患は, **災害関連疾患**とよばれる。それらには災害後の高血圧や虚血性心疾患, 脳血管疾患, 肺炎, 出血性胃潰瘍, 静脈血栓塞栓症などが含まれ, 場合によっては, **災害関連死**にいたることもある。

　災害関連死の発生時期をみてみると, 東日本大震災の場合では, 発災1週間以内で全体の 12.5％, 1か月以内で 32.1％, 3か月以内で 50.2％となっている[1]。すなわち, 災害急性期以降の慢性期(1～3か月)までに集中していることがわかる。災害関連死は, 高齢者に多いことが知られているが, 先に紹介した障害者の死亡格差の研究(◯309 ページ)からみると, 障害者においても災害関連疾患の発症と災害関連死が生じることは容易に想像でき, 災害リハビリテーションの重要性が認識できる。

2 災害リハビリテーションのフェーズと役割

　災害のサイクルやフェーズについてはさまざまな定義がある。ここでは JRAT が提示している大規模災害のリハビリテーションフェーズに基づいて, 避難所での対応を中心としながら, 各期に求められる災害リハビリテーションの概要を説明する(◯図 8-4)。

◆ 第1期：被災混乱期

　大規模災害の場合, 発災直後からおおむね 72 時間以内の期間は, ライフラインをはじめ, 交通網・情報網が途切れ, 行政・医療機関・介護保険機関の機能が破綻し, 状況が十分に把握できずに混乱している時期である。

　この時期には, 救命救急と避難が優先となり, 消防や自衛隊をはじめとした救助隊や, 医療系では災害派遣医療チーム disaster medical assistance team (DMAT)や日本赤十字社救護班などが救援・救護活動をはじめる。障害者をはじめとする要配慮者は, 避難支援を受けながら避難所などに避難しているか, 自宅などにとどまっていることが予測される。被災地の状況の把握は,

1）復興庁：東日本大震災における震災関連死の死者数(令和4年3月31日現在)(https://www.reconstruction.go.jp/topics/main-cat2/sub-cat2-6/20220630_kanrenshi.pdf)(参照 2022-12-02).

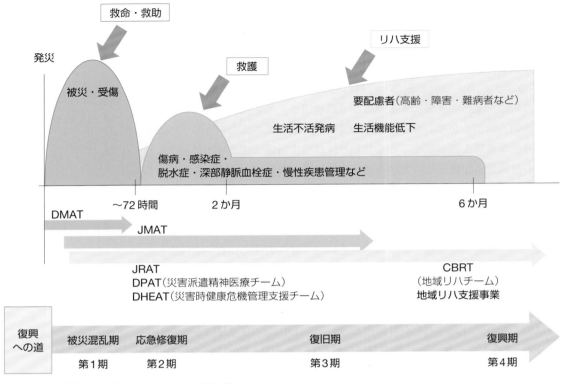

◉図8-4　災害リハビリテーションの位置づけ

(淡野義長：災害におけるリハビリテーション支援の目的・意義．大規模災害リハビリテーション支援関連団体協議会編：災害リハビリテーション標準テキスト．p 2．医歯薬出版，2018 による，一部改変)

地元の障害者支援関連機関や，地域包括支援センターなどの保健福祉機関に頼らざるをえず，情報の集約がむずかしく混乱している時期である。

　この時期の災害リハビリテーションの役割は，要配慮者の避難先の環境整備などである。たとえば，避難所の段差の解消や，簡易ベッド・椅子の設置，車椅子や福祉用具の配備の準備などが求められる。

◆ 第2期：応急修復期

　発災4日目から2か月の時期で，被災地外からの支援が活発に行われるようになる。避難所の運営管理は行政の派遣職員や災害支援ナース，各種ボランティア団体によって行われはじめ，ライフラインの復旧や水・食料，生活必要品が外部から届きはじめる時期である。

　避難所では，避難してきた障害者などの災害前からの身体機能障害への対応に加え，慢性疾患などの持病の悪化，感染症，脱水症，熱中症，服薬の中断などに対応しながら，二次的な傷病・障害の発生を予防し，災害関連死にいたらないような支援が求められる。

　災害リハビリテーションとしては，避難者の生活状況を確認しつつ避難所の環境整備や，セルフケア支援，生活不活発病への対応が必要である。

● リハビリテーショントリアージ　またこの時期には，リハビリテーショ

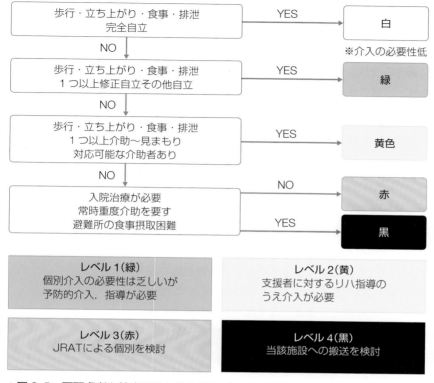

■図 8-5　要配慮者を抽出するためのリハビリテーショントリアージ
（近藤国嗣：災害リハビリテーションの実際. CLINICAL RIHABILITATION30(3): 235-244, 2021 による, 一部改変）

ントリアージを行う必要がある（●図 8-5）。リハビリテーショントリアージとは，災害後にリハビリテーションが必要な要配慮者を抽出し，避難場所の選定や，個別リハビリテーションの実施，環境調整や支援物資の優先的な配給などについての必要度の選定を行うことである。その方法は，ADL の項目についてアセスメントし，レベル別にリハビリテーション介入の必要度を検討するというものである。

　レベル 1（緑）では，緊急的かつ個別的な介入の必要性は乏しいが，予防的な介入が必要である。レベル 2（黄）は，本人・家族と支援者にリハビリテーションの必要性と方法を伝え，必要に応じて個別的介入や環境調整を検討することが必要である。レベル 3（赤）は，個別介入を積極的に行う必要性があり，JRAT などによる専門的な支援が求められる。レベル 4（黒）では，避難所などでの生活が困難であり，福祉避難所や医療・福祉施設への移送を検討する必要性がある。

◆ 第 3 期：復旧期

　大規模災害における復旧期は，おおよそ発災 2 か月後から 6 か月で，避難所の集約化が始まるとともに，応急・みなし仮設住宅への移行が始まる時期である。この時期の被災者は仕事や学校が再開し，被災した家のかたづけや

修復などの作業をしており，日中に避難所にいるのは障害者や高齢者が多い状態である。

　災害リハビリテーションとしては，第2期から引きつづき生活不活発病により生じる生活機能低下に対する支援が中心となる。しかし，復興期への移行に向けた支援も必要であり，今後の生活再建に向けてのニーズの把握や，移行先での生活機能維持のためのアドバイス，障害者・介護サービスへのつなぎ支援が必要となる。

3 災害におけるリハビリテーション看護

　災害時に看護師は，被災地の救護所・仮設診療所，一般・福祉避難所において，DMAT・JRAT・日本医師会災害医療チーム（JMAT）などの災害支援チームの一員や日本看護協会の災害支援ナース，そして NPO やボランティアとして，多職種と連携しながら災害支援を行うことが多い。災害看護の専門家として災害看護専門看護師の育成が行われており，2022 年現在で 27 人の専門看護師が活躍している。また日本災害看護学会では，まちの減災ナース指導者の養成・認定を行っており，地域に密着した減災活動や，発災時に地域で活動できるような専門家の育成を行っている。

　災害看護活動は，発災前から発災後中長期にいたるまで，その活動は多彩である。ここでは，先に述べてきた災害リハビリテーションをふまえたうえで，被災地支援で求められる看護の概要について説明する。

1 健康状態悪化の予防

　障害者を含む要配慮者は，災害の影響を受けて持病が悪化しやすく，二次的な傷病・障害が発症しやすい状況にある。さらに，通院ができずに治療や内服が中断し，これまで利用していた通所サービスが利用できないことなどによって生活機能の低下をおこしやすい。

　要配慮者の健康状態の安定は，生活機能低下防止のための活動にあたっての前提となる。災害看護の役割として，要配慮者の健康管理や感染防止対策などを中心に行っていくことが求められる。まずは災害時に生じやすい健康問題として，不眠や脱水，心身のストレスによる災害高血圧や深部静脈血栓症などの循環器疾患の徴候を早期に発見して予防的な支援を行う。

　栄養や摂食嚥下に関しては，障害に対応した食事が支給されているか，必要な栄養摂取ができているか，口腔内の清潔は保たれているかなどをアセスメントし，その場の状況に応じた支援を実施することが求められる。糖尿病や腎臓病に対応した治療食や，嚥下食などの特別食が継続的に必要な場合は，日本栄養士会災害支援チーム（JDA-DAT）からのサポートを受けることも検討し，健康状態の悪化を防止する。

　排泄に関しては，障害に合った排泄環境が整えられているか，排泄トラブルが生じていないかなどをアセスメントし，必要に応じてバリアフリートイレに近い場所への移動，排泄用具（ストーマ用品など）の確保と提供など，環

境調整と排泄状況の改善を可能な限りはかることが求められる。

2 リハビリテーションの実施

　災害時のリハビリテーションとして，PT・OT などのセラピストだけではなく，看護師も生活不活発病の予防などを積極的に行うことが求められる。まずは，障害者や高齢者などの要配慮者について，災害トリアージを参考にスクリーニングを行い，優先的な対応が必要な人を支援する。

　また，より詳細な生活機能低下のアセスメントには，生活不活発病チェックリストが参考になる。災害前と災害後の，① 屋内歩行，② 自宅内歩行，③ 身のまわりの行為（入浴，洗面，トイレ，食事など），④ 車椅子の使用，⑤ 外出の頻度，⑥ 日中どのくらい身体を動かしていたかの 6 項目を確認し，1 段階でも低下している場合には生活不活発病予防のための早期の介入を行っていく。

3 心のケア

　災害によるさまざまな喪失体験や心的外傷後ストレス障害（PTSD），避難生活によるストレス，生活の見通しがたたないことによる不安など，災害による精神面への影響は大きい。とくに障害者をはじめとする要配慮者は，他者の支援を受けながら生活の再構築をはかる場合が多いことが推測され，あきらめや無力感，無気力や抑うつなどを生じやすい。

　看護師として，まずは気になる被災者に声をかけて信頼関係を築きながら，被災者の語りに耳を傾けることが求められる。その際には，意図的に感情を掘りおこすような「聞きすぎ」は，かえって心の傷を深める危険性があることを理解しておく必要がある。

　巡回訪問や訪問健康相談といった日常的なケアやコミュニケーションを通して，被災者の心の状態を推しはかり，精神的健康の障害が疑われる場合には，災害派遣精神医療チーム disaster psychiatric assistance team（DPAT）などの専門的医療につなげていくことが求められる。

D　さまざまな機器の活用とリハビリテーション看護

　近年，生活のなかでインターネットやスマートフォンの使用があたり前となり，情報通信技術 information and communication technology（ICT）やモノのインターネット internet of things（IoT❶）の活用が広まっている。それに伴い，スマートフォンで操作できる家電や，自動運転車，血圧などの身体状況を把握することができる腕時計など，さまざまな機器も普及してきている。

　リハビリテーションにおいても，従来の福祉用具（●101 ページ）だけでなく，介護ロボットやコンピュータ制御を応用した義肢などの機器が開発され

（●101 ページ）

☐ NOTE

❶ IoT

　さまざまなものがインターネットにつながり，遠隔操作ができたり，データのやりとりができたりするしくみのことである。

ている。また，新型コロナウイルス感染症の拡大を受けて特例的にオンライン診療が行われるなど，新しい取り組みも行われている。障害をもつ人のADL の維持・向上や，安全管理，さらには地域での生活維持のために，こうした医療機器の重要性は高まっている。

　ここでは，リハビリテーション看護にかかわるさまざまな機器について解説する。これらの機器を選択・活用する際には，障害をもつ人のできることを増やし，本人の望む生活につなげていくという視点はもちろん，介護する側にとっても安全・安楽な方法となるように考慮する必要がある。本人・家族のライフスタイルや社会的側面を把握し，適切な機器を検討する。

1　安全・安楽に関する機器

● ナースコールを押しやすくする入力装置　上肢の麻痺などによりナースコールを押せない患者のためにさまざまな入力装置が提供されている（●図8-6）。口唇や舌，頬で触れるだけのもの，軽く触れるだけのもの，手などをかざすもの，呼気に反応するものなどがあり，対象者の障害の種類や程度によって適切なものを選択する。いつでも看護師を呼び出しやすい環境を整えることで，対象者に安心を与え，事故を未然に防ぐことにもつながる。
● ベッド　現在は電動ギャッチベッドが普及している。背上げ，膝上げ，高さ調整だけでなく，自動寝返り機能がついたベッドや，一部を分離して車椅子として活用できるベッドなども開発されている。さらに，センサーをマットレスの下に設置することで，心拍・呼吸・睡眠・覚醒を感知することも可能となっている。また，入眠を感知すると平らになり，起床時間が近づくとゆっくりと起き上がるといった，睡眠状態に応じて自動的にリクライニ

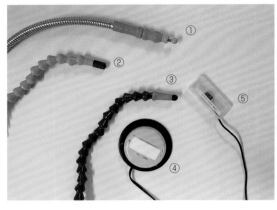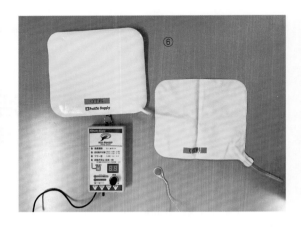

●図8-6　さまざまな入力装置
①ホッペタッチスイッチ：頬で触れるなど，先端を軽く傾けるだけでスイッチを操作することができる。
②ブレススイッチ：センサーの先端に息を吹きかけるだけでスイッチを操作することができる。
③ポイントタッチスイッチ：先端部に皮膚が触れることによりからだにたまった静電気を感知してスイッチを操作することができる。
④ジェリービーンスイッチ，⑤プラケーススイッチ：ともに弱い力でスイッチを操作することができる。
⑥PPS スイッチ：わずかな動きを感知してスイッチ操作することができる。

ング角度がかわるベッドもある。

● **マットレス**　寝返りが打てない対象者の場合は，褥瘡予防のために，体圧分散マットレスを用いる。体圧分散マットレスは，身体を包み込むことで圧を分散する静止型マットレスと，送気により同一部位に圧がかからないようにするエアマットレスがある。エアマットレスは，対象者の体重や体格を設定することで自動的に体圧をコントロールできるようになっている。さらに，自動体位変換機能や保温・除湿などの機能も加わったものもあり，さまざまなニーズに合わせて活用することが可能となっている。

2 ADL を支援する機器

● **排泄を支援する機器**　トイレに移動・移乗できない場合に用いる自動採尿器や，膀胱内の尿量を感知して知らせてくれる排泄予測支援機器，においの残らないポータブルトイレなどが開発されている。また，おむつへの排尿を感知して介護者のスマートフォンに通知するセンサーもある。

● **移乗を支援する機器**　入院中の移乗は看護師などによって複数名で行うことが可能だが，在宅に移ったあとは介護者が１人で行わなければならない場合もある。移乗用リフトやアシストスーツを使用すると，介護者の負担を軽減することができる。

● **歩行運動を支援する機器**　近年，片麻痺や脊髄損傷などを対象に，障害された運動機能の向上をはかるために，ロボット技術を活用した機器や装着型サイボーグがリハビリテーションに導入されている。

　1 **ウェルウォーク®**　脳血管障害などによる歩行障害の改善を目的に，免荷と転倒防止をはかったうえで歩行訓練を行うことができる。対象者をハーネスで支え，モニターに歩行状況や歩容などが映し出される（●図8-7-a）。

　2 **HAL®医療用下肢タイプ**　下肢機能の低下による歩行障害の改善が目

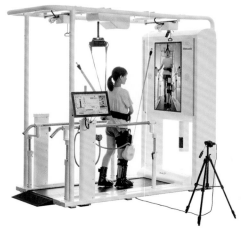
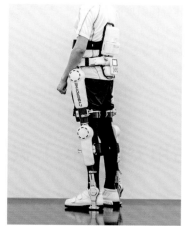

a. ウェルウォーク®　　　　　b. HAL® 医療用下肢タイプ

●**図 8-7　歩行運動を支援する代表的な機器**
（画像提供：a. トヨタ自動車株式会社，b. CYBERDYNE 株式会社）

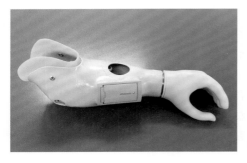

○図8-8　筋電電動義手（筋電義手）

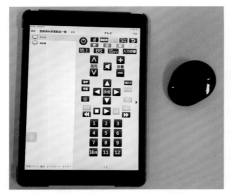

a. 学習リモコンユニット REX-BTIREX1 とタブレット
タブレットやスマートフォンから Bluetooth® で送信されたリモコン信号を受信し，赤外線に変換して家電などを操作できる。

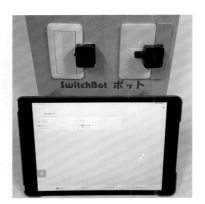

b. SwitchBot ボットとタブレット
スイッチに取りつけて，タブレットやスマートフォンから操作できる。

○図8-9　環境制御装置の例

的である。骨盤帯つき下肢装具の形状をしており，股関節と膝関節部分にモニターがついている（○図8-7-b）。筋を動かそうとしたときに発生する生体電位信号や足底過重量，体幹傾斜度をセンサーでとらえ，下肢の各関節動作を補助することで機能改善を促す。

● **筋電電動義手**　筋が収縮するときに発生する皮膚表面の電気活動を感知し，みずからの意思で電動の手先具を操作することで，つかむ・離すといった動作が可能となる義手である（○図8-8）。前腕切断患者が適応となる。さまざまなサイズがあり，乳幼児から成人まで対応できる。

3 在宅で活用できる IoT 機器

● **スマートロック**　リモコンやスマートフォンで玄関の鍵の解錠やドアの開閉が可能になる機器である。来客の際に玄関に行く必要がなくなり，転倒予防になる。

● **環境制御装置**　電話やベッド，インターホン，家電製品などの身のまわりの機器を1つの装置で操作できるようにするシステムである（○図8-9）。

スイッチのある場所まで移動することが困難である場合などに活用される。麻痺などにより押す力が弱く，環境制御装置の操作が困難な場合は，ナースコールの項目で解説したタッチ製品をつなげることができる製品もある。

●**見まもりシステム**　障害をもつ人が1人暮らしをしたり，家族が仕事で日中1人になったりするときのために，通信会社や警備会社がさまざまな見まもりシステムを提供している。ボタンを押すだけで看護師や介護士がかけつけるものや，人感センサーによって見まもるもの，冷蔵庫などの家電の使用電力量や水道の使用状況，電球の点灯・消灯などを把握し，異常時にはスマートフォンに通知が行くシステムなどもある。

✏ work　復習と課題

❶ 地域リハビリテーション看護とはどのような取り組みかまとめてみよう。

❷ がんのリハビリテーション看護の特徴をまとめてみよう。

❸ 災害時，避難所ではどのようなリハビリテーション看護が必要とされるか考えてみよう。

❹ リハビリテーション看護に活用できる機器にはどのようなものがあるか調べてみよう。

参考文献

1. 大川弥生：災害時の新たな課題：「防ぎうる生活機能低下」予防——高齢者の最大課題としての生活不活発病. 日本老年医学会雑誌 53(3)：187-194，2016.
2. 大川弥生：生活不活発病——災害時医療の新たな課題である「防げたはずの生活機能低下」. 臨床雑誌内科 110(6)：1020-1025，2012.
3. 大橋敏夫監修：リンパ浮腫全書——診断・治療と患者指導. へるす出版，2010.
4. 神奈川リハビリテーション病院脊髄損傷リハビリテーションマニュアル編集委員会編：脊髄損傷リハビリテーションマニュアル，第3版. 医学書院，2019.
5. 川上一郎：福祉避難所. ノーマライゼーション. 障害者の福祉 37(9)：10-11，2017.
6. 厚生労働省：介護ロボットの開発・実用化支援策のご紹介，介護ロボットの開発・普及の促進(https://www.mhlw.go.jp/stf/seisakunitsuite/bunya/0000209634.html)(参照 2022-11-01).
7. 国立研究開発法人日本医療研究開発機構：介護ロボットポータルサイト(https://robotcare.jp/jp/home/index)(参照 2022-11-01).
8. 国立研究開発法人日本医療研究開発機構：日本医療研究開発機構委託医療機器等における先進的研究開発・開発体制強靭化事業(ロボット介護機器開発等推進事業)(https://www.amed.go.jp/program/list/12/02/003.html)(参照 2022-11-01).
9. 国立研究開発法人日本医療研究開発機構(AMED)平成30年度ロボット介護機器開発・標準化事業「ロボット介護機器の効果検証のための標準的プロトコルの策定を目指す実証研究」——排泄支援機器導入運用マニュアル. 国立研究開発法人国立長寿医療研究センター健康長寿支援ロボットセンター，2021.
10. 近藤国嗣：災害リハビリテーションの実際. CLINICAL REHABILITATION30(3)：235-244. 2021.
11. 柴田八衣子：筋電義手の構造と部品. 清水順一ほか編：リハビリテーション義肢装具学. メジカルビュー社，2017.
12. 総務省：平成30年版情報通信白書(https://www.soumu.go.jp/johotsusintokei/whitepaper/ja/h30/pdf/index.html)(参照 2022-11-01).
13. 総務省：令和3年版情報通信白書(https://www.soumu.go.jp/johotsusintokei/whitepaper/ja/r03/pdf/index.html)(参照 2022-11-01).
14. 大規模災害リハビリテーション支援関連団体協議会編：災害リハビリテーション標準テキスト. 医歯薬出版，2018.
15. 立木茂雄：災害時の要配慮者への対策は30年以上にわたり，なぜ見立てを誤ってきたのか？：人口オーナス期に特有の事態として捉え，根本的な対策を提案する. 21世紀ひょうご28：21-38，2020.
16. 辻哲也編：がんのリハビリテーションマニュアル. 医学書院，2011.
17. 内閣府：第3回国連防災世界会議仙台防災枠組 2015-2030(仮訳)(https://www.bousai.go.jp/kokusai/kaigi03/pdf/10sendai_kariyaku.pdf)(参照 2022-12-02).

18. 内閣府（防災担当）：災害ケースマネジメントに関する取組事例集（https://www.bousai.go.jp/taisaku/hisaisyagyousei/case/pdf/zenpen.pdf）（参照 2022-07-08）.

19. 日本がん看護学会監修：サバイバーを支える看護師が行うがんリハビリテーション（がん看護実践ガイド）. 医学書院, 2016.

20. 農林水産省：アシストスーツ（https://www.maff.go.jp/j/kanbo/smart/forum/R2smaforum/mattingu/assist.html）（参照 2022-11-01）.

21. 兵庫県：防災と福祉の連携促進モデル事業報告書：防災と福祉の連携促進事業――誰ひとり取り残されない地域を目指して（https://web.pref.hyogo.lg.jp/kk41/documents/report2018_1.pdf）（参照 2022-07-08）.

22. 復興庁：東日本大震災における震災関連死の死者数（令和4年3月31日現在）（https://www.reconstruction.go.jp/topics/main-cat2/sub-cat2-6/20220630_kanrenshi.pdf）（参照 2022-12-02）.

23. 松本琢磨：有意義な生活を送るための ICT 活用. 作業療法ジャーナル 55(8)：965-969, 2021.

24. 村田知之：ロボットを活用した脊髄損傷のリハビリテーションの現状. リハビリテーション・エンジニアリング 37(1)：17-21, 2022

25. 令和元年台風第19号等を踏まえた高齢者等の避難に関するサブワーキンググループ：令和元年台風第19号等を踏まえた高齢者等の避難のあり方について（最終とりまとめ）（https://www.bousai.go.jp/fusuigai/koreisubtyphoonworking/pdf/dai19gou/hinan_honbun.pdf）（参照 2022-12-02）.

26. Coa, K. I. et al.：The impact of cancer treatment on the diets and food preferences of patients receiving outpatient treatment. *Nutrition and Cancer*, 67(2)：339-353, 2015.

27. Hopkinson, J.：Psychosocial Support in Cancer Cachexia Syndrome: The Evidence for supported self-management of eating problems during radiotherapy or chemotherapy treatment. *Asia-Pacific Journal of Oncology Nursing*, 5(4)：358-368, 2018.

28. Sphere：スフィアハンドブック――人道憲章と人道支援における最低基準日本語版, 第4版. 2019（https://jqan.info/wpJQ/wp-content/uploads/2019/10/spherehandbook2018_jpn_web.pdf）（参照 2022-07-08）.

❶ 関節可動域表示ならびに測定法

　ここでは，日本リハビリテーション医学会，日本整形外科学会，日本足の外科学会による関節可動域表示ならびに測定法について掲載する（▶表1〜5）[1]。

▶表1　上肢測定

部位名	運動方向	参考可動域角度	基本軸	移動軸	測定部位および注意点	参考図
肩甲帯 shoulder girdle	屈曲 flexion	0-20	両側の肩峰を結ぶ線	頭頂と肩峰を結ぶ線		屈曲 0° 伸展
	伸展 extension	0-20				
	挙上 elevation	0-20	両側の肩峰を結ぶ線	肩峰と胸骨上縁を結ぶ線	背面から測定する。	挙上 0° 引き下げ
	引き下げ（下制） depression	0-10				
肩 shoulder （肩甲帯の動きを含む）	屈曲（前方挙上） forward flexion	0-180	肩峰を通る床への垂直線（立位または座位）	上腕骨	前腕は中間位とする。体幹が動かないように固定する。脊柱が前後屈しないように注意する。	屈曲 伸展 0°
	伸展（後方挙上） backward extension	0-50				
	外転（側方挙上） abduction	0-180	肩峰を通る床への垂直線（立位または座位）	上腕骨	体幹の側屈がおこらないように90度以上になったら前腕を回外することを原則とする。（▶329ページ，「その他の検査法」）	外転 内転 0°
	内転 adduction	0				
	外旋 external rotation	0-60	肘を通る前額面への垂直線	尺骨	上腕を体幹に接して，肘関節を前方90度に屈曲した肢位で行う。前腕は中間位とする。（▶329ページ，「その他の検査法」）	外旋 内旋 0°
	内旋 internal rotation	0-80				
	水平屈曲 horizontal flexion (horizontal adduction)	0-135	肩峰を通る矢状面への垂直線	上腕骨	肩関節を90度外転位とする。	水平伸展 0° 水平屈曲
	水平伸展 horizontal extension (horizontal abduction)	0-30				

1）The Japanese Journal of Rehabilitation Medicine 2021；58：1188-1200，日本足の外科学会雑誌 2021，Vol.42：S372-S385，日本整形外科学会雑誌 2022；96：75-86.

◯表1　上肢測定（続き）

部位名	運動方向	参考可動域角度	基本軸	移動軸	測定部位および注意点	参考図
肘 elbow	屈曲 flexion	0-145	上腕骨	橈骨	前腕は回外位とする。	
	伸展 extension	0-5				
前腕 forearm	回内 pronation	0-90	上腕骨	手指を伸展した手掌面	肩の回旋が入らないように肘を90度に屈曲する。	
	回外 supination	0-90				
手 wrist	屈曲（掌屈） flexion (palmar flexion)	0-90	橈骨	第2中手骨	前腕は中間位とする。	
	伸展（背屈） extension (dorsiflexion)	0-70				
	橈屈 radial deviation	0-25	前腕の中央線	第3中手骨	前腕を回内位で行う。	
	尺屈 ulnar deviation	0-55				

○表 2　手指測定

部位名	運動方向	参考可動域角度	基本軸	移動軸	測定部位および注意点	参考図
母指 thumb	橈側外転 radial abduction	0-60	示指（橈骨の延長上）	母指	運動は手掌面とする。以下の手指の運動は，原則として手指の背側に角度計をあてる。	
	尺側内転 ulnar adduction	0				
	掌側外転 palmar abduction	0-90			運動は手掌面に直角な面とする。	
	掌側内転 palmar adduction	0				
	屈曲（MCP）flexion	0-60	第1中手骨	第1基節骨		
	伸展（MCP）extension	0-10				
	屈曲（IP）flexion	0-80	第1基節骨	第1末節骨		
	伸展（IP）extension	0-10				
指 finger	屈曲（MCP）flexion	0-90	第2-5中手骨	第2-5基節骨	（●329ページ，「その他の検査法」）	
	伸展（MCP）extension	0-45				
	屈曲（PIP）flexion	0-100	第2-5基節骨	第2-5中節骨		
	伸展（PIP）extension	0				
	屈曲（DIP）flexion	0-80	第2-5中節骨	第2-5末節骨	DIPは10度の過伸展をとりうる。	
	伸展（DIP）extension	0				
	外転 abduction		第3中手骨延長線	第2, 4, 5指軸	中指の運動は橈側外転，尺側外転とする。（●329ページ，「その他の検査法」）	
	内転 adduction					

● 表3 下肢測定

部位名	運動方向	参考可動域角度	基本軸	移動軸	測定部位および注意点	参考図
股 hip	屈曲 flexion	0-125	体幹と平行な線	大腿骨（大転子と大腿骨外顆の中心を結ぶ線）	骨盤と脊柱を十分に固定する。 屈曲は背臥位，膝屈曲位で行う。 伸展は腹臥位，膝伸展位で行う。	
	伸展 extension	0-15				
	外転 abduction	0-45	両側の上前腸骨棘を結ぶ線への垂直線	大腿中央線（上前腸骨棘より膝蓋骨中心を結ぶ線）	背臥位で骨盤を固定する。 下肢は外旋しないようにする。 内転の場合は，反対側の下肢を屈曲挙上してその下を通して内転させる。	
	内転 adduction	0-20				
	外旋 external rotation	0-45	膝蓋骨より下ろした垂直線	下腿中央線（膝蓋骨中心により足関節内外果中央を結ぶ線）	背臥位で，股関節と膝関節を90度屈曲位にして行う。 骨盤の代償を少なくする。	
	内旋 internal rotation	0-45				
膝 knee	屈曲 flexion	0-130	大腿骨	腓骨（腓骨頭と外果を結ぶ線）	屈曲は股関節を屈曲位で行う。	
	伸展 extension	0				
足関節・足部 foot and ankle	外転 abduction	0-10	第2中足骨長軸	第2中足骨長軸	膝関節を屈曲位，足関節を0度で行う。	
	内転 adduction	0-20				
	背屈 dorsiflexion	0-20	矢状面における腓骨長軸への垂直線	足底面	膝関節を屈曲位で行う。	
	底屈 plantar flexion	0-45				
	内がえし inversion	0-30	前額面における下腿軸への垂直線	足底面	膝関節を屈曲位，足関節を0度で行う。	
	外がえし eversion	0-20				

◦**表3　下肢測定（続き）**

部位名	運動方向	参考可動域角度	基本軸	移動軸	測定部位および注意点	参考図
第1趾，母趾 great toe, big toe	屈曲（MP）flexion	0-35	第1中足骨	第1基節骨	以下の第1趾，母趾，趾の運動は，原則として趾の背側に角度計をあてる。	伸展 0° 屈曲
	伸展（MP）extension	0-60				
	屈曲（IP）flexion	0-60	第1基節骨	第1末節骨		伸展 0° 屈曲
	伸展（IP）extension	0				
趾 toe, lesser toe	屈曲（MTP）flexion	0-35	第2-5中足骨	第2-5基節骨		伸展 0° 屈曲
	伸展（MTP）extension	0-40				
	屈曲（PIP）flexion	0-35	第2-5基節骨	第2-5中節骨		0° 伸展 屈曲
	伸展（PIP）extension	0				
	屈曲（DIP）flexion	0-50	第2-5中節骨	第2-5末節骨		伸展 0° 屈曲
	伸展（DIP）extension	0				

▶表4　体幹測定

部位名	運動方向		参考可動域角度	基本軸	移動軸	測定部位および注意点	参考図
頸部 cervical spine	屈曲（前屈） flexion		0-60	肩峰を通る床への垂直線	外耳孔と頭頂を結ぶ線	頭部体幹の側面で行う。原則として腰かけ座位とする。	
	伸展（後屈） extension		0-50				
	回旋 rotation	左回旋	0-60	両側の肩峰を結ぶ線への垂直線	鼻梁と後頭結節を結ぶ線	腰かけ座位で行う。	
		右回旋	0-60				
	側屈 lateral bending	左側屈	0-50	第7頸椎棘突起と第1仙椎の棘突起を結ぶ線	頭頂と第7頸椎棘突起を結ぶ線	体幹の背面で行う。腰かけ座位とする。	
		右側屈	0-50				
胸腰部 thoracic and lumbar spines	屈曲（前屈） flexion		0-45	仙骨後面	第1胸椎棘突起と第5腰椎棘突起を結ぶ線	体幹側面より行う。立位，腰かけ座位または側臥位で行う。股関節の運動が入らないように行う。 （●329ページ，「その他の検査法」）	
	伸展（後屈） extension		0-30				
	回旋 rotation	左回旋	0-40	両側の後上腸骨棘を結ぶ線	両側の肩峰を結ぶ線	座位で骨盤を固定して行う。	
		右回旋	0-40				
	側屈 lateral bending	左側屈	0-50	ヤコビー（Jacoby）線の中点にたてた垂直線	第1胸椎棘突起と第5腰椎棘突起を結ぶ線	体幹の背面で行う。腰かけ座位または立位で行う。	
		右側屈	0-50				

表5　その他の検査法

部位名	運動方向	参考可動域角度	基本軸	移動軸	測定部位および注意点	参考図
肩 shoulder（肩甲骨の動きを含む）	外旋 external rotation	0-90	肘を通る前額面への垂直線	尺骨	前腕は中間位とする。肩関節は90度外転し，かつ肘関節は90度屈曲した肢位で行う。	
	内旋 internal rotation	0-70				
	内転 adduction	0-75	肩峰を通る床への垂直線	上腕骨	20度または45度肩関節屈曲位で行う。立位で行う。	
母指 thumb	対立 opposition				母指先端と小指基部（または先端）との距離（cm）で表示する。	
指 finger	外転 abduction		第3中手骨延長線	2，4，5指軸	中指先端と2，4，5指先端との距離（cm）で表示する。	
	内転 adduction					
	屈曲 flexion				指尖と近位手掌皮線（proximal palmar crease）または遠位手掌皮線（distal palmar crease）との距離（cm）で表示する。	
胸腰部 thoracic and lumbar spines	屈曲 flexion				最大屈曲は，指先と床の間の距離（cm）で表示する。	

表6　顎関節計測

顎関節 temporo-mandibular joint	• 開口位で上顎の正中線で上歯と下歯の先端との間の距離（cm）で表示する。 • 左右偏位（lateral deviation）は上顎の正中線を軸として下歯列の動きの距離を左右とも cm で表示する。 • 参考値は上下第1切歯列対向縁線間の距離5.0 cm，左右偏位は1.0 cm である。

② 身体障害者障害程度等級表（「身体障害者福祉法施行規則」別表第5号）

級別	視覚障害	聴覚又は平衡機能の障害		音声機能、言語機能又はそしゃく機能の障害	上肢
		聴覚障害	平衡機能障害		
1級	視力の良い方の眼の視力（万国式試視力表によつて測つたものをいい、屈折異常のある者については、矯正視力について測つたものをいう。以下同じ。）が 0.01 以下のもの				1 両上肢の機能を全廃したもの 2 両上肢を手関節以上で欠くもの
2級	1 視力の良い方の眼の視力が 0.02 以上 0.03 以下のもの 2 視力の良い方の眼の視力が 0.04 かつ他方の眼の視力が手動弁以下のもの 3 周辺視野角度（Ⅰ/4 視標による。以下同じ。）の総和が左右眼それぞれ 80 度以下かつ両眼中心視野角度（Ⅰ/2 視標による。以下同じ。）が 28 度以下のもの 4 両眼開放視認点数が 70 点以下かつ両眼中心視野視認点数が 20 点以下のもの	両耳の聴力レベルがそれぞれ 100 デシベル以上のもの（両耳全ろう）			1 両上肢の機能の著しい障害 2 両上肢のすべての指を欠くもの 3 一上肢を上腕の 2 分の 1 以上で欠くもの 4 一上肢の機能を全廃したもの
3級	1 視力の良い方の眼の視力が 0.04 以上 0.07 以下のもの（2 級の 2 に該当するものを除く。） 2 視力の良い方の眼の視力が 0.08 かつ他方の眼の視力が手動弁以下のもの 3 周辺視野角度の総和が左右眼それぞれ 80 度以下かつ両眼中心視野角度が 56 度以下のもの 4 両眼開放視認点数が 70 点以下かつ両眼中心視野視認点数が 40 点以下のもの	両耳の聴力レベルが 90 デシベル以上のもの（耳介に接しなければ大声語を理解し得ないもの）	平衡機能の極めて著しい障害	音声機能、言語機能又はそしゃく機能の喪失	1 両上肢のおや指及びひとさし指を欠くもの 2 両上肢のおや指及びひとさし指の機能を全廃したもの 3 一上肢の機能の著しい障害 4 一上肢のすべての指を欠くもの 5 一上肢のすべての指の機能を全廃したもの
4級	1 視力の良い方の眼の視力が 0.08 以上 0.1 以下のもの（3 級の 2 に該当するものを除く。） 2 周辺視野角度の総和が左右眼それぞれ 80 度以下のもの 3 両眼開放視認点数が 70 点以下のもの	1 両耳の聴力レベルが 80 デシベル以上のもの（耳介に接しなければ話声語を理解し得ないもの） 2 両耳による普通話声の最良の語音明瞭度が 50 パーセント以下のもの		音声機能、言語機能又はそしゃく機能の著しい障害	1 両上肢のおや指を欠くもの 2 両上肢のおや指の機能を全廃したもの 3 一上肢の肩関節、肘関節又は手関節のうち、いずれか一関節の機能を全廃したもの 4 一上肢のおや指及びひとさし指を欠くもの 5 一上肢のおや指及びひとさし指の機能を全廃したもの 6 おや指又はひとさし指を含めて一上肢の三指を欠くもの 7 おや指又はひとさし指を含めて一上肢の三指の機能を廃したもの 8 おや指又はひとさし指を含めて一上肢の四指の機能の著しい障害
5級	1 視力の良い方の眼の視力が 0.2 かつ他方の眼の視力が 0.02 以下のもの 2 両眼による視野の 2 分の 1 以上が欠けているもの 3 両眼中心視野角度が 56 度以下のもの 4 両眼開放視認点数が 70 点を超えかつ 100 点以下のもの 5 両眼中心視野視認点数が 40 点以下のもの		平衡機能の著しい障害		1 両上肢のおや指の機能の著しい障害 2 一上肢の肩関節、肘関節又は手関節のうち、いずれか一関節の機能の著しい障害 3 一上肢のおや指を欠くもの 4 一上肢のおや指の機能を全廃したもの 5 一上肢のおや指及びひとさし指の機能の著しい障害 6 おや指又はひとさし指を含めて一上肢の三指の機能の著しい障害
6級	視力の良い方の眼の視力が 0.3 以上 0.6 以下かつ他方の眼の視力が 0.02 以下のもの	1 両耳の聴力レベルが 70 デシベル以上のもの（40 センチメートル以上の距離で発声された会話語を理解し得ないもの） 2 一側耳の聴力レベルが 90 デシベル以上、他側耳の聴力レベルが 50 デシベル以上のもの			1 一上肢のおや指の機能の著しい障害 2 ひとさし指を含めて一上肢の二指を欠くもの 3 ひとさし指を含めて一上肢の二指の機能を全廃したもの
7級					1 一上肢の機能の軽度の障害 2 一上肢の肩関節、肘関節又は手関節のうち、いずれか一関節の機能の軽度の障害 3 一上肢の手指の機能の軽度の障害 4 ひとさし指を含めて一上肢の二指の機能の著しい障害 5 一上肢のなか指、くすり指及び小指を欠くもの 6 一上肢のなか指、くすり指及び小指の機能を全廃したもの

備考
1 同一の等級について 2 つの重複する障害がある場合は、1 級うえの級とする。ただし、2 つの重複する障害が特に本表中に指定せられているものは、該当等級とする。
2 肢体不自由においては、7 級に該当する障害が 2 以上重複する場合は、6 級とする。
3 異なる等級について 2 以上の重複する障害がある場合については、障害の程度を勘案して当該等級より上の級とすることができる。
4 「指を欠くもの」とは、おや指については指骨間関節、その他の指については第一指骨間関節以上を欠くものをいう。

| 肢体不自由 | | | | | 心臓，じん臓若しくは呼吸器又はぼうこう若しくは直腸，小腸，ヒト免疫不全ウイルスによる免疫若しくは肝臓の機能の障害 | | | | | | |
| 下肢 | 体幹 | 乳幼児期以前の非進行性の脳病変による運動機能障害 | | 心臓機能障害 | じん臓機能障害 | 呼吸器機能障害 | ぼうこう又は直腸の機能障害 | 小腸機能障害 | ヒト免疫不全ウイルスによる免疫機能障害 | 肝臓機能障害 |
		上肢機能	移動機能							
両下肢の機能を全廃したもの 両下肢を大腿の2分の1以上で欠くもの	体幹の機能障害により坐つていることができないもの	不随意運動・失調等により上肢を使用する日常生活動作がほとんど不可能なもの	不随意運動・失調等により歩行が不可能なもの	心臓の機能の障害により自己の身辺の日常生活活動が極度に制限されるもの	じん臓の機能の障害により自己の身辺の日常生活活動が極度に制限されるもの	呼吸器の機能の障害により自己の身辺の日常生活活動が極度に制限されるもの	ぼうこう又は直腸の機能の障害により自己の身辺の日常生活活動が極度に制限されるもの	小腸の機能の障害により自己の身辺の日常生活活動が極度に制限されるもの	ヒト免疫不全ウイルスによる免疫の機能の障害により日常生活がほとんど不可能なもの	肝臓の機能の障害により日常生活活動がほとんど不可能なもの
両下肢の機能の著しい障害 両下肢を下腿の2分の1以上で欠くもの	1　体幹の機能障害により坐位又は起立位を保つことが困難なもの 2　体幹の機能障害により立ち上ることが困難なもの	不随意運動・失調等により上肢を使用する日常生活動作が極度に制限されるもの	不随意運動・失調等により歩行が極度に制限されるもの						ヒト免疫不全ウイルスによる免疫の機能の障害により日常生活が極度に制限されるもの	肝臓の機能の障害により日常生活活動が極度に制限されるもの
両下肢をショパー関節以上で欠くもの 一下肢を大腿の2分の1以上で欠くもの 一下肢の機能を全廃したもの	体幹の機能障害により歩行が困難なもの	不随意運動・失調等により上肢を使用する日常生活動作が著しく制限されるもの	不随意運動・失調等により歩行が家庭内での日常生活活動に制限されるもの	心臓の機能の障害により家庭内での日常生活活動が著しく制限されるもの	じん臓の機能の障害により家庭内での日常生活活動が著しく制限されるもの	呼吸器の機能の障害により家庭内での日常生活活動が著しく制限されるもの	ぼうこう又は直腸の機能の障害により家庭内での日常生活活動が著しく制限されるもの	小腸の機能の障害により家庭内での日常生活活動が著しく制限されるもの	ヒト免疫不全ウイルスによる免疫の機能の障害により日常生活が著しく制限されるもの（社会での日常生活活動が著しく制限されるものを除く。）	肝臓の機能の障害により日常生活活動が著しく制限されるもの（社会での日常生活活動が著しく制限されるものを除く。）
両下肢のすべての指を欠くもの 両下肢のすべての指の機能を全廃したもの 一下肢を下腿の2分の1以上で欠くもの 一下肢の機能の著しい障害 一下肢の股関節又は膝関節の機能を全廃したもの 一下肢が健側に比して10センチメートル以上又は健側の長さの10分の1以上短いもの		不随意運動・失調等による上肢の機能障害により社会での日常生活活動が著しく制限されるもの	不随意運動・失調等により社会での日常生活活動が著しく制限されるもの	心臓の機能の障害により社会での日常生活活動が著しく制限されるもの	じん臓の機能の障害により社会での日常生活活動が著しく制限されるもの	呼吸器の機能の障害により社会での日常生活活動が著しく制限されるもの	ぼうこう又は直腸の機能の障害により社会での日常生活活動が著しく制限されるもの	小腸の機能の障害により社会での日常生活活動が著しく制限されるもの	ヒト免疫不全ウイルスによる免疫の機能の障害により社会での日常生活活動が著しく制限されるもの	肝臓の機能の障害により社会での日常生活活動が著しく制限されるもの
一下肢の股関節又は膝関節の機能の著しい障害 一下肢の足関節の機能を全廃したもの 一下肢が健側に比して5センチメートル以上又は健側の長さの15分の1以上短いもの	体幹の機能の著しい障害	不随意運動・失調等による上肢の機能障害により社会での日常生活活動に支障のあるもの	不随意運動・失調等により社会での日常生活活動に支障のあるもの							
一下肢をリスフラン関節以上で欠くもの 一下肢の足関節の機能の著しい障害		不随意運動・失調等により上肢の機能の劣るもの	不随意運動・失調等により移動機能の劣るもの							
両下肢のすべての指の機能の著しい障害 一下肢の機能の軽度の障害 一下肢の股関節、膝関節又は足関節のうち、いずれか一関節の機能の軽度の障害 一下肢のすべての指を欠くもの 一下肢のすべての指の機能を全廃したもの 一下肢が健側に比して3センチメートル以上又は健側の長さの20分の1以上短いもの		上肢に不随意運動・失調等を有するもの	下肢に不随意運動・失調等を有するもの							

「指の機能障害」とは，中手指節関節以下の障害をいい，おや指については，対抗運動障害をも含むものとする。
上肢又は下肢欠損の断端の長さは，実用長（上腕においては腋窩より，大腿においては坐骨結節の高さより計測したもの）をもつて計測したものをいう。
下肢の長さは，前腸骨棘より内くるぶし下端までを計測したものをいう。

動画一覧

QR コードから動画サイトのリンクを読み込むことができます。

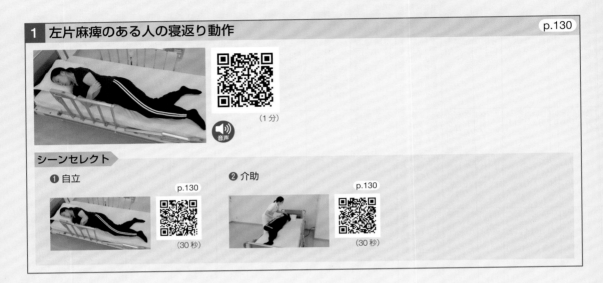

1 左片麻痺のある人の寝返り動作 p.130

(1分)
音声

シーンセレクト

❶ 自立 p.130

(30秒)

❷ 介助 p.130

(30秒)

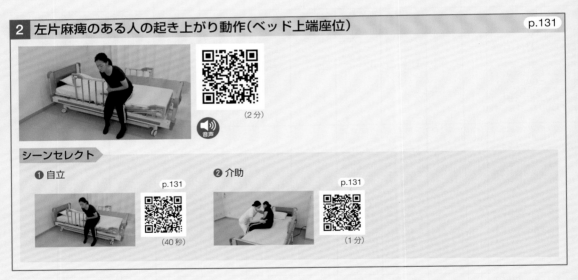

2 左片麻痺のある人の起き上がり動作（ベッド上端座位） p.131

(2分)
音声

シーンセレクト

❶ 自立 p.131

(40秒)

❷ 介助 p.131

(1分)

3 立位訓練の援助　　p.134

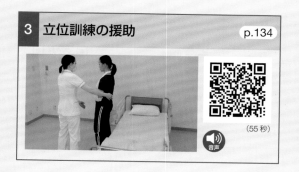

（55秒）音声

4 車椅子移乗の援助（立位保持が可能な場合）　　p.135

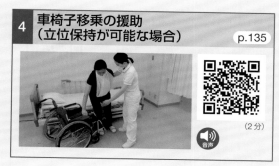

（2分）音声

5 杖歩行　　p.137

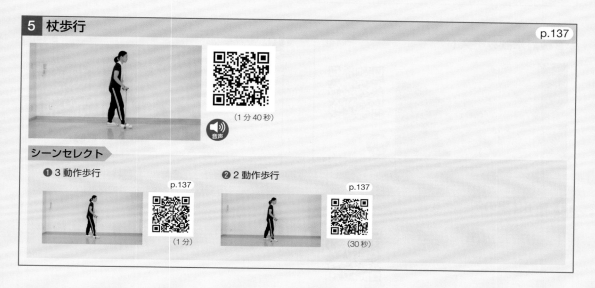

（1分40秒）音声

シーンセレクト

❶3動作歩行　　p.137　（1分）

❷2動作歩行　　p.137　（30秒）

6 杖歩行による階段昇降　　p.138

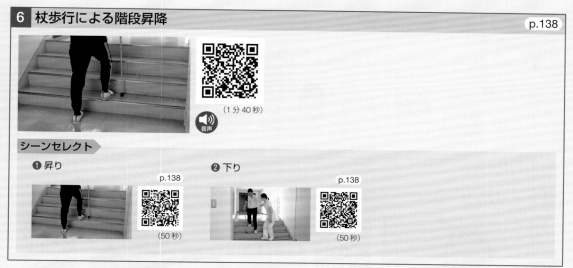

（1分40秒）音声

シーンセレクト

❶昇り　　p.138　（50秒）

❷下り　　p.138　（50秒）

7　嚥下のメカニズム　　p.145

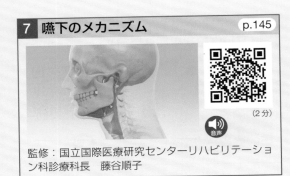

（2分）音声

監修：国立国際医療研究センターリハビリテーション科診療科長　藤谷順子

8　反復唾液嚥下テスト　　p.148

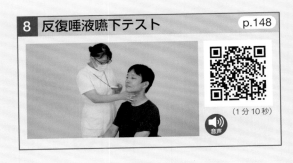

（1分10秒）音声

9　改訂水飲みテスト　　p.148

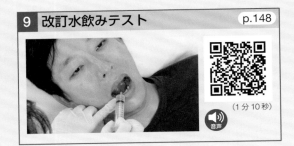

（1分10秒）音声

10　頸部聴診　　p.149

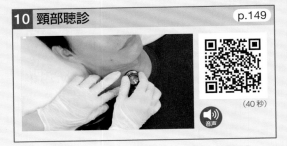

（40秒）音声

11　嚥下体操の例　　p.153

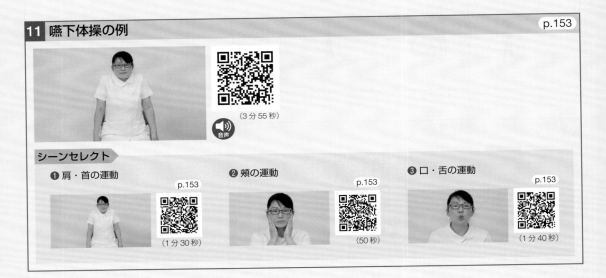

（3分55秒）音声

シーンセレクト

❶ 肩・首の運動　　p.153

（1分30秒）

❷ 頰の運動　　p.153

（50秒）

❸ 口・舌の運動　　p.153

（1分40秒）

12　アイスマッサージ　　p.153

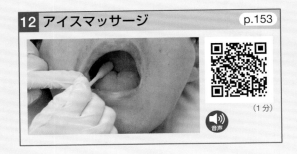

（1分）音声

13　ブローイング訓練　　p.154

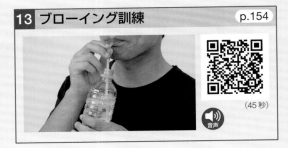

（45秒）音声

14 視覚障害者の歩行誘導　　p.238

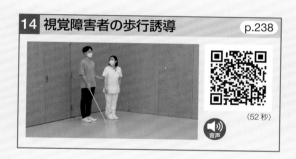

(52秒)　音声

15 視覚障害者の階段昇降の誘導　　p.239

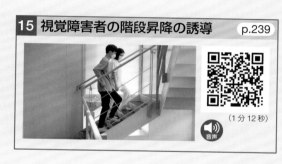

(1分12秒)　音声

16 視覚障害者の狭所誘導　　p.239

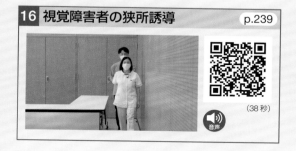

(38秒)　音声

17 視覚障害者の障害物の乗りこえ　　p.239

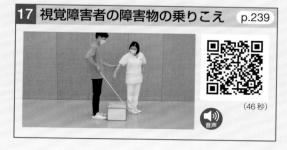

(46秒)　音声

索引